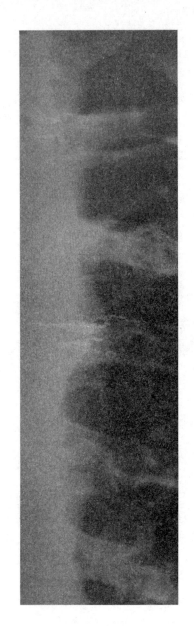
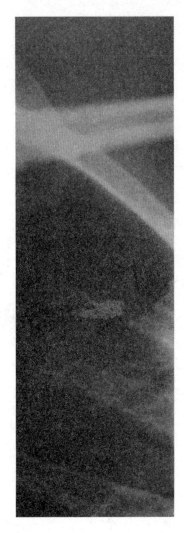
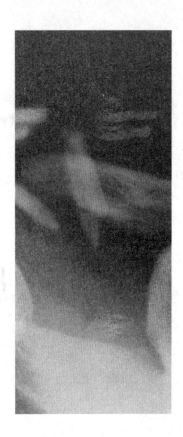

临床骨外科诊疗实践

刘 峰等 主编

江西科学技术出版社

江西·南昌

图书在版编目（CIP）数据

临床骨外科诊疗实践 / 刘峰等主编 . — 南昌：江
西科学技术出版社，2019.10（2024.1 重印）
ISBN 978-7-5390-6986-9

Ⅰ . ①临… Ⅱ . ①刘… Ⅲ . ①骨疾病－外科学 Ⅳ .
① R681

中国版本图书馆 CIP 数据核字（2019）第 205434 号

选题序号：ZK2019199

责任编辑：王凯勋 李智玉

临床骨外科诊疗实践
LINCHUANG GUWAIKE ZHENLIAO SHIJIAN

刘　峰等　主编

封面设计	卓弘文化	
出　　版	江西科学技术出版社	
社　　址	南昌市蓼洲街 2 号附 1 号	
	邮编：330009　电话：（0791）86623491　86639342（传真）	
发　　行	全国新华书店	
印　　刷	三河市华东印刷有限公司	
开　　本	880mm×1230mm　1/16	
字　　数	284 千字	
印　　张	8.75	
版　　次	2019 年 10 月第 1 版　2024年1月第1版第2次印刷	
书　　号	ISBN 978-7-5390-6986-9	
定　　价	88.00 元	

编 委 会

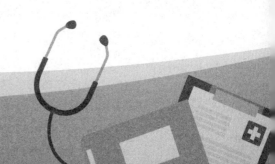

前　言

近年来，骨科临床工作发展日新月异，基础理论研究逐渐深入，治疗方法层出不穷，新技术、新材料、新器械的投入使用频繁，各种创伤和疾病的诊断和治疗也有了很大的进步。由于国际间学术交流的频繁和深入，在骨科领域内，不仅治疗方法多种多样，而且治疗原则和学术思想也有不同程度的改变，有的科研项目已达到国内乃至国际先进水平。我国骨科科学工作者一直坚持不懈的努力，始终与新技术的发展保持同步，不断吸收国内外新技术，并不断创新，取得了许多新的成果。

本书主要介绍了骨科检查的基础知识和内容；然后重点讲述了创伤的早期处理、软组织损伤、非化脓性关节炎、膝部损伤等疾病的诊断及手术方法；最后对骨质疏松症也做了讲解。全文紧扣临床，简明实用，内容丰富，图文并茂，资料新颖，适用于骨科及相关科室的人员，尤其是主治医师、研究生和医学生参考。

本书作者参考了大量国内外参考文献和书籍，在繁忙的临床工作中抽出时间来编写本书，付出了大量的心血和精力，介绍的某些诊疗理念、观点与认识都能适应现代临床骨科工作的发展，在此，对他们表示衷心的感谢。

由于编者较多，文笔不一，加之时间和篇幅有限，虽尽力而为，但不妥与错误之处在所难免，望广大读者批评指正，以便再版时修正。

编　者
2019 年 10 月

目　录

第一章
骨科检查概述

第一节　检查原则

骨科检查主要包括问诊、望诊、触诊、叩诊、动诊、量诊,动诊和量诊可为骨科疾病提供重要的诊断依据。

一、全身情况

人体为一个有机的整体,各个部位相互牵涉、感应及反射,不能只注意局部情况而忽略了全身检查。尤其是外伤或病危的重症患者,除了全身可见的大血管出血外,休克及颅脑、胸腔及腹部脏器的损伤更需要紧急诊治。在对局部血管出血做简易处理后,应注意患者生命指征和非骨科并发疾病的诊断,并及时施行全身抢救。

二、充分暴露

体检室应光线充足,被检查者应充分暴露身体躯干及肢体,检查女性患者时,要有其家属或女工作人员伴随。

三、检查顺序

检查下肢疾病,应先让患者行走,观察患者的姿势和步态,然后按照望、触、动、量的顺序进行。应根据患者主诉先检查健侧,后检查患侧;先查患部远端,再查患部局部。

四、多体位检查

多体位检查应包括站立位、行走、坐位、仰卧及俯卧位等各种姿势的检查。

五、双侧对比

人体具有双侧对称性,在检查患侧时应注意与健侧比较,细致观察两者的长度、粗细、活动范围及异常改变等。

六、自动和被动活动

应先了解患部的自动活动幅度、力量、范围及疼痛点,然后再检查患部被动活动范围、压痛点、感觉及生理病理反射等情况。

七、手法轻柔

开始检查时动作应轻柔、缓慢,手法应由轻至重,逐渐加大检查按压力度。在冬季,检查者的双手应先温暖,以免冰冷的手刺激患者,引起身体肌肉痉挛。

八、辅助检查

注意不能仅仅依靠物理检查确诊，至少应慎重地进行 X 线平片检查，排除各种难以发现的骨折、骨骼疾病以及关节脱位时并发的关节内骨折等。

第二节　问、望、触、叩、动和量诊

一、问诊

问诊是了解患者发病或受伤过程的重要手段。内容应包括发病的急缓，时间长短；外伤时的高度，先着地的部位，所受暴力的方向；疼痛部位、性质；有无昏迷或呕吐；以及采用过的治疗方法和药物等。同时要详细询问既往史、家族史及地方病史。如骨关节病变或畸形，要询问其家庭成员和亲属有无类似病变和畸形，其居住地有无地方病，如大骨节病、氟骨症、布氏杆菌感染及包囊虫病等。长期服用激素、吲哚美辛等可能出现骨质疏松，甚至股骨头缺血性坏死。

二、望诊

望诊即对患者进行全身及局部的视测观察。

（一）全身望诊

观察患者的全身营养、发育、神志、神色、体形和体态，局部情况包括皮肤色泽、出汗程度、毛发分布、静脉情况、躯干及肢体的曲线，轴心的动静态观察包括站立、行走、步态、跑跳、下蹲、坐卧等。

（二）局部望诊

从以下各方面进行目测。

1. 皮肤　观察皮肤的色泽，局部毛发分布，皮肤纹理，色素沉着，瘢痕，溃疡，窦道，创面及创面肉芽组织，分泌物性质，周围组织情况，有无血管怒张以及肢体肿胀、肿块、姿势、畸形与步态等。

2. 畸形　常为骨科的特有体征，如成角、缩短、旋转、凹陷、凸出等多为骨折所致畸形；关节脱位则可出现方肩、下肢外展和内收畸形；上肢可出现肘内翻、肘外翻、垂腕、爪形手、锤状手等畸形；腰椎可出现前突、后突、脊柱侧凸等畸形；下肢有膝外翻、膝内翻、扁平足、马蹄足及内外翻足等畸形。

3. 肿胀　肿胀应观察局部有无红肿、发热，肿胀程度、区域及与周围组织的关系。

4. 肿块　应注意肿块的部位、大小、质地、边界、范围及数目等。

5. 肌萎缩　常见于骨折后神经损伤、小儿麻痹症和一些神经肌肉疾病。

三、触诊

触诊是对骨、关节、肌肉、肌腱、血管、韧带等触诊，以及压痛和肿块等检查。疼痛多为骨科疾患的主要表现，压痛最明显处常是疾病所在，确定压痛部位对诊断极为重要，应反复核实。四肢的骨与关节均能触及清楚，应使肌肉放松，然后做详细触诊，必要时应结合叩击肢体局部或肢体纵轴传导叩痛，若出现阳性体征，常提示有骨折或炎性病变的可能。

（一）压痛

从病变外周向中央区逐步触诊，应先轻后重，准确定位，确定范围及深浅。常见的压痛点有以下各点：

1. 颈椎病或颈椎间盘突出症　在患部颈椎棘突偏患侧 1.5cm 处，产生向上肢放射的疼痛和麻木。

2. 颈部肌肉扭伤　多见于落枕，患侧颈部沿斜方肌和菱形肌呈条索状压痛。

3. 肩胛肋骨综合征　多位于肩胛骨内侧角的稍上方或稍内下方，并沿颈项上行放射至头枕部，或沿上臂放射至前臂、腕和手部。

4. 肋软骨炎（Tietze 综合征）　常位于胸骨旁第 2 ~第 4 肋软骨，尤以第 2 胸肋关节软骨最多见。

5. 冈上肌腱炎　在肩峰外下方的肱骨大结节，压痛点局限。

6. 肱二头肌长头肌腱炎 在肩关节前外侧稍下方，相当于肱骨结节间沟处，呈条索状压痛。

7. 肱二头肌短头肌腱炎 在肩关节前内侧、喙突的外下部有局限压痛点。

8. 肱骨外上髁炎 在肱骨外上髁最高点，压痛点局限。

9. 桡骨茎突狭窄性腱鞘炎 在桡骨茎突部，压痛点局限，可向手部及前臂部，甚至上臂部放射。

10. 屈指肌腱狭窄性腱鞘炎 在患指掌指关节的掌侧。

11. 棘上韧带炎 常局限于脊柱患部棘突或棘上韧带的某一点。

12. 棘间韧带损伤 在上下两棘突之间，压痛局限。

13. 腰椎间盘突出症 常在棘突间偏患侧 1.5cm 处有深压痛点，并向该侧下肢放射。

14. 急性腰扭伤 压痛点广泛，即腰部软组织广泛压痛，尤以髂后上棘为甚。

15. 肋间神经痛 沿肋间隙呈条索状压痛明显。

（二）肿块

应触其大小、边界、硬度及波动，表面是否光滑、深浅及与周围组织的关系，有无浅表静脉怒张，还应注意周围及全身有无淋巴结肿大等。

（三）异常感觉

患者感觉异常、减退、消失或过敏，以及骨擦音、皮下气肿、成角及重叠等。

（四）动脉搏动

结合局部皮肤温度、色泽，以及动脉搏动正常或消失，判断血管是否有损伤。

（五）畸形

应注意是先天性或后天性，瘢痕畸形应注意与深部组织有无粘连，手法复位后畸形是否消失。

四、叩诊

（一）直接叩诊法

主要用于脊柱棘突叩诊和检查各肌腱反射是否正常，是否亢进、减弱或消失。

1. 肱二头肌反射 患者肘部微屈，前臂稍内旋，检查者一拇指置于肘窝中部的肱二头肌腱上，一手用叩诊锤叩击该指，正常为肱二头肌收缩，前臂快速、轻微弹屈。

2. 肱三头肌反射 患者肘部稍屈曲，检查者一手托住患者前臂及肘关节，一手用叩诊锤叩击尺骨鹰嘴上方 2cm 的肱三头肌腱。正常为肱三头肌收缩，前臂轻微弹伸。

3. 桡骨膜反射 患者肘部半屈，前臂稍外旋，腕关节自然下垂，检查者用叩诊锤叩击桡骨茎突上方。正常为前臂旋前，肘关节轻微弹屈。

4. 膝反射 患者卧或坐位，双髋、膝关节屈曲，一侧膝关节置对侧膝上自然下垂，叩击髌骨下方的髌韧带。正常为小腿轻度弹伸。

5. 跟腱反射 患者仰卧、膝半屈、下肢外展外旋，检查者一手将患者足趾稍背伸，一手用叩诊锤叩击跟腱。正常为腓肠肌收缩，足向跖面轻度弹屈。

6. 脊柱棘突叩击痛 用叩诊锤或拳头直接逐个叩击脊柱棘突，如果出现疼痛则多为脊椎结核、肿瘤、骨折或椎间盘突出等病变。

（二）间接叩诊法

对于骨折或骨病与单纯软组织损伤可运用间接叩诊法相鉴别。

1. 掌骨骨折 将患者掌指关节心曲 90°，轻轻逐一纵向叩击掌骨头，如果出现掌骨疼痛为该掌骨骨折，如果无疼痛出现则为单纯软组织损伤。

2. 腕舟骨骨折或月骨缺血性坏死 让患者掌指关节屈曲 90°，且手向尺侧偏屈，轻轻纵向叩击第 3 掌骨头，将会在腕部近中线处出现疼痛。

3. 股骨近端骨折或髋关节病变 患者伸直膝关节，轻轻纵向叩击足跟（又称捶跟试验）或直接叩击大转子；也可让患者屈曲膝关节轻轻纵向叩击膝部，髋部有疼痛者多有骨折或关节病变。

4. 脊椎骨折或病变 患者端坐，检查者左手掌按在患者头顶上，右手握拳叩击左手，如果出现疼痛，则此处脊椎有骨折或病变。

五、动诊

动诊是指关节与肌肉的运动检查，有时应结合听诊来协助诊断，肢体活动过程中发出异常响声，若同时伴有症状，则有诊断意义。如膝关节伸屈活动时发出弹跳响声或交锁，可能为半月板破裂；手指屈伸活动时常发出清脆响声，伴有疼痛，可能为腱鞘炎症。

（一）关节运动检查

可采用与健侧对比的方法，配合望、触、量诊，判断是否正常，且须首先注意主动活动与被动的关系。一般先检查主动活动，后检查被动活动，对比两者活动度相差的度数。做主动活动时，注意各关节的运动方式及其活动范围，随年龄、性别和体育锻炼情况的不同而有所不同。关节的活动可做屈伸、展、内旋、外旋等方向的检查。

1. 正常关节　正常关节主动和被动活动均正常，截瘫、小儿麻痹后遗症、神经麻痹或肌腱断裂等时主动活动不能，被动活动正常。

2. 关节强直　主动和被动活动均受限。

3. 关节僵硬　主动和被动活动均部分障碍。

4. 肌腱粘连　主动活动范围小于被动活动范围。

5. 脑瘫性关节痉挛　清醒时主动和被动活动均障碍，熟睡时被动活动正常。关节活动的另一类检查是躯干或纵轴的牵拉、挤压活动以及侧方牵拉或纵轴活动，观察有无疼痛及异常活动。被牵拉的组织主要是韧带、筋膜、肌肉肌腱及关节囊等；被挤压的组织则主要是骨与关节以及神经根等。根据骨与关节的解剖结构和生物力学来判断病变所在部位。

（二）肌肉收缩检查

它包括静态和动态两种，静态检查时，关节不动但可摸到和看到肌肉的收缩。动态检查时，肌肉收缩作用于关节，使其活动。从关节的抗伸张、抗屈曲及步态等方面了解肌肉的收缩情况。

六、量诊

量诊是指使用简单的工具测量肢体的长度、周径与关节活动范围。

（一）肢体长度测量法

目的在于测量骨的缩短或增长的程度。须将两侧肢体置于对称位置，然后利用骨性标志，测量两侧肢体长度并予比较。测量方法有目测法、X线测量法，以及临床上最常用的皮尺测量法。

1. 躯干长度　脊柱中立位，自枕外隆凸至尾骨尖部。

2. 上肢长度　自肩峰至桡骨茎突尖部或中指指尖，自棘突至桡骨茎突尖部。

3. 上臂长度　自肩峰至肱骨外上髁，或自肱骨大结节至肱骨外上髁。

4. 前臂长度　自肱骨外上髁至桡骨茎突，或自尺骨鹰嘴至尺骨茎突。

5. 下肢长度　自髂前上棘经髌骨中线至内踝下缘，或自脐（或剑突）至内踝下缘。

6. 大腿长度　自髂前上棘至髌骨上缘，或股骨大转子至膝关节外侧间隙。

7. 小腿长度　自腓骨头顶点至外踝下缘，或膝关节内侧间隙至内踝下缘。

（二）肢体周径测量法

目的在于测定患肢的肌肉有无萎缩或肿胀。取两侧肢体相对应的同一水平面，用皮尺测量后对比，通常测量部位为：

1. 上臂　肩峰下 10cm 处。

2. 前臂　尺骨鹰嘴下 10cm 处。

3. 大腿　髌骨上缘上 10cm 处。

4. 小腿　髌骨下缘下 10cm 处。

（三）关节活动范围测量法

先健侧后患侧，先主动活动后被动活动。

1. 目测　嘱患者进行几个简单动作，如上肢上举做360°的旋转动作，肘关节伸屈，屈肘前臂旋前、旋后，手部握拳、伸掌，下肢下蹲及弯腰后伸等。如能完成，则关节活动基本正常；如过程出现异常，则再个别详细检查。

2. 量角器测量法　一般采用中立位0°的记录方法，即以肢体关节中立位为0°，测量其伸、屈、展、收角度。对于肩与髋关节，须将肩胛骨或骨盆固定后才能测得准确结果；对于手指，由于关节多，难以一一测量，一般采用总测法。

3. 正常关节活动范围的测量　如下所述。

（1）肩节活动范围：中立位（0°）是上肢下垂，肘窝向前；外展90°、内收45°；前屈135°、后伸45°；内旋135°、外旋45°。

（2）肘关节活动范围：肘关节完全伸直为中立位，肘窝向前。无外展及内收活动，前屈15°、后伸5°。

（3）前臂活动范围：两上臂紧贴胸侧，屈肘90°，两手各握一短筷，拇指向上为中立位，旋前80°、旋后100°。

（4）腕关节活动范围：手的第3掌骨与前臂纵轴成直线，无背伸和掌屈时为腕关节中立位；背伸70°、掌屈80°；桡偏25°、尺偏35°。

（5）手指各关节活动范围：手指各关节完全伸直、并拢为中立位；背伸0°；屈曲：拇指掌指关节45°，指间关节90°，第2～第5指掌指关节90°，近侧指间关节120°，远侧指间关节60°～80°；拇指外展80°～90°。

（6）脊柱活动范围：身体直立，头向前平视为脊柱中立位。颈椎正常活动范围是前屈35°、后伸35°，左侧屈30°、右侧屈30°；腰椎活动范围前屈45°、后伸20°，左侧屈30°、右侧屈30°。弯腰包括腰部屈曲和髋关节屈曲两个动作。

（7）髋关节活动范围：髋、膝关节伸直，髌骨向上为中立位。后伸15°、屈曲90°，屈膝时可屈髋150°，内收30°、外展45°，内旋40°、外旋60°。

（8）膝关节活动范围：膝关节伸直为中立位，伸10°、屈曲135°。膝关节伸直时无内收、外展及旋转活动，屈膝时小腿内旋45°、外旋35°。

（9）踝关节活动范围：足的外缘与小腿垂直为中立位，背伸25°、跖屈45°，内收30°、外展35°。

（四）肌力测量法

目的是测量肌肉瘫痪程度。

1. 测量方法　嘱患者主动收缩指定的肌肉或肌群，而放松其对抗肌，测其对抗引力和不同阻力的能力。

2. 肌力分级　肌力共分6级。

0级：肌肉完全无收缩。

1级：肌肉稍有收缩，但关节无活动。

2级：关节可在桌面上伸屈活动，但不能对抗地心引力。

3级：可对抗地心引力，但不能对抗阻力。

4级：可对抗一定阻力，但较正常肌力差。

5级：可对抗阻力。

其中0级为完全瘫痪，5级为正常。

第三节　发育与营养

发育常通过年龄、智力和体格之间的关系来衡量，由智力、身高和体重来表示，这在脑性瘫痪患儿的诊治过程中十分常用。发育正常时年龄和体格是均衡的，身体各部长度有一定比例，正常人双上肢外展平伸时，两中指尖的距离与身高大致相等；坐高系指身体上部长度，即自头顶至耻骨联合间的距离，等于身高的 1/2；身体下部长度是指耻骨联合至足底间距离，也为身高的 1/2。

营养主要表现在体重、体态、毛发、肌肉、皮下脂肪、皮肤色泽与弹性。一般认为，身高（cm）－90 或 110，所得数值即为正常成人体重范围。如某人身高 176cm，其正常体重范围应为 66（176 － 110）－ 86（176 － 90）kg。恶性骨肿瘤中晚期、骨与关节结核或化脓性感染疾病中，常见到营养不良的瘦弱体型。

第四节　姿势与步态

姿势系指人体的举止状态，健康人躯干端正，肢体动作灵活，主要靠骨骼结构和肌肉的紧张来维持。当疲劳时则出现肩垂、背弯、蹒跚、无力之态；脊柱侧凸可出现躯干左右扭曲的姿势；肢体不等长往往也有脊柱侧凸以代偿，但行走时跛行尤为明显。

步态即人体行走时的姿态，可因人体各部位的不同病变而出现不同的异常步态。

1. 正常步态　一侧足跟着地至该侧足跟再次着地为一个步态周期，它包括触地负重（触地相）和离地跨步（跨步相）两个阶段。当一侧足着地，对侧足尚未离地时为双足触地相。常速正常行走时触地相占整个步态周期的 60%，跨步相占 35%，每一周期中有两次双足触地相，约占 20%。

2. 疼痛步态　患肢负重时疼痛，步态急促不稳，患肢触地相缩短，双足触地相延长。

3. 肢短步态　肢体短缩不超过 3cm 时，可借助骨盆倾斜代偿而不出现跛行；肢体短缩超过 3cm 时，出现骨盆、躯干向患侧倾斜、摆动，患侧较健侧步距小。

4. 剪刀步态　多见于脑性瘫痪患者，行走时肢体总是插至对侧肢体前方，前后交叉、交错移动，跨步相缩短，双足触地相延长。

5. 摇摆步态　多见于先天性髋关节脱位或臀中肌瘫痪。臀中肌的功能是外展髋关节，稳定同侧骨盆，提升对侧骨盆。患侧触地相时对侧骨盆下沉，身体倾向健侧，跨步相时身体倾向患侧。行走时健侧骨盆上下起伏，躯干来回摆动。双侧髋关节脱位或臀中肌瘫痪时，躯干两侧摇摆，又称为鸭步。

6. 扶臀挺腰步态　多见于臀大肌瘫痪。患者以手撑住患侧臀部，躯干后仰，挺腰鼓腹行走，身体重心移至髋关节后方，借助髋部前方肌肉与髂股韧带的紧张来保持平衡。

7. 压腿步态　多见于股四头肌瘫痪伴有轻度膝关节屈曲畸形。行走时为了患肢伸直负重，患者只能以手掌按压患膝上方才能行走。

8. 跨阈步态　多见于腓总神经麻痹。踝关节背伸肌瘫痪呈足下垂，行走时必须高抬下肢才能跨步，以避免足尖触地而跌倒。

9. 跟行步态　多见于胫神经麻痹。足不能跖屈而呈背伸和外翻位，表现为钩状足畸形，仅足跟负重，缺乏足弓的弹性。

10. 强直步态　一侧髋关节伸直位强直时，患者需转动骨盆才能使患肢向前跨步。双髋关节强直时，除需转动骨盆外，尚需借助膝、踝关节的摆动才能跨出一小步。一侧膝关节伸直位强直时，健侧足跟踮起及患侧骨盆升高，患肢向外绕一弧形才能跨出一步。

11. 外"八"字步态　多见于臀肌挛缩症。因臀筋膜及臀肌挛缩变短，髋关节内收受限，下肢外旋，行走时双下肢呈外旋、外展姿态。

第五节　皮肤感觉

主要检查皮肤浅感觉中的痛、触觉及深感觉中的位置觉，根据感觉障碍区域的分布，作为定位和病因诊断的依据之一。必要时再查温度觉与压觉，因为温度觉与痛觉传导途径基本相同，压觉与深感觉大致伴行。但感觉检查带有明显的主观性，要得到真实和客观的检查结果，应注意患者的文化程度、理解能力、诉说方法、思想状况和精神状态等。一般自上而下，先从感觉正常区开始，逐渐移向过敏区和感觉消失区，两侧肢体同时进行对比检查，注意感觉改变的程度、范围和性质。检查结果应有文字记录和体表图示，以便继续观察比较。

一、感觉检查的内容和方法

（一）浅感觉

包括触觉、痛觉和温度觉。

1. 触觉　患者闭目，用棉絮轻触患者皮肤，根据皮肤感觉回答结果及接触部位。

2. 痛觉　患者闭目，用针尖以均匀的力量轻刺患者的皮肤，嘱其根据皮肤感觉回答结果，对意识不清者或小儿可根据其对针刺的反映如表情或肢体回缩等判断检查结果。

3. 温度觉　用两支试管，一支盛 1 ~ 5℃冷水，一支盛 40 ~ 50℃热水，分别接触患者皮肤，嘱其回答冷热感。

（二）深感觉（本体觉）

1. 位置觉　患者闭目，被动屈伸患者手指、足趾或整个肢体，询问其所处位置。

2. 震动觉　用震动的音叉柄放在骨突起部位，检查有无震动感及持续时间。正常老年人下肢的震动觉可减退或消失，是生理现象。

（三）皮层感觉（综合感觉）

1. 定位觉　患者闭目，检查者用笔杆轻触患者皮肤，让患者用手指出接触部位。

2. 两点分辨觉　用圆规的两个尖端轻刺患者皮肤，如患者能分辨是两个接触点，再缩小圆规两点的距离试之，直到两个接触点被认为是一个接触点时为止。测定患者分辨两点距离的最大能力或最小距离，将其与对侧和正常值比较，可知有无分辨觉障碍及其程度。两点分辨觉正常值是指尖 3 ~ 8mm、手掌 8 ~ 12mm、手背 30mm、面颊 11.2mm、前胸 40mm、背部 40 ~ 70mm、上臂及大腿 75mm、前臂及小腿 40.5mm。

3. 图形觉　患者闭目，用笔杆在患者皮肤上画三角、圆形或数字，问其能否识别。

4. 实体觉　患者闭目触摸给他手中的物品如笔、钥匙及火柴盒等，问其能否说出物体的名称、大小、形状及硬度等。

5. 重量觉　患者闭目，将大小相同而轻重不同的两个物品放在患者手中，测其辨别重量的能力，皮层感觉的检查须在深浅感觉均正常时才有意义。

二、感觉程度

临床上将感觉能力分为以下 6 个等级。

0 级：感觉全部丧失。

1 级：皮肤深痛觉存在。

2 级：皮肤浅痛觉和触觉部分存在。

3 级：皮肤浅痛觉和触觉存在，感觉过敏现象消失。

4 级：痛触觉存在或恢复至 3 级，皮肤两点分辨觉有某些恢复。

5 级：正常感觉。

三、皮肤感觉与脊髓节段的关系

皮肤感觉由神经呈节段支配，其分布范围与脊髓神经根节段相一致，了解两者的关系，对于神经损伤的定位及确定感觉障碍的范围具有重要的临床意义。人体皮肤感觉区呈脊髓节段分布，临床常用的感觉节段分布定位体表标志如表 1-1 所示。

表 1-1　感觉节段定位体表标志

体表平面	胸骨角	乳头	剑缘突	肋下	脐	耻骨联合	腹股沟	下肢前面	下肢后面	会阴	肛门	生殖器
脊髓节段	胸$_2$	胸$_4$	胸$_6$	胸$_8$	胸$_{10}$	胸$_{12}$	腰$_1$	腰$_1$~腰$_5$	骶$_1$~骶$_3$		骶$_4$~骶$_5$	

四、感觉障碍类型

（一）干性神经损伤

有相应神经分布区感觉障碍，如正中神经、腓总神经损伤等。

（二）根性神经损伤

有相应根性神经分布障碍区，见于腰椎间盘突出症和颈椎病等。

（三）脊髓损伤

受损伤的脊髓传导束所传导的感觉，在受损节段平面以下发生障碍。

1. 后索（薄束及楔束）损伤　伤侧受损平面以下本体感觉减退或消失，并出现感觉性共济失调。

2. 侧索（一侧脊髓丘脑束）损伤　对侧在损伤平面第 2～第 3 节段以下痛温觉减退或消失，但触觉仍保存，即分离性感觉障碍。

3. 半侧脊髓损伤　在损伤节段平面以下同侧本体感觉消失和痉挛性瘫痪，对侧痛温觉消失。

4. 脊髓横贯性损伤　在损伤平面以下所有感觉均消失，同时有运动和排尿障碍。此外，在损伤平面以上皮肤感觉可有一段过敏带。

5. 后角损伤　受损区节段性痛温觉障碍，但触觉和本体觉仍保存，存在分离性感觉障碍。

6. 前连合损伤　为两侧对称性的节段性痛温觉障碍，而该区触觉保留，也属于分离性感觉障碍。

第六节　脊柱检查

一、脊柱特殊畸形

1. 角状后突　棘突后突明显，顶部呈尖锐。多见于脊柱结核、骨折和肿瘤。

2. 弧形后突　棘突向后隆起，但顶部平缓呈弧形。多见于强直性脊柱炎、佝偻病和姿态性驼背。

3. 侧凸　脊柱向侧方凸起，往往同时伴有侧凹。多见于特发性脊柱侧凸、脊髓灰质炎后遗症、腰椎间盘突出症及肢体不等长。

4. Harrison 沟　佝偻病患儿，由于骨与软骨的疾患，发生膈肌在胸廓内侧的运动牵引，导致相当于膈肌附着点的水平使胸壁向内凹陷，形成一个沟或凹槽即为此沟，使胸廓横径缩小，胸骨下部突出，肋骨下缘外翻。

二、脊柱专项检查

（一）Rust 征

在颈部强直、头部运动受到限制时，当身体运动，如从卧位起立或侧卧时，需保护性地先用两手扶持头部以减轻疼痛，此即 Rust 征阳性。常见于结核性脊柱炎、颈椎关节炎或颈椎肿瘤，也偶见于颈椎的外伤性骨折或半脱位。

（二）深呼吸（Adson）试验

患者端坐，双手置于两大腿部，做一次深呼吸，检查者触摸两侧桡动脉搏动，然后让患者屏气，并在颈部过伸位做左右侧弯运动。若患侧桡动脉搏动明显减弱或完全消失，而健侧搏动正常或仅稍减弱即为阳性。临床上，此试验用于对颈前斜角肌综合征的诊断。

（三）颈脊髓、神经根受压体征

1. 颈侧屈挤压（Spurling）试验　坐位，头向后仰并向患侧屈曲，下颌转向健侧。检查者双手放在患者头顶向下挤压颈椎，如果出现颈部疼痛且向上肢放射，即此征阳性，多见于颈椎间盘突出症。第 6 颈神经根受压时，麻木或疼痛放射至拇指、手及前臂的桡侧；第 7 颈神经根受压时放射至示指、中指及前臂；第 8 颈神经根受压时放射至小指、环指及前臂的尺侧。

2. 臂丛牵拉试验　检查者一手按住患侧头部，一手握住患侧上肢将其外展90°，两手同时向相反方向推拉，如果出现放射性疼痛或麻木感者为阳性，可考虑为颈椎间盘突出症或胸廓出口综合征。

3. 压顶试验　患者端坐位，颈后伸，头偏向患侧，检查者一手托住患者下颌，一手在患者头顶逐渐用力向下按压，出现颈痛或向患侧上肢放射疼痛者为阳性，可考虑为颈椎间盘突出症。

4. Vasalva 试验　嘱患者屏住呼吸并憋气，如果感到颈椎及上肢有反射性疼痛加重，则为阳性。多因颈椎间盘突出或骨折片突入椎管内压迫颈神经根，患者屏住呼吸时，椎管内压力增高而诱发神经根的刺激症状。

（四）拾物试验（Sieur's 征）

在地上放置一物，如果患者不是弯腰拾起，而是屈髋、屈膝、直背，一手撑在膝上作为支撑蹲下去拾拣，则为阳性。多有骶棘肌痉挛，可考虑为脊柱结核。

（五）腰椎脊髓、神经根受压的体征

1. 椎旁叩击征　在患者弯腰或俯卧状态下，用叩诊锤叩击棘突旁 2 ~ 3cm 的软组织，如果出现或加重坐骨神经放射性疼痛，或放射至股前部，即为此征阳性，多为该处椎间隙的椎间盘突出症。

2. 直腿抬高试验　在患者仰卧、膝关节伸直状态下，将患侧下肢被动抬高，直至出现肢体疼痛。正常情况下，直腿抬高至 60° ~ 70° 时才感到膝后不适，如果仅抬高至 60° 以下时已出现肢体或腰部疼痛，则为试验阳性，多为腰椎间盘突出或坐骨神经痛。

3. 加强试验　在做直腿抬高试验出现肢体疼痛后，将肢体少许降低，使肢体疼痛减轻或消失，再用力尽量将踝关节被动背伸，如果出现肢体疼痛，则为加强试验阳性，多为腰椎间盘突出或坐骨神经痛。

4. 弓弦试验　直腿抬高到症状出现时屈膝约 20° 使症状消失或端坐位屈膝 20°，此时腘窝处的胫神经和腓总神经相当于弓上的弦，用手指按压腘窝中部的胫神经或腓骨小头近侧的腓总神经数次，臀、股后或小腿麻痛为阳性，多提示为椎间盘突出症。

5. 跗趾背伸肌力试验　抗阻力背伸跗趾，如较健侧弱或低于 V 级为阳性。神经根支配跗长伸肌，故伸跗肌力的减弱标志着腰 4 ~ 腰 5 椎间盘突出，有定位意义。

6. Ely 试验　患者俯卧，检查者握住患者踝关节向后屈曲其膝关节，使足跟尽量靠拢臀部，然后使整个大腿过伸，出现疼痛者为阳性。多为腰神经根有病变，腰大肌受刺激或骶髂关节及腰椎有疼痛性损害。大腿前方软组织挛缩时，在进行屈膝的过程中，骨盆将从床面上被提起。

7. 关节屈曲试验　患者俯卧，屈曲膝关节，如在同侧臀部或大腿后侧产生疼痛或加重时为阳性，提示下段腰椎间盘突出。

8. 足尖站立试验　患者抬起健侧肢体，患足提起足跟用足尖站立，如果不能站稳，表明跗伸肌腱无力为阳性。

（六）Anghelescu 征

有驼背畸形的脊椎结核患者仰卧床上，头与足跟应紧贴床面，此时如果患者躯干不能前屈为此征阳性。

（七）Gower 征

患者要从仰卧位自己站立起来时，须先翻身俯卧，以四肢支撑躯干，然后再以两手扶持下肢才能逐渐站立起来，多见于进行性腰肌营养不良。

（八）屈颈（Soto-Hall）试验

患者仰卧位，检查者一手按住其胸骨，另一手托起患者头部，使颈椎前屈，这样棘间韧带逐次向下被拉紧，有脊柱损害的患者局部出现剧痛，为此征阳性，同时有本试验和直腿抬高试验阳性者，常表示有根性坐骨神经痛。

（九）悬吊（Trapezet）试验

主要用于鉴别姿势性与结构性脊柱畸形。对于目测有脊柱侧凸的患者，先让其暴露脊背，双手抓住一横杆，使双脚悬空，此时，如果脊柱变直则为姿势性脊柱侧凸。如果脊柱仍然呈侧凸畸形，则多为结构性脊柱侧凸。

（十）弯腰（Adam）试验

患者双足靠拢、膝伸直，上肢自然下垂，向前弯腰近 90°。检查者坐在患者的正前方，双眼平视，

与患者脊背呈切线位观察，背部不等高及不对称者为阳性，多有脊柱侧凸。

（十一）Varela Fuents-Irala 征

正常的腰大肌轮廓是和第 1 腰椎与髂前上棘连线平行，当腰大肌有炎症改变时，其轮廓幅度增宽呈凸状而突出于此直线，即此征阳性，对腰大肌上半部病变有诊断价值。

三、骶髂关节检查

（一）骶髂关节扭转（Gasensien）试验

1. 一种检查方法是患者仰卧，健侧髋、膝关节屈曲，由患者双手抱住，患侧大腿垂于床缘外。检查者一手按住健侧膝部，一手按压患侧膝关节使大腿后伸，以扭转骶髂关节，骶髂关节疼痛者为阳性，提示骶髂关节病变。

2. 另一种检查方法是患者健侧卧位，健侧髋、膝关节均极度屈曲，由患者自己用双手抱住，检查者一手按住患侧臀部，另一手握住患肢踝部，使患侧髋关节极度后伸，该侧骶髂关节疼痛者为此征阳性。

（二）腰骶关节过伸试验

患者俯卧，检查者的前臂插在患者两大腿的前侧，另一手压住腰椎棘突，抬起患者大腿，产生疼痛即为阳性。见于腰骶关节疾病。

（三）髋关节过伸试验（Yeoman 征）

患者俯卧，检查者一手压在骶部，一手握住患侧踝关节向上提起，将膝关节屈至 90°，使髋关节过伸，如果骶髂关节出现疼痛，即为骶髂关节疾病；如果表现为髋关节疼痛，则为髋关节疾病。

（四）斜扳试验

患者仰卧，检查者一手按住患侧肩部，一手将患侧髋、膝关节完全屈曲，并将膝关节向对侧按压，骶髂关节出现疼痛者为阳性，表示骶髂关节病变。

（五）Neri 征

让患者在站立位时躯干前屈，如果引起患侧下肢屈膝则为此征阳性，主要见于腰骶及骶髂关节病变。

（六）Gillis 试验

患者俯卧，检查者一手掌按在健侧的骶髂关节上以固定骶骨，手指则放在患侧的骶髂关节上进行触诊，另一手则握住患侧踝关节用力上提，使髋关节过伸，如果该侧骶髂关节疼痛或运动受限，则为此征阳性，多提示有骶髂关节炎症。

（七）Goldthwait 试验

患者仰卧，两腿伸直，检查者一手放在患者的下腰部做触诊，另一手做直腿抬高试验，此时骨盆起杠杆作用。在抬腿过程中，腘绳肌被拉紧，随之骨盆和腰椎相继发生运动。在腰椎尚未触知运动时下腰部已经疼痛，提示骶髂关节有损伤，如在触知下腰部运动之后才发生疼痛，提示腰骶关节可能有病变。

（八）Mennell 征

检查者拇指从患者髂后上棘向外侧推压后，再逐渐反向内侧推移加压，如在髂后上棘外侧有明显疼痛时，则臀部有知觉过敏点；如髂后上棘内侧有压痛时，则骶髂关节上方的韧带有知觉过敏。在髂前上棘向后方推移加压疼痛增剧，而在髂后上棘向前推移加压疼痛减轻时，说明韧带有知觉过敏点，即此征阳性。对骶髂关节及其所属韧带的病变有诊断价值。

第七节　上肢检查

一、肩关节检查

（一）肩关节正常体征

1. 肩上举　当肩关节外展超过 90° 时，须有肱骨和肩胛骨的外旋才能完成。如肩关节不能上举时，多为肩周炎、肩关节僵硬或臂丛神经损伤。

2. 肩三角　喙突尖在锁骨中外 1/3 的下方，肱骨头的内侧，与肩峰和肱骨大结节构成等腰三角形。当三角形发生形变时，多为肩关节脱位或锁骨骨折。

（二）肩关节畸形

1. 方肩畸形　肩正常外形呈弧形，由肩胛骨肩峰和肱骨大结节构成。肩关节脱位后，肱骨头脱位至锁骨及喙突下方，关节盂空虚，肩峰下肱骨大结节消失，出现方肩畸形。

2. 搭肩（Dugas）试验　患侧肘关节紧贴胸壁时，手掌不能搭到对侧肩部，或手掌抬到对侧肩部后，肘关节不能贴近胸壁为阳性。

3. 直尺试验（Hamillon 试验）　正常情况下，将直尺紧贴上臂时，不能同时与肩峰和肱骨外上髁接触，若能同时与两者接触，则有肩关节脱位或关节盂骨折。

4. 腋周测量（Callaway 试验）　用皮尺从患侧肩峰量起，绕过腋下一圈测得其周径，若它比健侧长，则说明患侧有肩关节脱位。

5. 肩 Bryant 征　肩关节脱位时，患侧腋皱襞与健侧比较明显下移。

6. 肩 Codman 征　在上肢被动外展后，将手移开使上肢失去支托，此时冈上肌迅速收缩，如产生疼痛，则为冈上肌断裂。

7. Comolli 征　俗称椅垫式肿胀，若肩胛区出现与肩胛骨体部形状相似的三角形肿胀，可持续数日之久，多有肩胛骨骨折。

二、上臂检查

（一）Dawbarn 征

当肩关节外展30° ～ 70° 时无疼痛，超过70° 时疼痛突然出现，继续外展至120° 以上时疼痛又消失，此多为冈上肌肌腱炎、肩峰下滑囊炎、冈上肌不全断裂，冈上肌钙化或肱骨大结节撕脱骨折等。

（二）屈肘（Hueter）试验

将前臂旋后并屈曲肘关节时肩部疼痛，多为肱二头肌损伤。

（三）肱二头肌抗阻力（Yergason）试验

让患者在抗阻力的情况下屈曲肘关节，同时前臂抗阻力旋后，此时肱二头肌处于紧张状态，在肱二头肌腱鞘炎时，肩部前内侧即肱二头肌腱路径感疼痛，即为阳性。

三、肘关节检查

1. 肘后三角（Hueter 三角）　肘关节伸直时，肱骨内外上髁与尺骨鹰嘴成一直线，屈肘90° 时，尺骨鹰嘴与肱骨内外上髁之间形成等腰三角形，若此三角形变形或消失，则有肘关节脱位、肱骨内外髁骨折或尺骨鹰嘴骨折。

2. 提携角　又称携带角。前臂旋前时上肢纵轴成一直线，前臂旋后时与上臂之间可有 10° ～ 20° 的外翻角，即提携角。当其 <10° 时为肘内翻，>20° 时为肘外翻。

3. 肘后轴线（Mapkc 线）　肱骨纵轴线与肱骨内外上髁的连线成直角。若此直角关系发生改变，多为肱骨髁上骨折。

四、前臂检查

（一）前臂畸形

1. 马德隆（Madelung's）畸形　为先天性疾病，尺桡骨远端间隙增宽，桡骨短，尺骨远端向背侧移位。

2. 枪刺样畸形　当发生桡骨远端伸直型骨折（Colles 骨折）时，远骨折段及手向桡侧移位，从腕部正面观其像插在枪上的刺刀，骨折近端部分像枪筒。

3. 餐叉畸形　当发生桡骨远端 Colles 骨折时，远骨折段及手向背侧移位，从腕部侧面观像餐叉形状。

（二）前臂检查

1. 屈腕试验（Leris 征）　偏瘫侧手及腕被动屈曲时，肘部无正常屈曲运动。

2. 若利试验（Jollys 征）　前臂屈曲、肩关节外展时，上臂不能内收，见于脊髓第 7 颈椎节段病灶。

3. 克 - 弗氏试验（Klippel-Weil 征）　牵伸挛缩的手指时，拇指屈曲与内收，为椎体束疾患的指征。

4. 洛日试验（Laugier 征）　见于桡骨下端塌陷骨折。正常情况下，桡骨茎突较尺骨茎突长 1～1.5cm，桡骨下端关节面向尺侧倾斜 20°～25°。当桡骨出现塌陷骨折时，桡骨茎突向近端移位，与尺骨茎突处于同一水平面。

5. 桡神经（Radialis）征　患侧腕关节不能过度背伸，该侧手不能握拳。

6. 梅宗纳夫试验（Maisonneuve 征）　桡骨远端骨折时，手呈高度的伸展状态即为阳性。

7. 直尺试验　沿肱骨外髁至小指紧贴一直尺，正常情况下尺骨茎突不与直尺接触，如发现尺骨茎突与直尺产生接触时，桡骨远端多有骨折。

五、腕关节检查

（一）腕关节正常体征

1. 鼻咽窝　又称鼻咽壶，位于腕部桡侧背面，为拇长伸肌、拇长展肌与拇短伸肌腱之间的一个三角形浅窝，在腕关节中立位，拇指外展时明显可见，其深部是腕舟骨。如此窝饱满或肿胀，则多有腕舟骨骨折。

2. 握拳（Finkelstein）试验　正常情况下握拳时，第 2～第 5 掌骨平行排列，其中第 5 掌骨最短，第 3 掌骨最长，其远端较第 2、第 4 掌骨突出约 2mm，如第 3 掌骨远端不突出或有少许回缩，多为月骨脱位或月骨骨软骨病。

3. 伸肌腱牵拉（Mill）征　在肘关节伸直、腕关节掌屈并握拳状态下，将前臂旋前，如果出现肘关节外侧剧痛，多为肱骨外上髁炎（俗称网球肘）。

4. 改良 Mill 征　肘关节伸直、握拳、前臂旋后，腕关节用力背伸并桡偏，检查者一手托住患者前臂，一手握住其手背部向掌尺侧按压，出现疼痛为阳性。

5. 腕背伸抵抗试验　肘关节伸直，握拳，前臂中立位，腕关节背伸，检查者一手托住患者前臂，一手置于患者手背，用力向掌侧按压，出现肱骨外上髁疼痛即为阳性，多为肱骨外上髁炎。

6. 中指背伸抵抗试验　肘关节伸直，前臂及腕置于中立位，诸手指伸直，检查者一手托住患者前臂，另一手中指置于患者中指末节背侧用力向掌侧按压，出现肱骨外上髁疼痛即为阳性，多为肱骨外上髁炎。

7. 墨氏（Murphy）征　将手向桡侧偏斜握拳，由远侧叩击第 3 掌骨头部，如果出现疼痛，多为腕舟骨骨折或腕舟骨缺血坏死。将手向尺侧偏斜握拳时，如果出现第 3 掌骨头部叩击痛，则多为腕月骨脱位、骨折或腕月骨缺血坏死。

8. 伸指试验　正常时中指掌指关节完全伸直为中立位。如果中指掌指关节不能完全伸直，且叩击中指近节指骨远端出现疼痛，多为腕舟骨骨折或腕舟骨缺血坏死，如果无叩击痛则多为腕月骨脱位。

9. 施特吕姆佩耳（Strumpell）征　腕不过度背屈则不能握拳，或被动屈曲肘关节时前臂自动旋前，多见于偏瘫。

10. 手镯（Bracelet）试验　轻压桡尺骨下端侧面引起疼痛者，多患有风湿性关节炎或类风湿关节炎。

11. 腕部阻断血供（Allen）试验　让一名助手用双手握紧患者双拳，驱出患者手部血液，检查者用双手紧压患者双侧腕部桡动脉，使其血流阻断后，再让患者松拳伸手，对比观察两侧手指及手掌的血供恢复速度，以检查尺动脉通畅情况。同法按压尺动脉，可检查桡动脉通畅情况。

12. 握拳尺偏（Finkelstein）试验　让患者取拇指内收握拳姿势，检查者用力将患者腕部向尺侧偏屈，如果引起桡骨茎突部剧痛，多为桡骨茎突狭窄性腱鞘炎，或称 de Quervain 病。因此试验常常牵拉桡神经浅支引起轻度不适，但并非剧痛，应注意鉴别。

13. 卡内韦尔（Kanavel）征　当有腕部尺侧滑囊炎时，在小鱼际上方腕横纹近侧 2cm 处有一明显压痛点。

14. 蒂内尔（Tinel）征　用手指自肢体远端向病变区轻叩神经干，如果该神经分布区有放射性刺痛或蚁走样感觉，多为该神经有部分损害或为神经中断后的再生和功能恢复，多见于腕部正中神经卡压综合征或各种神经的损伤以及损伤后的神经再生。

15. 屈腕试验　患者双肘关节置于桌面上，前臂与桌面垂直，双腕自然掌屈下垂。正常情况下，要经过一定时间后才会出现正中神经分布区的麻木和刺痛感。当患有腕部正中神经卡压综合征时，疼痛迅速出现并加重。

（二）手部检查

1. 手的休息位和功能位　手的休息位置是腕关节背伸10°，第2～第5指呈半握拳状，拇指外展45°，其远端指腹在示指远侧指间关节水平。手的功能位为腕关节背伸30°。

2. 锤状指　伸指肌腱在末节指骨的肌止处撕脱时，远侧的指间关节不能主动伸直而呈现锤状。

3. 爪形手　为前臂屈肌群发生缺血性挛缩后所特有，腕关节轻度掌屈，掌指关节过伸，指间关节屈曲。

4. 爪形指　小指与环指掌指关节过伸，指间关节屈曲。此畸形为正中神经正常而仅尺神经损伤所特有，由于环指、小指屈指深肌也产生了麻痹，神经损伤的部位越高，此畸形越不明显。

5. 拇指内收旋后畸形　手休息位时，拇指指腹与示指远节指间关节的桡侧相接触或靠近，即拇指腕掌关节呈轻度外展及旋前，多为正中神经损伤后，外展拇短肌及对掌拇指肌麻痹所致。上述二肌萎缩后，大鱼际部正常丰满的外形消失，并出现明显凹陷。

6. 鹅颈畸形　与爪形手畸形恰好相反，拇指表现为指间关节屈曲，掌指关节过伸。其余4指或各手指的掌指关节和远侧指间关节屈曲，近侧指间关节过伸，其畸形犹如鹅颈屈曲位。

7. 垂腕畸形　当腕部向上前臂直立时，腕关节以外的手及掌部不能直立，向下垂落，多为桡神经损伤所致的典型畸形。

8. 夹纸（Froment）试验　当尺神经损伤时，患手拇指与示指要夹紧纸片需屈曲拇指关节末节，由于拇内收肌麻痹，拇长屈肌发挥替代作用所致。

9. 手内在肌阳性征　将患手掌指关节伸直或过伸，使骨间肌和蚓状肌处于紧张位，再将指间关节被动屈曲，此时指间关节不易屈曲而弹回至伸直位称为阳性。

10. 赫伯登（Heberden）征　指关节风湿性关节炎、类风湿关节炎或痛风时，在远侧指间关节处可发现或触及骨性结节。

11. 风湿性（Aschoff）小结节　即皮下圆形或卵圆形之小结节，是风湿病诊断依据之一。

12. 弹响拇　伸展拇指时出现弹响且有疼痛，多见于拇长伸肌、拇短伸肌或拇长展肌腱腱鞘炎。正常人偶尔在伸展拇指时也会出现弹响，并非经常出现且无疼痛，应注意鉴别。

13. 弹响指　当伸展掌指和指间关节时出现弹响，且伴有疼痛，多为伸肌或屈肌腱腱鞘炎，常为单发，如果同时出现多个手指弹响指时，应考虑类风湿关节炎的可能。

14. 扳机指畸形　手指屈肌腱腱鞘炎伴有腱鞘狭窄时，屈指后往往不能伸直，手指屈曲呈扳枪机状，当用健手将其伸直时出现响声，也称弹响指。

15. 握手（Ochsner）试验　将两手手指放开，并相互穿插合抱，所有手指均能屈曲，而只有患侧示指不能屈曲者，为正中神经损伤。

16. Pinch-grip征　拇指与示指做对掌功能时，拇指末节过伸而掌指关节屈曲，示指末节过伸，近侧指间关节屈曲呈方形畸形即为阳性，多为骨间前神经综合征所致的拇长屈肌和示指深屈肌腱麻痹。

17. 卡内韦尔（Kanavel）征　在手部尺侧滑液囊或腱鞘受到感染后，手掌尺侧部及小指根处有明显压痛，即此征阳性。

第八节　下肢检查

一、髋关节检查

（一）库柏内耳（Coopemail）征

骨盆骨折时，会阴部、阴囊或阴唇等处出现淤血斑块者为阳性。

（二）屈展旋伸（fabere）征

将髋关节屈曲、外展、外旋或伸展时，如引起疼痛则表明有髋关节炎症。

（三）托马斯（Thomas）征

患者仰卧，检查方法有3种。

（1）髋、膝关节伸直平卧，正常情况下，腰部紧贴床面。如果腰部处于反弓状态，腰部与床面之间可由一只手通过则为阳性。

（2）患者健侧髋、膝关节完全屈曲，双手抱住膝关节，使腰部平贴床面，正常情况下，对侧膝关节不会屈曲。如果对侧髋、膝关节出现屈曲，多为髋关节及其周围软组织有病变，如髋关节结核、化脓性髋关节炎和髂窝脓肿等。如果是髋关节屈曲畸形，此时髋关节屈曲的角度即为髋关节屈曲畸形角度。

（3）检查者一手置于患者腰后，另一手尽量屈曲患侧髋、膝关节，正常情况下，髋关节屈曲至80°～90°时才感到骨盆开始活动。如果髋关节有病变而活动受限，则屈髋尚不到70°时即可感到骨盆活动。此时患侧股骨与床面之间的角度即髋关节屈曲畸形角度。

（四）"4"字（Patrick）试验

将患侧髋、膝关节屈曲，大腿外展、外旋，将小腿横置于健侧大腿前面，形似阿拉伯数字"4"。

正常情况下，受检侧大腿可以贴近床面，若髋关节有病变时，膝关节则上翘不能靠近床面。

（五）詹森（Jansen）试验

患者坐位，患侧踝部不能置于健侧膝上为该试验阳性，多见于髋关节变形性骨关节炎。

（六）滚动试验

患者仰卧，双髋、双膝关节伸直，检查者一手横放于患侧大腿前面，轻轻内外方向反复滚动，如果出现疼痛，则多为畸形化脓性髋关节炎。

（七）髋关节脱位的体征

1. 屈髋屈膝外展试验　又称蛙式征。出生后9个月以内的婴儿屈髋和屈膝后，双侧可外展至70°～80°。如髋关节脱位时，外展角度<60°，或听到弹响后才外展至80°为阳性。

2. 杜普伊特伦（Dupuytren）征　有两种不同意义：如在骨肉瘤的病变上加压时，产生一种破裂样感觉为此征阳性；若在先天性髋关节脱位时，患儿仰卧位，髋关节屈曲45°，检查者一手固定骨盆，一手握住膝关节反复向前下拉和向后上推大腿，如果感觉到大转子上下明显移动，股骨头像"打气筒"样可上下活动而无疼痛，即此征阳性，又称"打气筒"症、"望远镜"症或套叠症。

3. 奥尔托拉尼（Ortolani）试验　此试验用于检查1岁以内的婴儿有无先天性髋关节脱位。检查者一手按住会阴部的耻骨联合以固定骨盆，另一手将膝关节置于屈曲90°位，将髋关节屈曲、外展及外旋，引起髋部弹响者为阳性，多见于先天性髋关节脱位。

4. 巴洛（Barlow）试验　此试验用于1岁以内的婴儿。患儿平卧，先使髋关节屈曲，检查者双手握住两下肢，中指放在大转子部位，拇指放在大腿内侧部分对着小转子，轻柔地外展髋关节并在大转子部位施加压力，如果感觉到股骨头向前滑入髋臼内的弹响声，则提示有髋关节脱位。再在小转子部位施加压力，如果感觉到股骨头向后滑出髋臼，说明髋关节囊松弛，关节不稳定，容易发生关节脱位。

5. 艾利森（Allis）征　患儿仰卧，双髋双膝关节并拢屈曲，双足底平置床面，双足尖足跟并齐，观察双膝关节顶部高度。正常情况下，双膝关节顶部等高，有髋关节脱位时，患侧膝关节顶部偏低。但双侧髋关节同时脱位时，双膝关节顶部可等高，此征阴性，应注意鉴别。此征的另一意义为股骨颈骨折时阔筋膜松弛，股骨上移所致。

6. 休梅克（Shoemaker's）征　从大转子顶部向同侧髂前上棘做一连线，并向腹壁延长（即Shoemaker线），正常情况下，此延长线在脐或脐以上与腹中线相交。当有股骨颈骨折或髋关节脱位时，大转子上移，则此延长线在脐以下与腹中线相交，为此征阳性。

7. 卡普兰（Kaplan's）交点　分别从双侧大转子顶部，经同侧髂前上棘向腹部引出Shoemaker线，此两线的交叉点即Kaplan交点，其意义与Shoemaker征相同。

8. 内拉通（Nelaton）线　患者仰卧位，屈髋45°，在髂前上棘和坐骨结节之间做一连线。正常时，此线通过大转子顶端；当股骨颈骨折或髋关节脱位时，大转子顶端即高出此线。

9. 布莱恩特（Bryant）三角　患者仰卧，髋关节呈中立位，从髂前上棘画一垂线，从大转子顶部画一水平线，从髂前上棘至大转子顶部做一连线，形成一三角形，其底线正常约为 5cm，也可与健侧对比。如大转子向上移位，则此底线 <5cm 或较健侧为短。

（八）单腿独立（Trendelenburg）试验

用一侧肢体站立时，因臀中、小肌拉紧，对侧骨盆抬起，臀纹上升以保持身体平衡，此为正常。当有脊髓灰质炎后遗症、髋关节脱位或股骨颈骨折，下肢站立时因臀中、小肌松弛，对侧骨盆不能抬起反而下沉，臀纹下降即为阳性。步行时为了保持平衡，骨盆必须过度倾向患侧，故呈鸭步行走。

（九）克累曼（Cleeman）征

股骨骨折伴有下肢短缩时，膝关节上方的肌腱松弛，皮肤出现较多的皱纹，即此征阳性。

（十）戴佐（Desault）征

正常的股骨大转子能完成大半个圆形的回转活动，如果不能按正常范围回转时即为此征阳性。见于髋关节损伤，多发生于股骨颈囊内骨折。

（十一）兰戈里阿（Langoria）征

当股骨颈囊内骨折或髋关节脱位时，因股骨近端上移而造成髋关节周围肌肉松弛，表现为大腿伸肌呈迟缓状态，即此征阳性。

（十二）路德洛夫（Ludloff）征

当股骨小转子骨折时，由于附着于小转子的髂腰肌收缩无力，让患者端坐于椅子上抬举大腿时，不能完成此动作，即为阳性。

（十三）髂胫束、臀肌挛缩的体征

1. 奥伯（Ober）试验　患者取健侧在下、屈髋、屈膝侧卧位，患肢在上，屈膝 90°。检查者一手固定骨盆，另一手握住患侧踝关节，在髋关节外展情况下，尽量将髋关节过伸，然后松开踝关节，患侧下肢不能下落即为阳性。是因髂胫束挛缩引起髋关节屈曲外展畸形所致，多见于先天性髂胫束挛缩和臀肌挛缩症。

2. 髋内收试验　患者健侧卧位，上方健侧肢体屈膝 90°，在尽量内收髋关节的同时屈曲髋关节，在屈髋行程中，膝关节若在其中任何一点不能触及下方肢体或床面，即为阳性。主要是阔筋膜张肌和臀肌挛缩所致，多见于臀肌挛缩症。

3. 弹响试验（弹响髋）　如下所述。

（1）患者仰卧，双髋、双膝关节中立位并拢，检查者双手握住患者小腿，在双下肢靠拢的情况下，屈曲患者膝、髋关节，当股骨大转子部出现弹响时，即为此征阳性。

（2）患者侧卧位，将上方肢体尽量内收，并屈膝、屈髋时，大转子部位出现弹拨响声即为阳性。以上是因为大转子后缘挛缩的臀大肌束在屈髋时，滑动弹向大转子前方所致，多见于臀肌挛缩症。

4. "二郎腿"征　受检者坐位，正常情况下一侧膝关节可交叉放在另一侧膝关节上，这种姿势被称为"二郎腿"。如果一侧膝关节不能交叉放在另一侧膝关节上，即称此征阳性。多见于髂胫束挛缩和臀肌挛缩症。

5. 双膝交叉试验　受检者仰卧，双髋、双膝关节中立位。正常时双下肢可内收至双小腿交叉，双膝关节重叠，当双小腿不能内收至相互交叉即为阳性。多见于臀肌挛缩症。

6. 并膝下蹲试验　受检者双足和双膝并拢站立，屈膝下蹲，正常时可屈膝 150° 达到完全下蹲，小腿后侧能触及大腿后侧；而臀肌挛缩症患者并膝时不能下蹲，只能屈膝 45°～100° 不等，而在双膝分开后方可完全下蹲，此即阳性。多见于臀肌挛缩症。

（十四）屈髋试验（Fajerztain 征）

坐骨神经痛时，屈小腿后仍可屈髋，但伸直小腿则不能屈髋，患侧小腿伸直时，屈曲健侧髋关节也可引起患侧疼痛。

二、膝关节检查

（一）膝关节畸形

1. 膝反屈　正常膝关节可过伸 5° ~ 10°，如超过此限度即为膝反屈。多见于先天性畸形和脊髓灰质炎后遗症。

2. 膝关节外翻　正常情况下，双髋双膝伸直，双膝关节内髁靠拢时，双侧内踝也相互接触。如果两侧内踝不能靠拢，即出现了踝间距，称膝关节外翻，简称膝外翻。

3. "X" 形腿　如果双侧膝关节均出现了膝外翻，则称为 "X" 形腿。

4. "K" 形腿　如果单侧膝关节出现了膝外翻，则称为 "K" 形腿。

5. 膝关节内翻　正常情况下，双髋双膝伸直，双侧内踝靠拢时，双膝关节内髁也相互接触。如果两膝关节内髁不能靠拢，即出现了膝间距称膝关节内翻，简称膝内翻。

6，"O" 形腿　如果双侧膝关节均出现了膝内翻，则称为 "O" 形腿。

7. "D" 形腿　如果单侧膝关节出现了膝内翻，则称为 "D" 形腿。

8. "S" 形腿　此畸形多为 "O" 形腿未能得到及时治疗，畸形进一步加重演变而来。其胫骨多表现为 "O" 形腿，而股骨下段则表现为相反方向的 "C" 形腿，形成 "S" 形态，故称 "S" 形腿。

（二）膝关节专用检查

1. 股四头肌抗阻试验　患者仰卧或端坐，膝关节伸直，检查者将患侧髌骨向远侧推挤，让患者进行股四头肌收缩动作，如果出现剧痛则为此试验阳性，提示该侧髌骨患有髌骨软骨软化症。

2. 半蹲试验　患者屈膝 90° 呈半蹲位，然后将健侧下肢提起，如果患侧膝关节出现疼痛，不能继续维持半蹲位，则为此试验阳性。多为髌骨软骨软化症。

3. 半月板损伤的体征　如下所述。

（1）蹲走试验：让患者蹲下并行走，或左或右不断变换方向，如果因为疼痛不能充分屈曲膝关节，蹲走时出现响声及膝关节疼痛为阳性。多为半月板后角损伤。

（2）特林布尔 - 费歇尔（Trimbell-Fisher）试验：患者屈膝仰卧，检查者一手以拇指紧压于患侧膝关节间隙处触诊，另一手握住患侧小腿做内旋和外旋活动，若拇指触及活动性物体，且能在胫骨髁上滑动即为阳性，提示为半月板损伤。

（3）富歇（Fouche）试验：患者屈髋、屈膝仰卧，检查者一手握住患侧踝部转动小腿，如果出现疼痛为阳性，多为半月板损伤。向内旋转试验阳性时，多为内侧半月板损伤；向外旋转试验阳性时，多为外侧半月板损伤。

（4）凯洛格（Kellogg-Speed）征：是专门检查半月板前角损伤的一种方法。检查者一手握住患侧小腿对膝关节进行被动地伸直与屈曲活动，另一手拇指尖在内侧或外侧半月板的前角处触诊按压，如触及局限的压痛点，则多为内侧或外侧半月板前角损伤。

（5）回旋挤压（Mc Murray）征：患者仰卧，检查者一手按住完全屈曲的患侧膝关节进行触诊，另一手握住同侧踝关节，使足跟紧靠臀部，再将小腿极度外旋外展的同时，逐渐伸直膝关节，如出现弹响或疼痛即为阳性，多为内侧半月板破裂。在将小腿极度内旋内收的同时，逐渐伸直膝关节，如出现弹响或疼痛也为阳性，多为外侧半月板破裂。

（6）膝关节过伸试验：检查者一手握住小腿，一手按压髌骨使膝关节过伸，如果出现疼痛即为此征阳性。多为半月板前角损伤或关节游离体卡夹子关节内。

（7）膝关节过屈试验：患者仰卧，检查者一手握住患侧小腿，尽量使足跟紧靠臀部以尽量屈膝关节，如果出现疼痛即为此征阳性。多见于半月板后角损伤。

（8）研磨（Apley）试验：患者俯卧、屈膝 90°。检查者一手握住患足，边用力向下加压，边转动足跟及小腿，使膝关节产生研磨，出现疼痛即为阳性，多见于半月板损伤。

（9）半月板重力试验：患侧卧位，臀部垫高，使下肢离开床面，让患者自己做膝关节的屈伸运动。这时由于肢体重力的作用，内侧关节间隙开大，外侧关节间隙缩小，如果出现疼痛或响声则为阳性，提示为盘状软骨。

（10）第1斯坦曼（Steinmann）征：在不同角度屈曲膝关节并向内或向外旋转小腿时，如果出现疼痛即为此征阳性，可根据疼痛部位确定半月板损伤部位。

（11）第2斯坦曼（Steinmann）征：在伸膝时，膝关节间隙前方有压痛，并随着膝关节的屈曲而压痛点向后移动，多提示有半月板前角损伤。

（12）特纳（Turner）征：由于内侧半月板损伤刺激隐神经的髌下支，在膝关节内下方产生皮肤感觉过敏区或痛觉减退。

（13）布拉加尔（Bragard）征：半屈膝时，膝关节间隙有压痛，旋转小腿时压痛加重。

（14）查克林（Caklin）征：伸膝关节收缩股四头肌时，可见股内侧肌萎缩及肌肉松弛，多见于半月板损伤后，患肢跛行导致的股四头肌萎缩。

4. 膝关节韧带损伤的体征　如下所述。

（1）抽屉试验：端坐或仰卧，屈膝90°。检查者双手握住小腿上段，将其向后推压，如果胫骨能向后推动则为此试验阳性，多为后交叉韧带断裂；再将小腿上段向前牵拉，如果胫骨能向前拉动也为此试验阳性，多为前交叉韧带断裂。

（2）拉赫曼（Lachman）试验：仰卧位，屈膝20°～30°。检查者一手握住股骨下端，另一手握住胫骨上端做方向相反的前后推动，如果前交叉韧带有缺陷可出现胫骨过度地向前异常活动（注意与健侧对比），正常的髌韧带向下凹陷的形态消失而变成向前突出。胫骨前移可分为三度，Ⅰ度前移 <5mm、Ⅱ度移动 5～10mm、Ⅲ度移动 >10mm。

（3）侧方应力试验：先将膝关节完全伸直位，然后屈曲至30°位，分别做膝关节的被动外翻和内翻检查，与健侧对比。如超出正常外翻或内翻范围，则为阳性。外翻应力试验阳性者为内侧直向不稳定，反之则为外侧直向不稳定。

（4）膝内侧副韧带牵拉试验：膝关节伸直位。检查者一手置于膝关节外侧，将膝关节向内侧推压，一手握住同侧下肢踝关节向外侧牵拉，如果膝关节内侧疼痛，则为此征阳性，提示有膝内侧副韧带损伤。

（5）膝外侧副韧带牵拉试验：膝关节伸直位。检查者一手置于膝关节内侧，将膝关节向外侧推压，一手握住同侧下肢踝关节向内侧牵拉，如果膝关节外侧疼痛，则为此征阳性，提示有膝外侧副韧带损伤。当膝外侧半月板损伤时多并发膝外侧副韧带损伤，应进行此项检查予以证实。

（6）轴移试验：仰卧，膝关节伸直位。检查者一手握住患侧足部轻微内旋，另一手置于患侧膝关节外侧，使膝关节在轻度外翻力作用下逐渐屈曲，若在屈曲大约30°时，出现胫骨的突然向后移位，胫骨由向前的半脱位状态突然复位则为阳性，常提示前交叉韧带损伤。

（7）旋转试验：将膝关节分别置于90°、45°和0°位，做内、外旋活动并与健侧对比。如果一侧旋转范围增加，并非旋转不稳定，则表明韧带的断裂或松弛。

（8）伸膝试验（Pisani征）：如膝关节间隙前部的包块在伸膝时消失，多为半月板囊肿。

（9）浮髌试验：端坐或仰卧位，膝关节伸直位。检查者一手按压在髌骨近侧的髌上囊上，将髌上囊中的液体挤压至关节腔内；另一手的示指和中指将髌骨快速下压，如果感到髌骨碰击股骨髁，即浮髌试验阳性，提示膝关节内至少有50mL的积液或积血。

（10）斯氏（Strunsky's）征：检查者一手握住患侧小腿，一手握住患足并突然将其弯曲，正常情况下无疼痛。如果足前弓有炎症或损伤，则引起剧烈疼痛，为此征阳性。

（11）普拉特（Pratt）征：肢体在挫伤或挤压伤后，受伤肌肉将出现坏疽时，其最初表现为局部的肌肉变为僵直，即为 Pratt 征阳性。

（12）西蒙兹、汤普森（Simmonds、Thompson）试验：俯卧，双足下垂于检查床缘。挤压腓肠肌，正常情况下足可跖屈，如不能跖屈则多为跟腱断裂。

（13）奥布来达（O'Brien）试验：将一针头自跟腱处皮肤插入跟腱内，将足跖屈，正常情况下针头与跟腱移动方向相反，如果针头与跟腱移动方向一致，多为跟腱断裂。

（14）福尔克曼（Volkmann）：指一种先天性胫距关节（踝关节）脱位畸形。

（15）基恩（Keen）征：腓骨 Pott 骨折时，踝部直径变粗大，即为此征阳性。

（16）特劳特（Traut）征：患风湿性疾病的闭经期妇女，其胫骨下 1/3 前面有压痛者为此征阳性。在月经正常妇女以及月经不调的非闭经妇女，无此表现。

三、踝关节检查

1. 平底足　正常人站立时，足内侧呈弓形，也即足的内侧纵弓下方可插入一个手指，轻度平底足则足弓下降，手指不能插入，但足弓尚未着地。较重的平底足则足内缘着地，舟状骨明显向内隆起甚至接触地面，足呈外翻和外展姿态，跟腱向外偏斜。平底足的特点是足的纵弓低平或消失，足底扁平无弹性，有疼痛症状者称之为平足症，检查其鞋底则内侧磨损较多。柔软性的平底足在不负重的情况下足弓外观和弓部的各方向活动均正常，但站立时足弓即塌陷；痉挛性平底足则活动受限，不负重的情况下也有明显畸形，应检查腓骨肌有无痉挛及拍摄足部 X 线片以了解有无跟距和跟舟骨桥。

2. 马蹄足　站立时仅以前足掌着地，后跟高高抬起不能落地，跟腱有明显挛缩畸形。

3. 钩状足　多见于胫神经麻痹、腓肠肌瘫痪、跟腱松弛、足不能跖屈及内翻力弱等，足前部仰起背伸并外翻呈钩状畸形。

4. 内翻足　站立或行走时，仅以足外侧或外侧足背负重，跟腱向内偏斜。马蹄足多与内翻足合并存在，并称为马蹄内翻足。

5. 外翻足　畸形与内翻足相反，足内侧纵弓塌陷，足跟向外偏斜。

6. 仰趾足　站立时，负重以足跟为主，有时前足掌不着地，这一畸形多由腓肠肌及比目鱼肌瘫痪引起。

7. 高弓足　足弓较正常人高，前足下垂，但仅少数患者出现疼痛症状。

8. 踇外翻　踇趾向外侧偏斜 >25°，较重者位于第 2、第 3 趾下面将二趾顶起。此时可并发第 2、第 3 趾的锤状趾畸形。足横弓变宽低平，因而在足底掌部可产生胼胝。第 1 跖骨内翻，跖骨头明显向内侧突出，严重者可有骨赘和滑囊形成，摩擦发炎后则形成滑囊炎肿。一般正常人均有轻微的踇趾外翻，但无任何症状。

9. 锤状趾　表现为跖趾关节背伸，近侧趾间关节屈曲，且在趾背常有胼胝形成，常见于第 2 趾。

第九节　骨关节与神经损伤的特有体征

骨折、关节脱位及各种神经损伤有其特殊的体征。

1. 骨折的特有体征　如下所述。

（1）异常活动。

（2）骨擦音。

（3）许氏（Hueter's）征。

长骨骨折后，骨折处由纤维性组织连接，或骨折断片间有软组织嵌入，用听诊器检查骨传导，传导震动出现中断现象即为阳性。

2. 关节脱位的特有体征　如下所述。

（1）弹性固定。

（2）关节盂空虚。

3. 桡神经损伤的体征　如下所述。

（1）掌指关节不能伸直。

（2）拇指不能背伸和外展。

4. 尺神经损伤的体征　如下所述。

（1）爪形指畸形。

（2）拇指不能内收。

（3）第 2～第 5 指不能外展和内收。

（4）小鱼际肌萎缩。

5. 正中神经损伤体征　如下所述。

（1）第1～第3指间关节不能屈曲。

（2）拇指不能对掌。

（3）大鱼际肌萎缩。

6. 腓总神经损伤的体征　如下所述。

（1）足下垂畸形。

（2）足背感觉麻木。

（3）足不能背伸。

7. 胫神经损伤的体征　如下所述。

（1）足不能跖屈。

（2）足底感觉麻木。

第二章
创伤的早期处理

第一节　止血

正常成人全身血量占体重的 7% ~ 8%。体重 60kg 的人，全身血量为 4 200 ~ 4 800mL。若失血量 ≤ 10%（约 400mL），可有轻度头昏、交感神经兴奋症状或无任何反应。失血量达 20% 左右（约 800mL），出现失血性休克的症状，如血压下降、脉搏细速、肢端厥冷、意识模糊等。失血量 ≥ 30%，患者将发生严重失血性休克，不及时抢救，短时间内可危及生命或发生严重的并发症。因此，在保证呼吸道通畅的同时，应及时准确地进行止血。

一、出血部位的判断

各种创伤一般都会有出血，可分为内出血和外出血，内出血时血液流向体腔或组织间隙，外出血指血液自创面流出。现场急救止血，主要适用于外出血，是对周围血管创伤出血的紧急止血。对于伤员，除了判断有无出血外，还要判断是什么部位、什么血管出血，以便采取正确有效的止血方法。

1. 动脉出血　血色鲜红，血液随心脏的收缩而大量涌出，呈喷射状，出血速度快、出血量大。

2. 静脉出血　血色暗红，血液缓缓流出，出血速度较缓慢，出血量逐渐增多。

3. 毛细血管出血　血色鲜红，呈渗出性，可自行凝固止血。若伴有较大的伤口或创面时，不及时处理，也可引起失血性休克。

夜间抢救，不易辨别出血的性质时，应从脉搏的强弱、快慢，呼吸是否浅而快，意识是否清醒，皮肤温度及衣服被血液浸湿的情况来判断伤员出血的程度，并迅速止血。

二、止血方法的选择

出血部位的不同，出血的性质不同，危险性不同，止血方法也有所区别。原则上应根据出血部位及现场的具体条件选择最佳方法，使用急救包、消毒敷料、绷带等进行止血，在紧急情况下，现场任何清洁而合适的物品都可临时借用作为止血用物，如手帕、毛巾、布条等。小伤口出血，只需用清水或生理盐水冲洗干净，盖上消毒纱布、棉垫，再用绷带加压缠绕即可。静脉出血，除上述包扎止血方法外，还需压迫伤口止血。用手或其他物体在包扎伤口上方的敷料上施以压力，使血流变慢、血凝块易于形成。这种压力必须持续 5 ~ 15min 才可奏效。较深的部位如腋下、大腿根部可将纱布填塞进伤口再加压包扎。将受伤部位抬高也有利于静脉出血的止血。动脉出血宜先采用指压法止血，根据情况再改用其他方法如加压包扎法、填塞止血法或止血带法止血。此外，止血方法应根据现场情况灵活选用，如肢体出血可同时用抬高肢体、加压止血法和压点止血法止血。

三、常用止血方法

1. 指压法亦称压点法　是用手指、手掌或拳头压迫伤口近心端动脉经过骨骼表面的部位，阻断血液流通，达到临时止血的目的。适用于中等或较大动脉的出血，以及较大范围的静脉和毛细血管出血。指压法止血属应急措施，因动脉有侧支循环，故效果有限，应及时根据现场情况改用其他止血方法。实施指压法止血，应正确掌握四肢等处的血管行径和体表标志。常见部位的指压点及方法如下：

（1）头顶部出血：压迫同侧耳屏前方颧弓根部的搏动点（颞浅动脉），将动脉压向颞骨（图2-1）。

（2）颜面部出血：压迫同侧下颌骨下缘、咬肌前缘的搏动点（面动脉），将动脉压向下颌骨（图2-1）

（3）头颈部出血：用拇指或其他四指压迫同侧气管外侧与胸锁乳突肌前缘中点之间的强搏动点（颈总动脉），用力压向第5颈椎横突处。压迫颈总动脉止血应慎重，绝对禁止同时压迫双侧颈总动脉，以免引起脑缺氧（图2-1）。

（4）头后部出血：压迫同侧耳后乳突下稍后方的搏动点（枕动脉），将动脉压向乳突。

（5）肩部、腋部出血：压迫同侧锁骨上窝中部的搏动点（锁骨下动脉），将动脉压向第1肋骨（图2-2）。

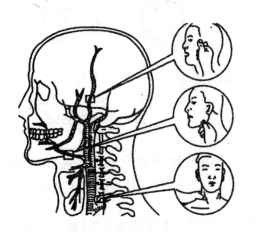

图2-1 头颈部出血压点法

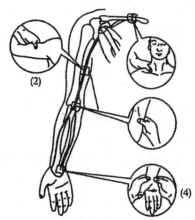

图2-2 肩臂部出血压点法

（6）上臂出血：外展上肢90°，在腋窝中点用拇指将腋动脉压向肱骨头。

（7）前臂出血：压迫肱二头肌内侧沟中部的搏动点（肱动脉），用四指指腹将动脉压向肱骨干（图2-3）。

（8）手部出血：压迫手腕横纹稍上处的内、外侧搏动点（尺、桡动脉），将动脉分别压向尺骨和桡骨（图2-2）。亦可压肱动脉。

（9）大腿出血：压迫腹股沟中点稍下部的强搏动点（股动脉），可用拳头或双手拇指交叠用力将动脉压向耻骨上支，或用一手掌小鱼际肌沿腹股沟方向压迫（图2-4，图2-5）。

（10）小腿出血：在腘窝中部压迫腘动脉，亦可压股动脉（图2-5）。

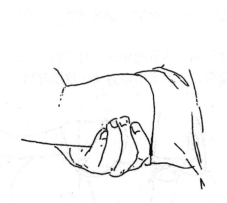

图2-3 前臂出血压点法

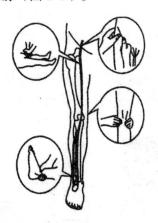

图2-4 大腿出血压点法

（11）足部出血：压迫足背中部近脚腕处的搏动点（胫前动脉）和足跟内侧与内踝之间的搏动点（胫后动脉）（图2-4）。亦可压股动脉。

2. 加压包扎法 体表及四肢伤出血，大多可用加压包扎和抬高肢体来达到暂时止血的目的。用急救敷料压迫创口加压包扎即可止血，若效果不满意，可再加敷料用绷带或叠成带状的三角巾加压包扎（图2-6）。包扎时敷料要垫厚，压力要适当，包扎范围要大，同时抬高患肢以避免因静脉回流受阻而增加出血。此方法适用于小动脉和小静脉出血。

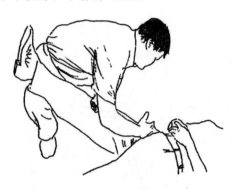

图2-5 股动脉压点法

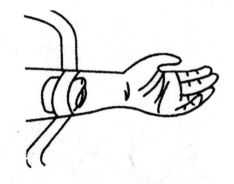

图2-6 加压包扎法

3. 填塞止血法 将无菌敷料填入伤口内压紧，外加敷料加压包扎。此方法应用范围较局限，仅用于腋窝、肩部、大腿根部出血，用指压法或加压包扎法难以止血时使用，且在清创取出填塞物时有再次大出血的可能，应尽快行手术彻底止血。

4. 屈曲肢体加垫止血法 多用于肘或膝关节以下的出血，在无骨关节损伤时可使用。在肘窝或腘窝部放置一绷带卷，然后强屈关节，并用绷带、三角巾扎（图2-7）。此法伤员痛苦较大，有可能压迫到神经、血管，且不便于搬动伤员，不宜首选，对疑有骨折或关节损伤的伤员，不可使用。

5. 止血带止血法 适用于四肢较大动脉的出血，用加压包扎或其他方法不能有效止血而有生命危险时，可采用此方法。专用的制式止血带有橡皮止血带、卡式止血带、充气止血带等，以充气止血带的效果较好。在紧急情况下，也可用绷带、三角巾、布条等代替。使用时，要先在止血带下放好衬垫物。常用的几种止血带止血法：

（1）勒紧止血法：先在伤口上部用绷带或带状布料或三角巾折叠成带状，勒紧伤肢并扎两道，第一道作为衬垫，第二道压在第一道上适当勒紧止血。

（2）橡皮止血带止血法：在肢体伤口的近心端，用棉垫、纱布或衣服、毛巾等物作为衬垫后再上止血带。以左手的拇指、示指、中指持止血带的头端，将长的尾端绕肢体一圈后压住头端，再绕肢体一圈，然后用左手示指、中指夹住尾端将尾端从止血带下拉过，由另一缘牵出，使之成为一个活结。如需放松止血带，只需将尾端拉出即可（图2-8）。

（3）卡式止血带止血法：将涤纶松紧带绕股体一圈，然后把插入式自动锁卡插进活动锁紧开关内，一只手按住活动锁紧开头，另一只手紧拉涤纶松紧带，直到不出血为止。放松时用于向后扳放松板，解开时按压开关即可。

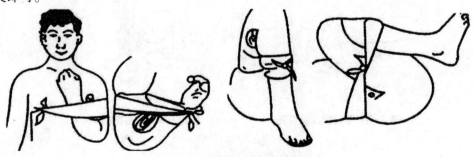

图2-7 屈曲肢体加垫止血法

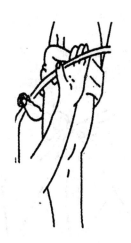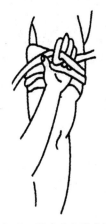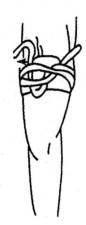

图 2-8　橡皮止血带止血法

（4）充气止血带止血法：充气止血带是根据血压计原理设计，有压力表指示压力的大小，压力均匀，止血效果较好。将袖带绑在伤口的近心端，充气后起到止血的作用。止血带是止血的应急措施，而且是危险的措施，过紧会压迫损害神经或软组织，过松起不到止血作用，反而增加出血，过久（超过 5 小时）会引起肌肉坏死、厌氧菌感染，甚至危及生命。只有在必要时，如对加压包扎后不能控制的大、中动脉伤出血，才可暂时使用止血带。

使用止血带时应注意：①部位要准确：止血带应扎在伤口近心端，尽量靠近伤口。不强调标准位置（以往认为上肢出血应扎在上臂的上 1/3 处，下肢应扎在大腿根部），也不受前臂和小腿的成对骨骼的限制。②压力要适当：以刚好使远端动脉搏动消失为度。③衬垫要垫平：止血带不能直接扎在皮肤上，应先用棉垫、三角巾、毛巾或衣服等平整地垫好，避免止血带勒伤皮肤。切忌用绳索或铁丝直接扎在皮肤上。④时间要缩短：上止血带的时间不能超过 5 小时（冬天时间可适当延长），因止血带远端组织缺血、缺氧，产生大量组胺类毒素，突然松解止血带时，毒素吸收，可发生"止血带休克"或急性肾功能衰竭。若使用止血带已超过 5 小时，而股体确有挽救希望，应先做深筋膜切开术引流，观察肌肉血液循环。时间过长且远端肢体已有坏死征象，应立即行截肢术。⑤标记要明显：上止血带的伤员要在手腕或胸前衣服上做明显标记，注明上止血带时间，以便后续救护人员继续处理。⑥定时要放松：每隔 1 小时放松一次，放松时可用手压迫出血点上部血管临时止血，每次松开 2 ～ 3min，再在稍高的平面扎上止血带，不可在同一平面反复缚扎。

第二节　包扎

包扎的目的是保护伤口免受再污染，固定敷料、药品和骨折位置，压迫止血及减轻疼痛。原则上，包扎之前要覆盖创面，包扎松紧要适度，使肢体处于功能位，打结时注意避开伤口。常用的包扎物品有三角巾、绷带、四头带和多头带等，本节主要介绍三角巾的包扎。

使用三角巾时，两底角打结时应为外科结（方结）（图 2-9），比较牢固，解开时将某一侧边和其底角拉直，即可迅速解开。三角巾的用途较多，可折叠成带状作为悬吊带或用作肢体创伤及头、眼、下颌、膝、肘、手部较小伤口的包扎；可展开或折成燕尾巾用于包扎躯干或四肢的大面积创伤；也可两块连接成燕尾式或蝴蝶式（两块三角巾顶角连接在一起）进行包扎（图 2-10），但展开使用时若不包紧，敷料容易松动移位。常见部位的各种三角巾包扎法有：

1. 头面部伤的包扎　如下所述。

（1）顶部包扎法：三角巾底边反折，正中放于伤员前额，顶角经头顶垂于枕后，然后将两底角经耳上向后扎紧，压住顶角，在枕部交叉再经耳上绕到前额打结固定。最后将顶角向上反折嵌入底边内（图 2-11）。

（2）风帽式包扎法：在顶角、底边中点各打一结，将顶角结放在额前，底边结置于枕部，然后将两底边拉紧向外反折后，绕向前面将下颌部包住，最后绕到颈后在枕部打结。

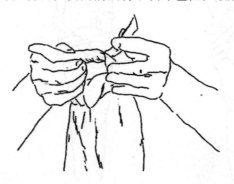

图 2-9　外科结

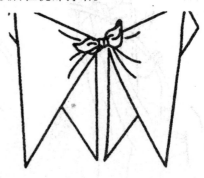

图 2-10　两块三角巾连接

（3）面具式包扎法：三角巾顶角打结套在颌下，罩住面部及头部，将底边两端拉紧至枕后交叉，再绕到前额打结。在眼、鼻和口部各剪一小口。

（4）额部包扎法：将三角巾折成 3、4 指宽的带状巾，先在伤口上垫敷料，将带状巾中段放在敷料处，然后环绕头部打结。打结位置以不影响睡眠和不压住伤口为宜。

（5）下颌部包扎法：多作为下颌骨骨折的临时固定。三角巾折成 3、4 指宽的带状巾，于 1/3 处放于下颌处，长端经耳前向上拉到头顶部到对侧耳前与短的一端交叉，然后两端经均环绕头部后至对侧耳前打结（图 2-12）。

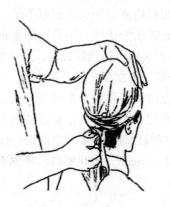

图 2-11　顶部包扎法

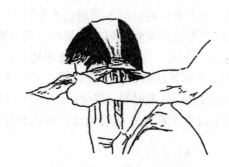

图 2-12　下颌包扎法

（6）眼部包扎法：①单眼包扎法：将三角巾叠成 4 指宽的带状巾，斜放在眼部，将下侧较长的一端经枕后绕到额前压住上侧较短的一端后，再环绕头部到健侧颞部，与翻下的另一端打结。②双眼包扎法：将 4 指宽的带巾中央部先盖在一侧伤眼，下端从耳下绕枕后，经对侧耳上至眉间上方压住上端继续绕头部到对侧耳前，将上端反折斜向下，盖住另一伤眼，再绕耳下与另一端在对侧耳上打结。

2. 胸（背）部伤的包扎　如下所述。

（1）展开式三角巾包扎法：将三角巾顶角越过伤侧肩部，垂在背部，使三角巾底边中央正位于伤部下侧，将底边两端围绕躯干在背后打结，再用顶角上的小带将顶角与底边连接在一起（图 2-13）。

（2）燕尾巾包扎法：将三角巾折成鱼尾状，并在底部反折一道边，横放于胸部，两角向上，分放于两肩上并拉至颈后打结，再用顶角带子绕至对侧腋下打结。展开式三角巾和燕尾巾包扎背部的方法与胸部相同，只是位置相反，结打于胸前。

3. 腹部及臀部伤的包扎　如下所述。

（1）一般包扎法：将三角巾顶角放在腹股沟下方，取一底角绕大腿一周与顶角打结。然后，将另一底角围绕腰部与底边打结。用此法也可包扎臀部创伤。

（2）双侧臀部包扎法：多用两块三角巾连接成蝴蝶巾式包扎，将打结部放在腰骶部，底边的各一端在腹部打结后，另一端则由大腿后方绕向前，与其底边打结。

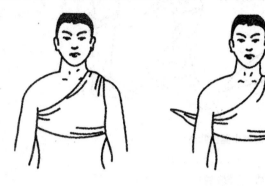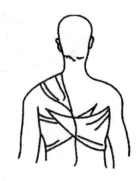

图2-13 展开式三角巾包扎法

4. 四肢伤的包扎　如下所述。

（1）上肢悬吊包扎法：将三角巾底边的一端置于健侧肩部，屈曲伤侧肘80°左右，将前臂放在三角巾上，然后将三角巾向上反折，使底边另一端到伤侧肩部，在背后与另一端打结，再将三角巾顶角折平用安全针固定（大悬臂带）。也可将三角巾叠成带巾，将伤肢屈肘80°用带巾悬吊，两端打结于颈后（小悬臂带）（图2-14）。

（2）上肢三角巾包扎法：将三角巾一底角打结后套在伤侧手上，结的余头留长些备用，另一底角沿手臂后侧拉到对侧肩上，顶角包裹伤肢适当固定，前臂屈到胸前，拉紧两底角打结（图2-15）。

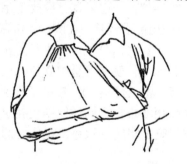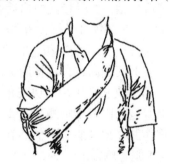

图2-14 上肢悬吊包扎法　　　　**图2-15 上肢三角巾包扎法**

（3）燕尾巾单肩包扎法：将三角巾折成燕尾巾，把夹角朝上放在伤侧肩上，燕尾底边包绕上臂上部打结，两角（向后的一角大于向前的角并压住前角）分别经胸部和背部拉向对侧腋下打结。

（4）燕尾巾双肩包扎法：将三角巾叠成两燕尾角等大的燕尾巾，夹角朝上对准项部，燕尾披在双肩上，两燕尾角分别经左、右肩拉到腋下与燕尾底角打结。

（5）手（足）包扎法：将手（足）放在三角巾上，手指（或脚趾）对准三角巾顶角，将顶角提起反折覆盖全手（足）背部，折叠手（足）两侧的三角巾使之符合手（足）的外形，然后将两底角绕腕（踝）部打结。

（6）足与小腿包扎法：把足放在三角巾的一端，足趾向着底边，提起顶角和较长的一底角包绕肢体后于膝下打结，再用短的底角绕足部，于足踝处打结固定（图2-16）。

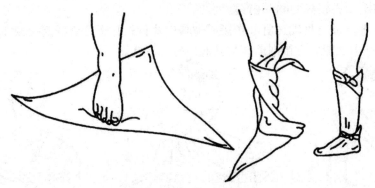

图 2-16　足与小腿包扎法

第三节　固定

固定的目的是为减少伤部活动，减轻疼痛，防止再损伤，便于伤员搬运。所有四肢骨折均应进行固定，脊柱损伤、骨盆骨折及四肢广泛软组织创伤在急救中也应相对固定。固定器材最理想的是夹板，类型有木质、金属、充气性塑料夹板或树脂做的可塑性夹板。但在紧急时应注意因地制宜，就地取材，选用竹板、树枝、木棒、拖把、枪托等代替。还可直接用伤员的健侧肢体或躯干进行临时固定。固定还需另备纱布、绷带、三角巾或毛巾、衣服等。

一、常见部位骨折的临时固定方法

1. 锁骨骨折固定：用敷料或毛巾垫于两腋前上方，将三角巾叠成带状，两端分别绕两肩呈 "8" 字形，拉紧三角巾的两头在背后打结，并尽量使两肩后张（图 2-17）。也可在背后放 T 字形夹板，然后在两肩及腰部各用绷带包扎固定。一侧锁骨骨折，可用三角巾把患侧手臂悬兜在胸前，限制上肢活动即可。

2. 上臂骨折固定：用长、短两块夹板，长夹板置于上臂的后外侧，短夹板置于前内侧，然后用绷带或带状物在骨折部位上、下两端固定，再将肘关节屈曲 90°，使前臂呈中立位，用三角巾将上肢悬吊固定于胸前（图 2-18）。若无夹板，可用两块三角巾，其一将上臂呈 90° 悬吊于胸前，于颈后打结；其二叠成带状，环绕伤肢上臂包扎固定于胸侧（图 2-19）（用绷带根据同样原则包扎也可取得相同效果）。或用躯干替代夹板：将伤肢平放于躯干一侧，在患肢与躯干间放一软垫，在伤处的上、下及前臂用带状三角巾直接将伤肢固定于躯干侧方（图 2-20）。

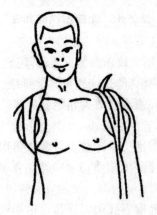
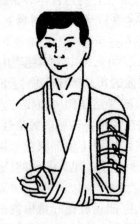

图 2-17　锁骨骨折 8 字形固定　　　　图 2-18　上臂骨折长短夹板固定

3. 前臂骨折固定：协助伤员屈肘 90°，拇指在上。取两块夹板，其长度超过肘关节至腕关节的长度，分别置于前臂内、外侧，用绷带或带状三角巾在两端固定，再用三角巾将前臂悬吊于胸前，置于功能位。

或直接固定于躯干一侧（方法同上臂）。

4. 大腿骨折固定：把长夹板或其他代用品（长度等于腋下到足跟）放在伤肢外侧，另用一短夹板（长度自足跟到大腿根部），关节与空隙部位加棉垫，用绷带、带状三角巾或腰带等分段固定。足部用"8"字形绷带固定，使脚与小腿呈直角（图2-21）。紧急情况若无夹板，可用健侧肢体替代：在两腿间放一软垫，将伤员健肢移向患肢，使两下肢并紧，两脚对齐，将健侧肢体与伤肢分段（伤处上、下，髋关节、小腿及足）用绷带或带状三角巾固定在一起（图2-22）。

5. 小腿骨折固定：取长短相等的夹板（长度自足跟到大腿）两块，分别放在伤腿内、外侧，用绷带或带状三角巾分段固定。或固定于健侧肢体（固定伤处上、下，大腿、膝关节及足，图2-23）。

6. 脊柱骨折固定：立即使伤员俯卧于硬板上，不可移动，必要时可用绷带固定伤员，胸部与腹部需垫上软枕，减轻局部组织受压程度。

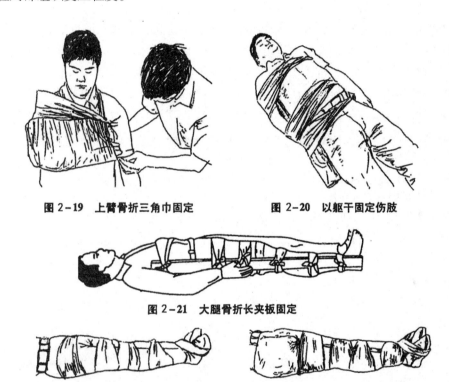

图 2-19　上臂骨折三角巾固定　　　　图 2-20　以躯干固定伤肢

图 2-21　大腿骨折长夹板固定

图 2-22　健侧肢体与伤肢分段三角巾固定　　　　图 2-23　小腿骨折固定

二、固定的注意事项

1. 若有伤口和出血，应先止血、包扎，然后再固定骨折部位。若有休克，应先行抗休克处理。

2. 临时骨折固定，是为了限制伤肢的活动。在处理开放性骨折时，刺出的骨折断端在未经清创时不可直接还纳伤口内，以免造成感染。

3. 夹板固定时，其长度与宽度要与骨折的肢体相适应，长度必须超过骨折上、下两个关节；固定时除骨折部位上、下两端外，还要固定上、下两个关节。

4. 夹板不可与皮肤直接接触，其间应用棉垫或其他软织物衬垫，尤其在夹板两端、骨隆突处及悬空部位应加厚衬垫，防止局部组织受压或固定不稳。

5. 固定应松紧适度、牢固可靠，以免影响血液循环。肢体骨折固定时，一定要将指（趾）端露出，以便随时观察末梢血液循环情况，如发现指（趾）端苍白、发冷、麻木、疼痛、水肿或青紫时，说明血液循环不良，应立即松开检查并重新固定。

6. 固定后应避免不必要的搬动，不可强制伤员进行各种活动。

第四节　搬运

　　搬运伤员的基本原则是及时、安全、迅速地将伤员搬至安全地带，防止再次损伤。火线或现场搬运多为徒手搬运，也可用专用搬运工具或临时制作的简单搬运工具，但不要因为寻找搬运工具而贻误搬运时机。

一、常用的搬运方法

　　1. 担架搬运法　是最常用的搬运方法，适用于病情较重、搬运路途较长的伤病员。

　　（1）担架的种类：①帆布担架：构造简单，由帆布一幅、木棒两根、横铁或横木两根、负带两根、扣带两根所组成，多为现成已制好的备用担架。②绳索担架：临时制成，用木棒或竹竿两根、横木两根，捆成长方形的担架状，然后用坚实的绳索环绕而成。③被服担架：取衣服两件或长衫大衣，将衣袖翻向内侧成两管，插入木棒两根，再将纽扣仔细扣牢即成。④板式担架：由木板、塑料板或铝合金板制成，四周有可供搬运的拉手空隙。此种担架硬度较大，适用于 CPR 患者及骨折伤员。⑤铲式担架：由铝合金制成的组合担架，沿担架纵轴分为左、右两部分，两部分均为铲形，使用时可将担架从伤员身体下插入，使伤员在不移动身体的情况下置于担架上。主要用于脊柱、骨盆骨折的伤员。⑥四轮担架：由轻质铝合金带四个轮子的担架，可从现场平稳地推到救护车、救生艇或飞机等舱内进行转送，大大减少伤病员的痛苦和搬运不当的意外损伤。

　　（2）担架搬运的动作要领：搬运时由 3～4 人组成一组，将患者移上担架；使患者头部向后，足部向前，后面的担架员随时观察伤病员的情况；担架员脚步行动要一致，平稳前进；向高处抬时，前面的担架员要放低，后面的担架员要抬高，使伤病员保持水平状态；向低处抬时，则相反。

　　2. 徒手搬运法　若现场没有担架，转运路程较近、伤员病情较轻，可以采用徒手搬运法。

　　（1）单人搬运：①侧身匍匐搬运法：根据伤员的受伤部位，采用左或右侧匍匐法。搬运时，使伤员的伤部向上，将伤员腰部置于搬运者的大腿上，并使伤员的躯干紧靠在搬运者胸前，使伤员的头部和上肢不与地面接触。②牵托法：将伤员放在油布或雨衣上，把两个对角或双袖扎在一起固定伤员身体，用绳子牵拉着匍匐前进。③扶持法：搬运者站在伤员一侧，使伤员靠近并用手臂揽住搬运者头颈，搬运者用外侧的手牵伤员的手腕，另一手扶持伤员的腰背部，扶其行走。适用于伤情较轻、能够站立行走的伤员。④抱持法：搬运者站于伤员一侧，一手托其背部，一手托其大腿，将伤员抱起。有知觉的伤员可用手抱住搬运者的颈部。⑤背负法：搬运者站在伤员前面，微弯背部，将伤员背起。此法不适用于胸部伤的伤员。若伤员卧于地上，搬运者可躺在伤员一侧，一手抓紧伤员双臂，另一手抱其腿，用力翻身，使其负于搬运者的背上，然后慢慢站起。

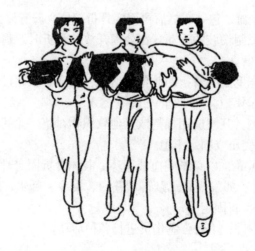

图 2-24　三人徒手搬运

（2）双人搬运：①椅托式搬运法：一人以左膝、另一人以右膝跪地，各用一手伸入伤员的大腿下面并互相紧握，另一手彼此交替支持伤员的背部。②拉车式搬运法：一名搬运者站在伤员两腿间，从膝关节处抱住双腿，另一搬运者站在伤员头部，从后背伸入两肩，一起将伤员抱起。

（3）三人或多人搬运：三人可并排将伤员抱起，齐步一致向前。六人可面对面站立，将伤员平抱进行搬运（图2-24）。

二、特殊伤员的搬运方法

1. 腹部内脏脱出的伤员将伤员双腿屈曲，腹肌放松，防止内脏继续脱出。已脱出的内脏严禁回纳腹腔，以免加重污染，应先用大小合适的碗扣住内脏或取伤员的腰带做成略大于脱出物的环，围住脱出的内脏，然后用三角巾包扎固定。包扎后取仰卧位，屈曲下肢，并注意腹部保温，防止肠管过度胀气。

2. 昏迷伤员使伤员侧卧或俯卧于担架上，头偏向一侧，以利于呼吸道分泌物的引流。

3. 骨盆损伤的伤员先将骨盆用三角巾或大块包扎材料做环形包扎后，让伤员仰卧于门板或硬质担架上，膝微屈，膝下加垫。

4. 脊柱、脊髓损伤的伤员搬运此类伤员时，应严防颈部与躯干前屈或扭转，应使脊柱保持伸直。

5. 身体带有刺入物的伤员应先包扎好伤口，妥善固定好刺入物，才可搬运。搬运途中避免震动、挤压、碰撞，以防止刺入物脱出或继续深入。刺入物外露部分较长时，应有专人负责保护刺入物。

6. 颅脑损伤的伤员使伤员取半卧位或侧卧位，保持呼吸道的通畅，保护好暴露的脑组织，并用衣物将伤员的头部垫好，防止震动。

7. 开放性气胸的伤员搬运封闭后的气胸伤员时，应使伤员取半坐位，以坐椅式双人搬运法或单人抱扶搬运法为宜。

三、搬运时的注意事项

1. 搬运过程中，动作要轻巧、敏捷、步调一致，避免震动，以减少伤病员的痛苦。

2. 根据不同的伤情和环境采取不同的搬运方法，避免再次损伤和由于搬运不当造成的意外伤害。

3. 搬运过程中，应注意观察伤病员的伤势与病情变化。

微信扫码
◆临床科研
◆医学前沿
◆临床资讯
◆临床笔记

第三章

肌腱、韧带、软骨损伤

第一节 肩袖撕裂

一、概述

肩袖撕裂是造成肩部疼痛和功能障碍的常见原因。近年来，随着人口老龄化趋势加剧及老龄人群参加体育运动的比例不断增加，肩袖撕裂的发生率逐渐增加。据文献报道，在肩部病变中，肩袖病变占约60%。60岁以下人群中，肩袖全层撕裂的发生率低于6%，60岁以上人群中达到20%～30%，70岁以上人群中达到50%。Fukuda统计肩袖全层撕裂的发生率为7%，部分撕裂的发生率则是13%。

二、解剖

肩袖由冈上肌、冈下肌、小圆肌和肩胛下肌共同组成。各肌腱与前后关节囊紧密贴合。冈上肌腱被喙肱韧带所加强。过去，人们认为冈上肌、冈下肌、小圆肌三者的腱纤维在接近止点处相互融合，但它们与肩胛下肌的止点是分开的。近年的研究发现，肩胛下肌腱除一部分止于小结节外，尚有一部分纤维越过二头肌腱沟，与冈上肌止点纤维相互融合，形成纤维鞘，在二头肌腱沟近端包绕二头肌腱。EUman认为正常肌腱的厚度是10～12mm。Dugas的尸体解剖研究显示，冈上肌、冈下肌和小圆肌在肱骨大结节止点的面积分别是$1.55cm^2$、$1.76cm^2$和$2.22cm^2$，总面积$6.24cm^2$。肩胛下肌在肱骨小结节止点的面积是$2.41cm^2$。在冈上肌中部，其止点的宽度为14.7mm，肱骨头软骨边缘到腱止点的距离<1mm。Ruotolo认为冈上肌止点宽度为2.5cm，肌腱厚度为11.6～12.1mm，软骨边缘到腱止点的距离为1.5～1.9mm。肩袖对于肩关节的稳定性和运动有重要作用。冈上肌可以稳定肱骨头，协助三角肌外展肩关节；冈下肌和小圆肌主要功能是外旋肩关节，防止肱骨头上移及后移；肩胛下肌主要功能是内旋肩关节，同时对肩关节前方的稳定有重要意义。肩关节外展的力量中，肩袖占1/3～1/2，而在外旋的力量中，肩袖占80%。生物力学研究证实，肩袖对于保持肩关节周围肌力的平衡非常重要。Inman提出冠状面肌力平衡学说。这一理论中，达到平衡的一方是三角肌，另一方是冈下肌、小圆肌和肩胛下肌，肩关节外展时，肩袖作用力线只有在肱骨头旋转中心的下方，才能达到与三角肌的平衡，这种平衡为肩关节运动提供了一个稳定的支点。Burkhart则提出了水平面平衡论，即肩胛下肌与冈下肌，小圆肌之间的平衡关系，当这种平衡被打破时，肱骨头会出现异常的前移或后移。

三、病因及损伤机制

肩袖撕裂的原因包括严重创伤、反复微小创伤、外撞击、内撞击和肩袖组织退变等。

1. 肩峰下撞击学说　Neer认为肩关节前屈、外展时，肱骨大结节部与肩峰前1/3和喙肩韧带发生撞击，导致肩峰下滑囊炎症，甚至肩袖撕裂。他认为95%的肩袖撕裂是肩峰下撞击造成的。Bigliani认为Ⅱ、Ⅲ型肩峰更易出现肩峰下撞击，导致肩袖撕裂。这种撞击被称为原发性撞击。改变肩峰的形状，切断喙肩韧带可以消除喙肩弓对肩袖组织的撞击。

Morrison 认为随着年龄的增加，与三角肌相比，肩袖肌力的下降更为明显。肩部外展时，肩袖对肱骨头的压制力量下降，肱骨头上移，肩峰下间隙变窄，肱骨头与喙肩弓反复撞击，导致肩袖撕裂。这种撞击称为继发性撞击。Deutsch 发现正常人在正常状态下，肱骨头处于正常位置；而处于疲劳状态时，肱骨头也出现上移。由此可以推测除了年龄因素外，长年的体育训练，尤其是肩部运动为主的项目，会导致肩袖肌力的下降，出现继发性撞击。

2. 内撞击学说　近年来，一些人发现肩关节外展 90° 并极度外旋时，肩袖关节侧近止点部与后上盂唇发生撞击，导致两者的损伤。Jobe 的尸体研究证实了这一现象。这种撞击被称为后内撞击。该病变主要见于投掷等项目运动员，其原因仍有争论。有人认为潜在的关节不稳是主要原因，也有人认为这种撞击是生理性的，只是由于运动员不断重复上述动作，才导致病理改变。Payne 对 29 例关节侧部分撕裂运动员进行手术治疗，发现单纯关节不稳者 8 例，关节不稳并发肩峰下滑囊炎者 12 例，单纯肩峰下滑囊炎者 9 例。

Valadie 在尸体研究中发现当肩关节前屈、内旋时，肩袖关节侧近止点部与前上盂唇发生撞击。这种撞击被称为前内撞击。Struhl 的临床研究证实了这种撞击，该研究 10 例患者都不是运动员，无关节不稳。

3. 退变学说　Codman 指出肩袖撕裂最常发生于距肱骨止点 1cm 区域（critical zone），此区域正好是来自肌腹的肩胛上、下动脉的分支和来自大结节的旋肱前动脉的分支交界的部位，缺乏血供。有人发现冈下肌近止点部同样存在乏血管区域。而乏血管区域与肌腱发生退变、撕裂的区域是一致的。Lohr 证实，此区域肌腱的关节侧几乎没有血管，组织血供很少，他认为这就是肌腱损伤后难以自行修复，进而出现撕裂的原因。Codman 认为肩袖组织退变导致肩袖撕裂，而撕裂起始于关节侧，并逐渐发展为全层撕裂。Wilson 发现随年龄增加，组织退变加剧，肩袖撕裂的发生率随之增加。

4. 创伤学说　创伤是造成肩袖撕裂的外部因素。严重的创伤可引起正常肩袖的撕裂，而已有退变的肩袖，轻微的创伤即可能导致撕裂。Neviaser 认为创伤导致的撕裂多见于老年人。但有人发现许多患者并没有外伤。Neer 认为创伤并非撕裂的始动因素，它的作用是加重了本已存在的撕裂。由于体育训练、职业等原因而过度使用肩关节，不断重复肩上水平动作，是造成运动员等特定人群发生肩袖撕裂的常见原因。

许多作者认为肩袖撕裂是多种因素作用的结果。Hashimoto 认为在发生退变的基础上，微小创伤会导致肩袖撕裂。孙常太认为引起肩袖撕裂的内在因素包括肩袖肌腱的乏血管区和冈上肌的特殊位置和功能，外在因素包括肩关节反复应用、肩峰下撞击和不同程度的肩部外伤。Morrison 认为导致肩袖撕裂的原因中，撞击占 75%，过度使用占 10%，组织退变占 10%，急性损伤占 5%。与冈上肌撕裂相比，肩胛下肌全层撕裂的发生率较低，但有人发现其部分撕裂的发生率并不低。多数人认为肩胛下肌撕裂是由创伤造成的。损伤机制主要为肩关节处于外展位时，强烈后伸或外旋。Sakurai 的尸体研究发现，所有肩胛下肌腱撕裂都始于其肱骨止点的最上部的关节侧，该部位也是肌腱退变最明显的区域，提示撕裂与肌腱退变有关。Gerber 提出喙突下撞击理论，认为肩关节前屈、内收、内旋时，肩胛下肌腱与喙突发生撞击，导致肩前部疼痛。任何导致喙肱间隙狭窄的因素都可能引起喙突下撞击。

四、病理

Hashimoto 在撕裂的肩袖组织内发现 7 种病理改变，包括胶原纤维变细及排列紊乱、黏液样变、玻璃样变、软骨化生、钙化、血管增生和脂肪浸润。前 3 种病变见于所有 80 例组织样本中，多见于肩袖的中层和关节侧，是退变的早期表现。血管增生和纤维脂肪组织则主要位于滑囊侧，是损伤组织修复的表现。路奎元发现滑囊侧血管增生明显，中间层胶原纤维排列紊乱，关节侧则存在广泛的玻璃样变和软骨样细胞。Gigante 则在所有 34 例急、慢性撕裂的肩袖样本中均发现了纤维软骨成分。Hashimoto 发现软骨化生只出现于乏血管区域，且不与血管增生并存，认为软骨化生发生在撕裂出现之后。Uhthoff 认为组织缺血缺氧使得腱纤维转化为纤维软骨组织。Gigante 则认为纤维软骨的出现使肌腱对抗牵张的力量下降，容易导致肩袖撕裂。

五、损伤分类

Neer 将肩袖损伤分为 3 度，一度为肩袖组织出血、水肿；二度为肩袖纤维化；三度为肩袖撕裂。肩袖撕裂分为部分撕裂和全层撕裂。Ellman 将部分撕裂分为 3 类，即滑囊侧部分撕裂、肌腱内撕裂、关节侧部分撕裂。每一类根据撕裂深度又分为Ⅲ度，Ⅰ度深度 <3mm，Ⅱ度深度介于 3 ~ 6mm，Ⅲ度深度 >6mm 或超过肌腱全厚的 50%。全层撕裂根据撕裂长度分为 4 类，<1cm 为小型撕裂，1 ~ 3cm 为中型撕裂，3 ~ 5cm 为大型撕裂，>5cm 为巨大撕裂。Burkhart 根据撕裂形状将全层撕裂分为 4 类，即新月形，U 形，L 形和巨大的挛缩的撕裂。上述分类主要针对后上部肩袖。肩胛下肌腱撕裂可分为部分撕裂和全层撕裂。

六、症状及诊断

肩袖撕裂经常与其他疾患同时存在，如冷冻肩、骨性关节炎、慢性不稳等，其诊断应综合临床特点及 X 线、B 超、MRI 等辅助检查进行分析。

年龄、性别等因素对诊断有帮助。过去，肩袖全层撕裂主要发生在 40 岁以上人群中，而现在，越来越多的人参加体育运动，肩袖撕裂在年轻人中的发病率不断提高，特别是那些从事肩部动作训练的运动员。绝大多数撕裂发生在患者的优势肩。肩袖撕裂的常见症状包括肩部疼痛、力弱和活动受限，有些人会出现弹响、交锁、僵硬等症状。其中疼痛最为普遍，通常位于肩峰前外侧，但也可位于后侧，可以放射至三角肌止点区域。如伴有二头肌腱病变，疼痛可以放射至肘关节。存在喙突下撞击者，疼痛通常位于喙突周围。疼痛随肩部运动而加重，许多人出现静息痛和夜间痛。但许多肩部其他结构甚至肩部以外的病变都会引起肩部疼痛，需仔细鉴别。由于撕裂的程度不同或三角肌肌力强弱不等，肩部力量差别很大。区分真正的力弱和因为疼痛导致的力弱非常重要，因为这有助于鉴别肩袖全层撕裂和其他病变。由于疼痛、力弱等原因，肩部主动运动往往受限。

全面的体检对于诊断至关重要，包括视诊、触诊、活动范围、肌力、撞击诱发试验及其他特殊试验。

大型或巨大撕裂，病程较长，冈上肌甚至冈下肌可出现明显萎缩。压痛主要位于肱骨大结节和肩峰前外缘。详细检查各方向主、被动活动范围，除非并发冰冻肩等病变，被动活动往往不受限。检查肩袖肌力的主要方法包括：冈上肌试验（Jobe test），用以检查冈上肌肌力；Lift off Test 和 Belly Press test，用来检查肩胛下肌肌力；肩外展 0° 及 90° 位外旋抗阻试验，检查冈下肌和小圆肌肌力。撞击诱发试验包括 Neer 撞击征和 Hawkins 撞击征。对于年轻患者，需仔细检查有无关节不稳。Lyons 对 42 例肩袖全层撕裂患者的研究表明，临床检查的敏感性达 91%，与 B 超及 MRI 检查敏感度相当。X 线：应常规拍摄肩关节正位及冈上肌出位 X 线片。典型改变包括肩峰下表面硬化和骨赘形成、大结节硬化及囊性变；肱骨头上移、肩峰下间隙变窄提示存在较大撕裂。通过冈上肌出口位可以评价肩峰的形状和厚度。Bigliani 将肩峰形状分为 3 型，Ⅰ型为平直形肩峰，Ⅱ型为弧形肩峰，Ⅲ型为钩状肩峰。Snyder 根据肩峰厚度将肩峰分为 3 型，Ⅰ型 <8mm，Ⅱ型 8 ~ 12mm，Ⅲ型 >12mm。上述分类对于决定术中切除肩峰骨质的数量有重要作用。

过去，人们主要依靠肩关节造影诊断肩袖撕裂，尽管诊断全层撕裂的准确率很高，但该检查为有创检查，对部分撕裂敏感性较低患者，无法判断撕裂的大小，并可能出现感染、过敏等不良反应。近年来，B 超和 MRI 已成为检查肩袖撕裂的主要方法。B 超具有无创伤、省时、费用低、可动态观察等优点；不足之处在于操作者须具有丰富的经验。文献报道对肩袖全层撕裂诊断的准确性在 90% 以上，但对诊断部分撕裂评价不一。Hedtmann 报道 1 227 例，对全层和部分撕裂分别达到 97% 和 91%，Teefey 报道对全层撕裂准确性为 98%，对部分撕裂只有 68%。Bryant 认为 B 超可以准确估计全层撕裂的大小，为手术提供依据。

与 B 超比较，MRI 的优势在于可以提供肩关节三维立体图像，观察关节内其他结构，显示肌腱断裂后的回缩程度和肌肉脂肪变性的程度，为决定手术方式提供依据。MRI 也存在一定不足，如费用较高，对部分撕裂的准确性不高。Teefey 报道对全层撕裂准确性达 100%，但部分撕裂只有 63%。一些对比研究发现，对于撕裂的宽度，B 超和 MRI 具有相似的准确率。

七、鉴别诊断

1. 肩周炎　多见于 40 ~ 60 岁女性。大多数患者起病缓慢，少数于肩部扭伤后出现。主要症状为疼痛及活动受限。与肩袖损伤患者相似，可出现静息痛及夜间痛，但疼痛部位比较广泛。查体肩关节各个方向主、被动活动均受限，而肩袖损伤的患者由于疼痛、力弱等原因，肩部主动运动往往受限，但被动活动通常是正常的。X 线检查无异常。B 超及 MRI 检查肩袖结构是正常的。

2. 肩袖钙化性肌腱炎　常见的发病年龄为 30 ~ 60 岁，女性多见。多数患者起病缓慢，疼痛可持续多年，但也会出现急性发作，表现为无诱因或轻微外伤及过劳后出现肩关节剧烈疼痛、活动受限。X 线检查通常可以确诊。MRI 可以准确显示钙化灶的大小、部位，同时可以准确判断肩袖损伤的程度。

八、治疗

肩袖撕裂的治疗包括非手术治疗和手术治疗两大类。Gartsman 认为应依据下列五个方面选择治疗方式：①撕裂的原因（撞击和不稳）。②撕裂的程度。③关节内其他损伤。④骨性异常。⑤患者的运动水平。

非手术治疗包括休息、冰敷、理疗、口服消炎止痛药物、肩袖肌力训练、肩峰下间隙封闭等，成功率为 62% ~ 83%。Mclaughlin 的尸体研究发现 25% 的人有肩袖撕裂，但多数人生前并无症状。他的临床研究表明，50% 的患者可以恢复正常生活，无明显疼痛。Wirth 对 60 例进行 2 年以上随访，优良率 62%，UCLA 评分由 13.4 分增至 29.4 分。Itoi 对 54 例平均随访 3.4 年，优良率为 82%，但超过 6 年者效果明显下降。他认为应严格掌握适应证。Bokor 对 53 例平均随访时间超过 7 年，80% 的患者疼痛明显缓解，但病程超过 6 个月的患者，满意率只有 56%。

手术治疗肩袖撕裂已经有 90 多年的历史，历经切开修复、关节镜辅助小切口修复和镜下修复三个阶段。近年来，随着关节镜技术的提高和关节镜器械的发展，特别是锚钉（Anchor）技术的出现，肩袖撕裂的修复已逐渐向全镜下技术发展。Neer 指出手术目的包括：①关闭肩袖缺损。②消除撞击。③保护三角肌止点。④以不损害肌腱愈合为前提，通过细致的康复，防止粘连。

九、手术适应证与禁忌证

如果患者症状明显，影响日常生活或运动，经正规保守治疗 3 ~ 6 个月效果不佳，应采用手术治疗。应该认识到，手术的主要目的是缓解疼痛，肌力和活动范围的恢复是次要的。手术效果受很多因素影响，包括撕裂大小，肌腱回缩程度，组织质量以及患者的全身状况等。镜下修复肩袖的禁忌证较少，包括活动性感染，各脏器功能严重损害，肩关节退变严重或肌腱严重回缩，肌肉脂肪变性，无法缝合者。

第二节　股四头肌腱和髌韧带损伤

一、股四头肌腱和髌腱断裂

（一）概述

伸膝装置断裂相对于骨折、韧带和半月板损伤较少见。主要是股四头肌腱和髌腱断裂。股四头肌腱断裂中约 88% 发生于年龄 >40 岁的患者，而髌腱断裂则有 80% 的患者年龄 <40 岁，男性和女性发生率为 5 : 1。伸膝装置断裂可以是创伤性，也可以因全身系统性疾患如类风湿关节炎、痛风、糖尿病、长期服用激素类药物等引起肌腱病变而导致自发性断裂。断裂发生后将出现伸膝功能障碍和关节不稳，需要及时修补以恢复功能。而该病的误诊和漏诊容易发生，转为陈旧性断裂，则手术难度、手术效果和预后较急性期修补差。因此，早期诊断和治疗是关键。

（二）解剖

股四头肌的四个头于髌骨上极汇成一个肌腱止点止于髌骨上极，近髌骨上极的止点分为四层：浅层来自股直肌腱，其走向与股骨轴线成 7° ~ 10°，向下延续为髌前筋膜及髌腱，主要在 90° ~ 150° 起伸膝作用；中层为股内侧肌腱和股外侧肌腱，止于髌骨上极内外侧，其腱纤维斜向下走行并相互交织，在髌腱两侧亦形成斜束，使髌骨位于中央而不向内外侧脱位。股内侧肌走向与股骨轴线成50°，主要在0°～15°起伸膝作用，如出现无力等功能异常时，将出现髌骨外侧压力增加或髌骨轨迹异常。股外侧肌走行与股骨轴线成30°，外侧与髂胫束间也有起稳定作用的纤维连接，主要在15°～90°起伸膝作用；深层为股中间肌，起自股骨前方，止于髌骨。

髌腱起自髌骨下极，同时接受来自髌骨两侧支持带的纤维，向下止于胫骨结节和胫骨前嵴，近止点处还接受来自髂胫束和髌骨支持带的纤维。

髌腱在伸直位较屈曲位松弛。在上楼时髌腱承受3.2倍体重的力量，在运动中起跳发力时髌腱的受力可达数百千克。在受力超过17.5倍体重时，髌腱将可能发生断裂。膝关节伸直时股四头肌腱受力稍弱于髌腱，屈曲时其受力要明显大于髌腱，而且随屈曲角度增加股四头肌腱的受力明显增加，因此在一定受力和屈膝角度下就可以发生股四头肌腱断裂。

（三）病因与病理

1. 病因　伸膝装置断裂的创伤因素包括直接暴力和间接暴力两种。

股四头肌腱或髌腱受到暴力直接作用而导致肌腱断裂，如砸伤、刀割伤及跪地伤等。间接暴力伤分为高速伤和低速伤。高速伤系指高处坠落或机动车祸伤，常伴膝关节内外翻和旋转伤等所致的联合伤和脱位。低速伤系指运动中或日常生活中落地或滑倒时受伤。如屈曲时股四头肌突然猛力收缩，使伸膝装置受到很大的张力，当受力超过肌腱的耐受程度，将导致股四头肌或髌腱断裂。还有一些危险因素可以诱发伸膝装置断裂，例如激素注射、髌尖末端病、既往手术史，以及类风湿关节炎、慢性肾功能衰竭和糖尿病等能导致胶原变性、强度减弱的疾病等。

2. 病理　股四头肌腱断裂包括完全断裂和部分断裂。断裂部位多在髌骨上极上方2cm以内的股直肌腱。如果急性完全断裂未及时处理超过2周以上成为陈旧断裂，则近端回缩将可能>5cm，并与股骨瘢痕粘连，远端多位于髁间窝。陈旧部分断裂局部断端瘢痕形成，伴肌肉变性坏死。可以发生髌前滑囊炎或瘢痕处髌上囊滑膜炎。

髌腱断裂一般有以往肌腱的累积微小剖伤，显微镜下可见肌腱的缺氧改变、黏液变性、脂质样变和钙化。髌腱断裂多发生于近端止点，其次为实质部，可能与止点部胶原纤维的强度较弱和受到拉力较大有关。陈旧损伤则可以伴随髌腱的挛缩和粘连、股四头肌和关节囊的挛缩及关节粘连，治疗困难。

（四）诊断

伸膝装置断裂很容易漏诊，漏诊率高达39%～67%，原因在于伤后患者不能负重，局都血肿，断端凹陷不易触及，往往又并发其缝损伤如交叉韧带。侧副韧带和半月板损伤，此时容易忽视装伸膝装置完整性的检查而漏诊，结果造成肌腱回缩，断端瘢痕粘连，使修补困难，严重影响关节的功能。

1. 创伤史　无论是起跳、落地、跪地伤，还是膝关节屈曲扭伤，都可能发生包括股四头肌腱和髌腱在内的伸膝装置断裂，根据断裂的位置不同，相应有不同位置的肿痛。

2. 临床表现　出现断裂时，伤者当时可能听到或感觉到伤处响声。局部发生血肿，伴疼痛、肿胀及活动障碍。患者不敢用力伸膝和抬腿。查体防处可见肿胀、瘀血，局部压痛明显，可以触及断端凹陷，有时因为肿胀严重，凹陷触摸不清，但这并不意味着没有断裂，髌腱断裂时屈膝位检查更容易触及凹陷。股四头肌腱断裂者可以发现髌骨位置下移；髌腱断裂者可以发现髌骨上移。直抬腿检查非常重要，尤其在触不到凹陷而又怀疑有断裂发生时更是主要的诊断依据之一。有两种做法：一是患者平躺，做直抬腿动作，如不能，应考虑伸膝装置断裂。部分患者因为髌骨周围支持带或髂胫束尚完好，而可以完成直抬腿，此时检查者稍用力下压小腿，患者即无力抬腿而落下，也意味着伸膝装置断裂。让患者坐在检查床边，伤腿屈膝约90°，主动做伸膝动作，如果不能完全伸直膝关节，也应考虑伸膝装置断裂。伸膝装置断裂的患者可以做伸膝动作，但不能完全伸直膝关节，因此务必以完全伸膝为评价指标。也有的患者伸膝装置完好而膝关节有其他损伤，因疼痛不能做伸膝动作，可以先抽取膝关节积液和局部麻醉后再做检查。

X线侧位片显示股四头肌腱断裂时可有低位髌骨，髌腱断裂时可见高位髌骨。但如果有少数肌腱纤维未断裂，与髌骨相连，则X线可能没有明显异常。因此X线检查只能作为辅助检查。超声检查可以发现肌腱断裂、血肿以及测量断端的距离，可作为参考。磁共振检查（MRI）可以清晰显示肌腱的断裂部位和距离，对诊断帮助较大，但因费用较高，作为常规检查比较困难。

（五）治疗

股四头肌腱断裂和髌腱断裂后都应该及时手术修补，急性期伤后1周内修补预后良好，如超过2周以上修补效果不满意。因此，及时诊断和手术修补是治疗的关键。手术方式依断裂部位急性期或慢性期有所不同。

1. 股四头肌腱断裂

（1）急性断裂。

Scuderi法：将断端修整，拉紧重叠缝合，由近侧取三角形肌腱瓣翻转缝合于髌骨表面，以加固缝合处。三角形肌腱瓣底边约5cm，边长约8cm。可加用减张钢丝牵拉固定。Haas-Callaway法：清理断端后，近侧断端用不可吸收粗线Kessler缝合法缝合3针，髌骨由上极向远端纵向钻数个骨孔，将线穿过骨孔，两两拉紧打结，同时缝合两侧支持带，再用减张钢丝牵拉固定。McLaughlin法：缝合断端后，胫骨结节处横行钻骨道，穿过一枚克氏针，股四头肌腱断端近侧穿过钢丝，两端向下拉紧于皮外固定于克氏针上。也可以经胫骨结节处横行钻孔，将钢丝穿过骨孔打结，减少因克氏针留于皮外可能引起的感染。

Dunn法：缝合断端，用粗线或钢丝穿过断端近侧肌腱，经髌骨两侧，穿过髌骨下极，并结扎。术中放置减张钢丝有利于减少断端缝线的张力，在以后的康复中避免肌腱再断裂。在屈膝练习达一定角度后，减张钢丝可能也会影响屈膝功能，如果此时肌腱已经坚强愈合，则可考虑取出钢丝后再继续康复。

（2）陈旧断裂：股四头肌腱断裂超过2周以上，断端将回缩5cm以上，而且可能会有膝关节粘连存在，因此，需要首先恢复膝关节的伸屈角度，达接近正常角度后再行手术。术中需肌腱延长和（或）肌腱转移重建。

股四头肌腱V-Y延长术：先松解肌腱周围粘连，断端新鲜化处理，然后倒"V"形切开断端近侧全层肌腱，缝合断端，可将"V"形肌腱瓣翻转加固断端，再侧缝合近侧肌腱切口。肌腱成型和肌腱转移：当股四头肌腱回缩较多、粘连较重，单纯V-Y延长和翻转不能修补缺损时，可取股外侧肌瓣2～5cm厚旋转修补缺损，同时缝合取肌瓣区。如缺损更大，甚至股四头肌腱、髌骨和髌腱均缺损，则可取缝匠肌旋转覆盖修补。

2. 髌腱断裂

（1）急性断裂：一旦诊断髌腱断裂应立即进行手术缝合修补。术中除修补断端外，还要放置钢丝减张，钢丝上方经股四头肌腱或髌骨骨道，下方经胫骨骨道，于屈膝30°位拉紧打结。髌腱长度不宜过长，避免伸膝无力，也不能过短，防止髌骨低位和屈膝受限。钢丝打结后应屈膝至90°左右，测试钢丝的减张作用和对屈膝的影响，务必使钢丝在屈膝90°以内不影响屈曲，而且起到减张作用，以利于术后早期康复，防止膝关节粘连的发生。术后夹板固定，30°内练习主动屈膝，被动伸膝练习，术后6周内屈膝练习角度控制在30°内。术后6周后可开始负重，并增加屈膝练习角度，可以开始主动伸膝训练。8周后去除减张钢丝，增加屈膝练习角度。术后4～6个月可酌情恢复运动。

（2）陈旧断裂：髌腱陈旧断裂需考虑到断端回缩粘连和膝关节粘连两个方面。首先是练习屈膝功能，达到接近正常角度后才可以进行手术。其次，髌骨上移明显并粘连者，手术困难较大，应先应用克氏针穿过髌骨做向下骨牵引数天至数周。当膝关节活动正常，且髌骨达到正常位置后可以进行手术重建髌腱。手术包括股四头肌延长、肌腱转位和（或）筋膜或人工材料移植重建术。半腱、股薄肌腱重建术：游离两肌腱，并于近侧切断，髌骨钻双骨道，胫骨结节钻单骨道，半腱肌腱穿过胫骨和髌骨骨道，股薄肌腱经髌骨骨道，拉紧并相互缝合，另做钢丝减张。腓肠肌内外侧头肌瓣旋转重建术：将腓肠肌瓣游离旋转至膝前，近端与髌腱或股四头肌腱缝合，远端与髌腱残端缝合。

人工材料：Mersilene编织带、人工韧带（Leedskeio、Dacron或Cortex）及碳纤维材料替代重建髌腱。

由于陈旧伸膝装置断裂的手术治疗难度高、创伤大、预后不理想，这就要求医生及时正确地诊断该创伤，并在伤后1周内手术修补，以达到最佳治疗效果，这是治疗成功的关键。

二、髌腱腱围炎及髌尖末端病

（一）概述

髌腱由股四头肌腱延续而来，传导力量并起伸膝作用，腱及其周围组织的疲劳损伤可以导致髌腱部损伤性病变而引发疼痛等症状。该病被称为"髌腱腱病""髌腱炎""跳跃膝"等。我们根据损伤部位和损伤病理将该病分类，损伤发生在髌腱体部称为髌腱腱围炎，发生于髌尖腱止点处称为髌尖末端病。该病多发于篮球、排球、田径中的跳跃项目、足球、橄榄球、网球和滑雪等项目中，男性发病率大于女性。

（二）解剖

髌腱上起自髌骨下极，下止于胫骨结节，约3cm宽，4～5mm厚，受股四头肌腱直接控制，起伸膝作用。髌腱的血供来自膝降动脉、膝内下动脉、膝外侧动脉和胫前动脉返支。位于髌周及胫骨结节上方的血管网为髌腱的上下止点提供了丰富的血供。髌腱腱组织的血供也来自上下极血管，在肌腱中部形成吻合支。

（三）病因与病理

1. 病因

（1）过度劳损：髌腱在运动中受力可达数百千克，同时股四头肌在屈膝时力量超过髌腱，这些力量经髌骨作用于髌腱，因此，髌腱的受力是相当大的，这对髌腱本身的病变有着直接作用。当髌腱受到过度牵张力时，将发生微小损伤，使腱内胶原间的滑动连接失效，而牵张力所致损伤超过肌腱的修复能力时，微小损伤累积。肌腱内胶原和基质的代谢率较低，损伤后血液供应障碍，修复缓慢，将造成肌腱细胞的死亡，进一步影响肌腱的自身修复功能，引发恶性循环，导致肌腱变性和无菌性炎症的发生。

（2）髌腱撞击：人发现髌骨内侧支持带损伤造成髌骨轨迹异常的患者中髌尖末端病的发生率较高，因此提出髌骨下极撞击可能是病因之一。

（3）髌腱拉伤：急性拉伤损伤髌腱或引起微小撕脱骨折也可以引起该病。

2. 损伤病理　肉眼可见髌腱病变区变软，呈黄褐色，组织松散，病变进展后病变局部组织可变粗变硬。腱周组织充血、水肿，与腱组织有粘连。显微镜所见，髌腱失去紧密平行排列的束状胶原纤维结构，胶原纤维松散、不连续，可见裂隙和坏死纤维。胶原变性，有不同程度的纤维变、玻璃样变或脂肪浸润，新生血管形成。末端病的腱止点显示骨髓腔纤维变，髓腔开放（潮线与钙化软骨层消失或变得不规则、断裂）。可见潮线推进，新生骨化骨现象。有时可见纤维结缔组织包裹小骨折片，形成坏死骨，即所谓"镜下骨折"。纤维软骨带有毛细血管增生、小动脉化，或出现透明软骨岛或透明软骨骨化。

（四）诊断

1. 症状　起病隐袭，与一段时间内运动量增加有关。通常表现为膝前疼痛，位于髌腱局部或髌尖部，运动或长时间屈膝后加重。轻症患者仅于运动后出现轻度疼痛。症状加重可以出现专项训练时疼痛，在训练开始阶段明显，训练进行中则症状减轻或缓解，训练强度增加到某一程度时加重。严重患者整个运动过程中均有疼痛，影响训练比赛。可伴半蹲痛和打软腿。

2. 体征　髌腱病变局部压痛明显，位于髌尖或髌腱体部。可伴跪地痛和伸膝抗阻痛。可有股四头肌萎缩。

3. X线检查　多数患者X线检查无明显改变。严重者可以看到腱内钙化或骨化影。超声检查病变区髌腱组织呈局部高回声，组织增厚。钙化区显示超高回声。彩色超声和高能多普勒超声可以探查到腱内新生血管形成和血流增加，与肌腱变性成正相关。MRI可以显示髌腱病变局部增厚，信号增高。T_2加权像可显示髌腱部分断裂。值得注意的是，超声和磁共振显示髌腱有变性表现与临床表现并不相符，二者显示病变可能临床并无症状，而临床有症状者检查可能显示正常。因此，这两种检查结果异常只能是诊断的一种辅助手段，无单独确诊意义。

（五）鉴别诊断

髌股关节病和脂肪垫撞击容易与该病混淆。

1. 髌股关节病　疼痛部位位于髌骨后方，很难在膝前方找到明确压痛点，伸膝抗阻疼痛范围比较广，多于30°左右明显。影像学检查可以发现软骨损伤退变表现和骨赘形成。

2. 脂肪垫撞击　脂肪垫区疼痛、肿胀，触之可有发硬感，被动伸膝时疼痛，这点与本病有明显区别。

（六）治疗

1. 保守治疗

（1）去除危险因素：本病与运动员训练量和训练强度有关，一旦患有本病，需适当调整训练计划。另外训练场地过硬容易诱发本病，因而更换训练场地的地面材料也有助于减少本病发生。增强股四头肌和腘绳肌柔韧性练习可以减少本病发生，柔韧性训练主要是肌肉牵拉练习。此外，胫骨内翻、膝内外翻畸形、髌股关节异常、足异常等生物力学异常可能是诱发本病的内在危险因素。矫正这些异常不一定是必需的，但通过动力性调整训练如改变起跳角度可以起到治疗作用。

（2）对症治疗：适当减少训练量和训练强度有利于过劳损伤的修复。非甾体类消炎药可以减轻疼痛，但对肌腱的病变本身并未发现有任何益处。局部应用激素注射治疗需慎重，虽然此法可以缓解症状，但仅有短期疗效，且多次注射容易引起肌腱断裂。注射方法也非常重要，需将药物注射于肌腱周围及腱围组织内。如将药物强行注射于肌腱内，则易造成肌腱变性。应用低温治疗如冰疗可以减轻疼痛，使腱内新生血管收缩，减少血液和蛋白的渗出。局部理疗如电磁疗、超声和激光等有利于胶原合成和增加腱组织张力，可以适当应用。体外震波治疗可以止痛、刺激组织再生和机械性裂解钙化灶，具有治疗效果。

2. 手术治疗　如果本病症状较明显，且引起功能障碍，保守治疗6个月无效则需手术治疗。手术治疗方式很多，包括切开或关节镜下肌腱切开，变性坏死组织切除，髌骨下极钻孔或切除，经皮髌腱纵行切开或经皮髌腱穿刺术等。但效果均不确切。

三、股四头肌腱止点末端病

（一）概述

股四头肌腱在髌骨上极止点区域是末端结构，此处因劳损伤引起疼痛称为股四头肌腱末端病。多发生于跳跃、篮球和排球等运动员。

（二）诊断

1. 症状　发病较隐袭，发病前可能有训练方式和训练习惯的改变。发病时髌骨上缘股四头肌腱止点处疼痛，跳跃时出现，严重者上下楼也会引起疼痛。

2. 查体　髌骨上缘有压痛点，局部可有肿胀，伸膝抗阻试验髌骨上极疼痛，可有半蹲痛。

3. X线检查　很少阳性发现，少数可发现有钙化影。MRI病变区可见局部信号增高，对定位诊断帮助较大，也有助于排除其他病变。

（三）鉴别诊断

1. 髌骨软骨病　可有髌骨周缘疼痛，伸膝抗阻试验阳性，但股四头肌腱止点末端病痛点明确位于髌骨上缘的股四头肌腱止点处，伸膝抗阻时疼痛也集中于此，压髌和磨髌试验阴性，诊断不困难。

2. 髌上滑膜皱襞综合征　疼痛部位也位于髌上区域，伸膝抗阻痛也存在，但痛点较深在，肌肉收缩后疼痛减轻。痛点封闭有助于诊断。磁共振可以发现髌上滑膜皱襞，对肌腱变性也能显示，对鉴别诊断有帮助。

（四）治疗

1. 非手术治疗　包括运动方式改进、休息、康复训练、静蹲练习、冰疗、按摩、超声治疗、药物治疗和局部封闭治疗等。与髌腱腱围炎和末端病的非手术治疗相似。

2. 手术治疗　本病很少采用手术治疗，在长期非手术治疗无效的情况下可以应用。手术切除变性组织和钙化，重建剩余肌腱在髌骨上缘的止点。

第三节　膝关节韧带损伤

为了方便检查及记录韧带的损伤，1968年，美国医学会运动医学委员会出版了《运动创伤的标准命名法》一书，书中将韧带的损伤定义为三度。韧带的Ⅰ度损伤为有少量韧带纤维的撕裂，伴局部压痛但无关节不稳；韧带的Ⅱ度损伤有较多韧带纤维的撕裂，并伴有更重的功能丧失和关节反应，并有轻度至中度关节不稳；韧带的Ⅲ度损伤为韧带的完全撕裂，并伴有明显的关节不稳。Ⅲ度损伤的关节不稳可以根据应力试验中表现出的不稳定程度进一步分级，1＋不稳定为关节面分离5mm以下；2＋不稳定为关节面分离5～10mm；3＋不稳定为关节面分离10mm或更多。

一、内侧副韧带损伤

（一）解剖

内侧副韧带呈扁宽三角形，平均长度10cm左右，基底向前，为关节囊纤维层加厚部分。分为浅深两层。深层较短，即关节囊韧带。浅层较长，起自股骨内上髁顶部的内收肌结节附近，止于胫骨上端的内侧面，距胫骨关节面3～4cm，前部纤维纵形向下，称为直束，其后方还有后上斜束、后下斜束部分。内侧副韧带的主要功能：①防止外翻。②限制胫骨外旋。③辅助限制胫骨前移。④限制内侧半月板活动。⑤韧带紧张时通过神经肌肉反射，加强膝关节稳定性。而其中浅层部分主要限制胫骨外翻及胫骨外旋，而深层可防止胫骨极度外旋。

（二）病理

MCL中细胞（杆状或纺锤状）类似成纤维细胞，ACL中细胞类似纤维软骨细胞。正常ACL的延展能力是MCL的延伸及短缩能力的1/2左右。

内侧副韧带损伤的病理分期如下：

（1）炎症期：伤后3d左右开始，炎症介质促使成纤维细胞产生Ⅲ型胶原和蛋白多糖。

（2）修补及再生期：伤后6周开始，Ⅲ型胶原减少，Ⅰ型胶原增加。胶原纤维沿MCL长轴排列，成纤维细胞于伤后6周成熟。

（3）塑形期：韧带的塑形期将延续到伤后1年后，MCL在1年左右恢复其弹性及力量的50%～70%。

（三）临床分型

急性损伤（0～3周）；亚急性损伤（4～6周）；慢性损伤（7周以上）。

（四）临床表现

患者有外翻伤史，常见损伤动作为外翻应力动作：如足球中对脚、铲球，棒球中铲垒，跳箱落地膝外翻伤等。膝关节内侧疼痛，关节外肿胀，能负重行走。

1. 物理检查

（1）望：肿胀（注意关节是否肿胀）、瘀斑。

（2）触：压痛（内侧副韧带全长的压痛、上下止点的压痛）、内侧副韧带张力（注意与对侧对比）。

（3）动：关节屈伸活动、开口感、抽屉试验、挤压痛、屈膝抗阻等。

（4）量：关节的屈伸角度、内侧开口距离。

2. 特殊检查

（1）内侧副韧带张力检查：仰卧、屈膝70°～80°位，患足撑床，检查者一手按压膝关节外侧使髋关节内旋，另一手示指沿内侧关节隙由前向后触摸，在关节隙后侧可及扁片状张紧的韧带，即为内侧副韧带，注意比较双膝韧带张力。急性损伤者可无张力；慢性患者韧带可触及，但张力明显减弱或韧带宽度明显变窄。同时可检查韧带上、下止点及体部的压痛。

（2）外翻应力试验：患者仰卧位，膝关节伸直，检查者一手抵于膝关节外上方股骨外髁处，一手握持足踝部向外侧搬推小腿。如内侧疼痛即为膝内侧副韧带损伤，如同时松动则为该韧带断裂；如有明显开口感（关节隙开大超过10mm以上）应考虑交叉韧带断裂的可能性。检查内侧副韧带因其为扇形，有纵束、斜束两部分，需伸直位0°（纵束）及屈曲30°（斜束）分别检查记录。屈曲30°位外翻检查时可将患侧小腿垂在床边进行，避免肌肉紧张，影响检查结果。在外翻检查中，另一重要因素是终末抵抗感，如抵抗感明显，韧带仅为损伤或部分撕裂，如抵抗感弱或无抵抗感，则考虑韧带完全撕裂。

（五）辅助检查

1. X线　正位、内侧应力正位、侧位、髌骨轴位。以排除骨折及关节内骨软骨骨折、髌骨脱位。根据膝关节应力位正位片，按内侧关节间隙的宽度分级：Ⅰ级，0～5mm；Ⅱ级，6～10mm；Ⅲ级，11～15mm；Ⅳ级，16～20mm。

2. MRI　可以帮助排除关节内损伤。内侧副韧带损伤分为：Ⅰ度皮下水肿；Ⅱ度韧带撕裂在 T_2 加权像显示为韧带内有高信号、侧副韧带滑囊中有液体。韧带表面有水肿或者与邻近的脂肪分界不清；Ⅲ度韧带的连续性中断。

3. 关节镜检查（同时除外关节内其他损伤）　建议手术治疗患者同时检查关节内，重点确认关节囊有无损伤，注意修补。

（六）诊断及鉴别诊断

1. 交叉韧带损伤　关节肿胀明显，不能下地负重行走，前或后抽屉试验阳性，MRI可帮助鉴别。

2. 半月板损伤　尤其是内侧半月板损伤，内侧同样存在压痛但压痛点位于关节膝，外翻试验无开口感，内侧不痛，但内侧挤压试验及摇摆试验阳性。

3. 骨软骨骨折　关节积血，穿刺有油滴漂浮于积血上，X线及MRI可帮助鉴别。

4. 髌骨脱位　股骨内上髁也可有压痛，外翻试验会出现内侧疼痛甚至开口感，但髌骨脱出史和恐惧试验阳性可明确诊断，MRI显示关节内积血、髌骨内侧支持带损伤或撕裂、髌骨内下象限骨软骨损伤或缺损、关节内游离体、股骨外髁外侧骨挫伤等髌骨脱位特异征象。

（七）治疗

1. 急性损伤的治疗原则　Ⅰ、Ⅱ度损伤主要采取保守治疗，早期活动，早期进行股四头肌肌力练习，早期康复。Ⅲ度单纯内侧副韧带损伤亦可采取保守治疗。Ⅲ度损伤并发交叉韧带损伤者应考虑急诊修复损伤的内侧副韧带及关节囊，条件允许时可同时重建前交叉韧带。下止点损伤的患者，Ⅲ度单纯内侧副韧带损伤，但患者为足球、跆拳道、柔道等对膝关节侧方稳定性要求高的运动员，膝关节外翻患者。

2. 手术方法　急性期手术治疗时机最迟不能超过伤后2周。手术时屈膝30°位，沿内侧副韧带走形（从股骨内上髁至胫骨结节最高点下方2cm、内侧2cm方向）做斜形切口，根据MRI结果选择相应切口长度。仅上止点撕裂时切口可位于关节线上方即可，下止点撕裂时切口位于关节线下方即可，而体部及关节囊横裂者手术切口可以关节线为中心而不暴露上下止点，并可适当向后方倾斜，以方便暴露后关节囊。上止点撕裂者可实施端端缝合，如缝合困难可以用缝合锚钉缝合加固。而体部及关节囊横裂者端端缝合的同时应移植同侧鹅足肌腱或部分半膜肌腱加固。下止点损伤应行止点重建术（由于内侧副韧带下止点位于鹅足下方，通常其撕裂后韧带断端会翻折至鹅足外，必须手术治疗，而手术时由于其止点位于鹅足下方，而且其骨床为皮质骨面，无法直接缝合，通常需要重建下止点在横行切开鹅足止点后，在胫骨骨面上做骨隧道，将编织缝合好的韧带断端埋入骨隧道内，以便于其腱骨愈合）。慢性期手术可考虑选择内侧副韧带上止点深埋术（适用于松弛<8mm内的患者）、上止点前上移术（可同时拉紧内侧副韧带前束及后关节囊）、下止点陈旧撕裂患者如能分离出明显断端仍可行下止点重建术。如松弛明显，可选择鹅足肌腱移植加固。

3. 术后康复　手术后伸膝位支具固定，术后即开始股四头肌肌力练习。早期开始下地负重行走。术后5d～3周，被动屈膝练习控制于60°，手术后4～6周被动屈膝角度练习60°～120°，手术后8周达到最大屈膝角度。术后12周可开始慢跑练习。术后16周如患肢功能达到以下要求可开始正式的对抗练习或比赛（内侧副韧带走形无压痛；外翻试验无开口感及疼痛；肌力达到对侧的95%；短跑50m冲刺跑患膝无肿胀及疼痛感；长跑1 500m患膝无肿胀及疼痛感）。

二、外侧副韧带损伤

（一）解剖

外侧副韧带为圆形索条样结构，长约5cm，其上止点附着于股骨外上髁，下止点位于腓骨小头尖的前部。外侧副韧带与外侧半月板间隔以关节囊与腘肌腱。膝关节外侧稳定结构除外侧副韧带及外侧关节囊外，还有髂胫束、股二头肌腱及腘肌腱。外侧副韧带更像腱性结构，可视为腓骨长肌向上的上延部分，是抵抗膝关节伸直时内翻应力的主要稳定结构。而当屈膝时外侧副韧带与腘肌腱及髂胫束相互交错，以加强外侧稳定。

（二）临床分型

急性损伤（0～3周）；亚急性损伤（4～6周）；慢性损伤（7周以上）。

（三）临床表现

患者有胫骨内翻受伤史，膝关节外侧疼痛，无关节外肿胀，能下地负重行走。

1. 物理检查

（1）望：肿胀（注意关节是否肿胀）、瘀斑。

（2）触：压痛（外侧副韧带走形压痛，需注意区分压痛点位于股骨外上髁、关节间隙、腓骨小头上方）、外侧副韧带张力（注意与对侧对比）。

（3）动：关节屈伸活动、开口感、抽屉试验、挤压痛、屈膝抗阻等。

（4）量：关节的屈伸角度、外侧开口距离。

2. 特殊检查

（1）外侧副韧带张力检查："4"字征体位可用于检查外侧副韧带张力，一手按压屈曲固定的膝关节内侧，另一手的示指沿腓骨头向上可在外侧间隙后触及一圆柱状韧带，向上移行股骨外髁处，对比两侧张力。如韧带明显变细，张力差或消失，则考虑外侧副韧带断裂；如仅有外侧疼痛，则考虑外侧副韧带损伤或部分撕裂。

（2）内翻应力试验：与外翻试验相反，检查者一手抵住膝内侧，一手向内搬小腿，外侧疼痛并松弛为阳性。也应该在两个不同位置上检查：0°及30°内翻。如0°位有明显开口感，应考虑外侧副韧带及交叉韧带断裂；如仅30°位有开口感，则可能仅为外侧副韧带断裂。

（四）辅助检查

1. X线检查　可帮助除外膝关节的其他骨折损伤。外侧副韧带下止点损伤时可伴有腓骨小头附着处的撕脱骨折，应注意与前交叉韧带断裂时的特异性征象Segond征（又名外侧关节囊征，lateral capsulesign）鉴别，腓骨小头皮质不光滑，而Segond征为关节囊韧带在胫骨外侧附着处的撕脱，腓骨小头皮质光滑，胫骨外侧皮质缺损。MRI可帮助进一步鉴别。

2. MRI　MRI中外侧副韧带损伤的分级类似内侧副韧带损伤分级，外侧副韧带损伤的水肿和出血在T_1加权像上呈低信号，在T_2加权像上呈高信号。完全撕裂表现为纤维的连续性中断，断裂的韧带呈波浪状或匐匐样改变。根据其表现分为：Ⅰ度皮下水肿；Ⅱ度韧带撕裂在T_2加权像显示为韧带内有高信号、侧副韧带滑囊中有液体，韧带表面有水肿或者与邻近的脂肪分界不清；Ⅲ度韧带的连续性中断。

（五）诊断及鉴别诊断

患者有内翻伤史，关节内无肿胀表现，内翻试验阳性，MRI显示外侧副韧带有损伤表现，基本即可明确诊断。

应注意通常外侧副韧带断裂时多并发后交叉韧带的断裂，在仔细坚持前后抽屉试验及MRI帮助下可排除关节内的韧带损伤。

由于腓总神经从股二头肌腱及腓骨小头处经过，而其位置恒定周围组织坚韧，在内翻伤时，可能会导致腓总神经牵拉伤，特别应注意检查腓总神经支配的肌肉的肌力情况及感觉区情况。

（六）治疗

Ⅰ、Ⅱ度损伤以保守治疗为主，康复方法与MCL损伤相同，支具保护需达8周以上。Ⅲ度损伤手术治疗为首选。外侧副韧带上下止点损伤，可应用缝合锚钉来帮助达到缝合效果。而外侧副韧带体部断裂手术治疗时，两侧断端直接的端端缝合常会遇到困难，可采用取股二头肌腱部分缝合加固的方法以达到满意效果。

手术后屈膝30°位前后石膏夹板固定4周。术后4周开始，去石膏前托，每日被动屈膝练习控制于60°。手术后5～8周，去石膏固定，带支具保护下开始负重行走练习，被动屈膝角度练习60°～120°，手术后12周达到最大屈膝角度。

陈旧损伤患者如松弛不明显，可采用外侧副韧带及腘肌腱股骨外上髁附着点上移术来达到外侧稳定的目的。如外侧松弛并无质地较好的组织可以拉紧，可用股二头肌腱移位加强或重建外侧副韧带，或应用自体半腱肌腱移位重建。

三、前交叉韧带损伤

（一）概述

膝关节前交叉韧带损伤是较为常见而又严重的运动损伤，治疗不当将会导致膝关节功能性不稳，并可引起一系列的后遗病变而严重影响膝关节的运动功能。

（二）流行病学

前交叉韧带损伤原常见于从事竞技体育的运动员中，并多发生于篮球、足球、滑雪、摔跤、柔道等体育专项中，但就现在的临床及运动创伤流行病学研究表明，前交叉韧带损伤在喜爱以上活动的一般人群中同样发生率较高，同时交通意外伤引起的前交叉韧带损伤也逐渐增多。

（三）解剖

前交叉韧带起自胫骨可见前内侧部，由髁间棘前方稍偏内侧部斜向后上方抵止于股骨外髁髁间侧面后上部，胫骨端呈前后长的卵圆形，较为粗大，附着面积约为 $3.0cm^2$，股骨端呈扇形相对细小，附着面积 $2.0cm^2$；长度平均 37 ～ 41mm，宽度 10 ～ 12mm。前交叉韧带分为两束：①前内束。屈膝时紧张，伸膝时相对松弛。②后外束。伸膝时紧张，屈膝时相对松弛。前交叉韧带与胫骨平台保持一定的角度，屈膝 90° 时夹角为 30° ，伸膝时为 40° ～ 45° 。

前交叉韧带是膝关节重要的静力稳定结构，其基本功能是防止胫骨前移。前交叉韧带与后交叉韧带共同作用，保持胫股关节的正常活动，限制胫骨在股骨上的前后活动，并协助胫骨在股骨上的内外旋。内旋可使交叉韧带松弛，而外旋则使交叉韧带紧张。前交叉韧带的主要功能：①屈膝时防止胫骨前移。②阻止膝关节过伸。③在一定程度上控制膝关节旋转。④不同屈膝角度时继发控制膝关节内外翻。⑤参与膝关节最后的锁扣动作，具有稳定作用。

（四）病理

前交叉韧带断裂后不仅会导致关节的前后向不稳、旋转不稳，目前的生物力学研究表明前交叉韧带断裂会导致关节的左右侧方移位增加，从而导致关节出现各方向的异常活动，并可导致髌股关节的活动异常。

前交叉韧带断裂后继发的软骨损伤明显高于单纯半月板损伤后引起的软骨损伤，关节镜探查中发现其主要软骨表现发生在髌股关节、股骨髁软骨及胫骨平台软骨，但以股骨髁软骨损伤居多（67.2）。有研究表明急性前交叉韧带断裂并发软骨损伤发生率为26%，而陈旧损伤并发软骨损伤的发生率为75%，其中以股骨内髁负重区软骨损伤中的"垄沟状"病损为前交叉韧带继发关节软骨损伤的特征性病理改变。

前交叉韧带断裂同时还会导致继发的半月板损伤，半月板损伤率由急性期至慢性期都有显著增加，其中外侧半月板的损伤率随时间延长无明显变化，主要为内侧半月板损伤率显著增加，由急性期的31.1%升至亚慢性期的48.2%，又至慢性期的78.8%。

（五）临床分型

急性期，伤后 1d ～ 6 周；亚慢性期，伤后 7 周 ～ 12 个月；慢性期，伤后 12 个月以上。

（六）临床表现

前交叉韧带损伤有特殊症状，伤者的主诉和损伤史十分重要。如果患者有膝关节损伤史，无论是运动伤还是交通伤，如患者有关节肿胀、积血、功能障碍，均需考虑有无前交叉韧带损伤，在认真地体格检查后应行 X 线检查除外骨折并行 MRI 检查确认交叉韧带、侧副韧带及关节内有无骨软骨骨折或半月板损伤。

慢性患者如伤后肿胀消退能步行或慢跑，但关节不能做急停急转动作，不敢变速跑，不敢参加对抗性运动，关节会出现反复扭伤。

特殊检查：

（1）前抽屉试验：患者仰卧位，屈膝 90°，放松，检查者以臀部固定患者双足，双手握住小腿上段做前拉动作，如胫骨平台相对于股骨明显前移（移位 >5mm），则为前交叉韧带断裂。

（2）Lachman 试验：患者仰卧位，放松，检查者以同侧手握持同侧患肢胫骨上段内侧，另一手握股骨远端外侧，微屈膝 15°～20°，双手反向用力（使胫骨向前股骨向后），如见胫骨明显向前移位则试验阳性，考虑前交叉韧带断裂可能。

韧带检查时尤其是前交叉韧带检查时，终末抵抗感（end point）的体会尤其重要，一般分为强抵抗、弱抵抗，无抵抗。弱抵抗及无抵抗多为前交叉韧带断裂。有一定移位后的强抵抗分以下情况：如患者双侧一致则正常，如移位较对侧大，则前交叉韧带有部分损伤或损伤后与交叉韧带等组织粘连，或半月板桶柄状撕裂卡于髁间窝内（内侧多见）。MRI 检查可助区分。

Lachman 检查较前抽屉检查阳性率高，原因如下：①患者易于放松。②许多患者尤其是急性伤患者屈膝困难。③屈膝 90° 位时圆凸的股骨内髁在相对较厚的内侧半月板的楔形阻挡下使移位不明显，而伸膝 15°～20° 位时股骨髁平滑的一面使半月板间楔形阻挡作用减弱，易于检查出前向移位。

（3）外侧轴移试验：以右膝为例，患者仰卧，检查者右手握持患肢足踝使小腿内旋，伸直膝关节，左手置于腓骨小头下方，双手施加外翻力，并逐渐使患膝逐渐屈曲。此时由于股骨后沉及髂胫束等的前向牵拉作用（此时髂胫束位于股骨外髁瞬时中心前侧）造成胫骨外侧髁的前向半脱位。当屈膝到 20°～30° 时，由于髂胫束移到股骨外髁瞬时中心后侧，对胫骨外髁产生强烈的后向牵拉力，迫使半脱位的关节复位，检查者可感觉或者看到复位时的弹跳及错动，患者因其与平时产生症状的错动感一致，常有恐惧、疼痛，拒绝多次重复检查。

（七）辅助检查

1. X 线检查　可帮助除外骨折，并可发现有无前交叉韧带下止点附着处的髁间前棘撕脱骨折；如有明显的 Segond 征表现，可直接帮助诊断前交叉韧带断裂。注意与外侧副韧带下止点撕脱骨折鉴别。MRI 可明确显示该骨折片位于髂胫束及外侧副韧带间的关节囊韧带附着处。

2. MRI　可将前交叉韧带损伤分为部分撕裂和完全撕裂，前交叉韧带完全撕裂的主要直接征象：前交叉韧带连续性中断、前交叉韧带扭曲呈波浪状改变。前交叉韧带完全撕裂的主要间接征象：膝关节外侧部骨挫伤或骨软骨骨折即外侧胫骨平台和股骨外髁的挫伤或骨软骨骨折。78% 的前交叉韧带损伤会并发其他韧带、半月板、骨软骨损伤，因此在发现有前交叉韧带损伤时应注意观察其他结构是否正常。前交叉韧带部分撕裂的主要征象：韧带内的信号增高，但仍然可见到连续性好的纤维束；前交叉韧带变细；在某一个序列中见到交叉韧带撕裂的征象，但另一个序列中看到完整的前交叉韧带。

3. KT-1000，KT-2000 等关节测量器的检查　其检查方法同 Lachman 试验，但可以其刻度中明确读出前向移位的距离，有利于客观地对比韧带及关节松弛的程度。

（八）诊断及鉴别诊断

应注意与髌骨脱位相鉴别。有文献报道 10% 的前交叉韧带断裂与髌骨脱位相混淆。恐惧试验及 MRI 可帮助诊断。

应注意与后交叉韧带断裂相鉴别，尤其是陈旧后交叉韧带断裂。由于胫骨近端塌陷，在做前抽屉试验时由向后塌陷位置回到中立位易造成向前方移位的假象。

（九）治疗

有移位的髁间前棘撕脱骨折可关节镜下固定。

治疗方法的选择：对于前交叉韧带断裂是否需要手术治疗的观点基本一致，只要是对运动与行走要求较高的患者，无论年龄均需要主张积极的手术治疗。对于老年人或运动要求较低的患者可以采取保守治疗，加强肌肉力量锻炼和使用关节稳定保护装置。

移植物的正确选择很重要，目前有自体、异体和人工韧带三大类。自体的肌腱组织（腘绳肌腱、骨髌腱骨等）移植仍然是金标准，首次前交叉韧带重建一般多选择自体韧带移植。异体及人工韧带主要应用于多韧带损伤的复杂病例或韧带翻修手术。移植物的选择仍然需要根据手术者的经验、习惯和患者的情况、意见、经济条件以及当前的手术情况综合决策。前交叉韧带重建应该在关节镜微创手术下进行，既重建韧带又能同时处理关节内的其他损伤。正确的骨道定位是手术成功的关键，并合理选择移植物的固定方法。为促进愈合，帮助恢复关节的位置觉及运动觉，主张保护关节内结构，在不影响骨道定位的同时应小心保留韧带残端并施行鞘膜内的韧带重建手术。

目前前交叉韧带解剖重建的理念得到很大的推广，随之而来的是应用股骨及胫骨双骨道双束重建前内侧束及后外侧束以达到控制前后移位及控制旋转的功能。在试验研究中前交叉韧带双束重建的效果优于单束重建，但其临床效果基本与单束重建相同。同时由于其手术操作复杂，而且对患者肌腱的要求及残端面积的要求相对较严格，目前仍未得到广泛应用，但通过解剖重建前交叉韧带来完全恢复膝关节功能仍然是骨科医生努力的目标。影响手术效果的其他因素，还包括对关节内的其他损伤如软骨损伤及半月板损伤的处理，及手术后根据患者情况合理安排康复。

四、后交叉韧带损伤

（一）解剖

后交叉韧带位于膝关节后侧，起自胫骨髁间后窝后部关节面下约10mm处，沿胫骨平台后缘斜向前内上方抵止于股骨内髁间侧面前上部，呈圆弧形附着。后交叉韧带平均长38mm，宽13mm，强度是前交叉韧带的2倍，是膝关节屈伸及旋转活动的主要稳定结构，并起膝关节旋转轴心的作用。后交叉韧带分为前外与后内两束。前外束位于胫骨附着部的外侧、股骨附着部的前方，该束比较粗大；后内侧束位于胫骨附着部的内侧、股骨附着部的后方，相对细小。膝关节从伸直到屈曲位过程中，后交叉韧带沿纵轴发生时钟样旋转，前外束从前方移向后上方，韧带趋于垂直状态。后交叉韧带周围有广泛的滑膜覆盖，血运良好，周围有半月板股骨韧带等支撑结构，故其自身愈合能力可能强于前交叉韧带。半月板股骨韧带（Wrisberg韧带和Humphery韧带）占解剖足迹的30%，占后抽屉抵抗的30%～35%，在手术重建时要注意保护半月板股骨韧带。

后交叉韧带的主要作用：①限制胫骨后移。尤其是在屈膝位，这一作用更为重要。后交叉韧带断裂不单纯引起胫骨后向不稳，还可出现后侧方旋转不稳。②限制膝关节过伸，辅助前交叉韧带起作用。③限制小腿内旋。后交叉韧带在小腿内旋时紧张，使胫股关节面密切接触。④协同内外侧副韧带和前交叉韧带限制膝关节的内收和外展。

（二）临床分型

单纯后交叉韧带损伤；后交叉韧带损伤并发其他关节囊韧带损伤。

（三）临床表现

单纯后交叉韧带损伤：屈膝坠落伤、膝关节过屈伤、膝关节过伸伤、胫骨上端前方撞击伤，中度疼痛，受伤当时不能恢复运动，关节12～24h出现轻至中度肿胀。

（四）特殊检查

（1）塌陷试验（drop back test）：患者仰卧位，屈髋90°，屈膝90°，检查者托持其足踝部，观察双侧胫骨前缘曲线，如患侧腹股结节塌陷则显示后交叉韧带撕裂。

（2）后抽屉试验：检查体位同前抽屉试验，检查者向后推胫骨，如有移位，则支持有后交叉韧损伤。前后抽屉试验检查时体位一致，有时易造成偏差，如后交叉韧带断裂的患者，因胫骨后移，做前抽屉时可出现假阳性，而前后交叉韧带均有损伤的患者更易发生，故检查前应尽量先使双侧肢体位置一致，使胫骨及股骨回复到正常位置，再前后推动检查，以免误诊。

（3）俯卧位胫骨外旋试验：此检查可在30°及90°位上分别进行。俯卧位后，以中立位足的内缘作为外旋起点，用力外旋足部，通过测量足内缘及大腿角衡量外旋角度。双膝角度相差10°，可确定为异常。如30°（＋）90°（－）则提示单纯后外侧角损伤（外侧副韧带、弓形韧带、腘肌腱等）；如30°（＋）、90°（＋）则提示后交叉韧带和后外侧角均有损伤。

（五）辅助检查

X线检查可以除外关节骨折，并发现有无后交叉韧带下止点损伤引起的髁间后棘撕脱骨折。MRI后交叉韧带完全撕裂的直接征象：后交叉韧带连续性中断、残余的交叉韧带退缩而扭曲；未显示交叉韧带。

（六）诊断及鉴别诊断

注意与前交叉韧带损伤、内侧副韧带损伤、外侧副韧带损伤鉴别。

（七）治疗

1. 后交叉韧带断裂的治疗选择　后交叉韧带损伤后体格检查发现，直接后向松弛度<10mm，胫骨内旋后（相对股骨）后向松弛度减小（平均4mm），旋转松弛度异常<5°，没有明显的内外翻松弛度异常，无明显过伸异常。该类患者非手术治疗成功率较高。

后交叉韧带损伤后体格检查发现，直接后向松弛度>10mm，胫骨内旋后（相对股骨）后向松弛度减小不明显，旋转松弛度异常5°～7°，没有明显的内外翻松弛度异常，0°～5°过伸异常。该类患者需要手术治疗，重建后交叉韧带。后交叉韧带由股骨或胫骨止点撕脱可以通过股骨或胫骨钻孔缝合修补。

2. 后交叉韧带重建术　目前主要分为全关节镜下重建及后方镶嵌重建技术，后交叉韧带全关节镜下重建也同样可应用单束重建及双束重建。全关节镜下重建时其上、下止点位置确认尤为重要，其胫骨止点位于胫骨平台中央关节面下方1～1.5cm处，为能清晰观察到该点，应加用后内侧入路，关节镜自后内侧间室观察，必要时还可加用后外侧入路以帮助清理下止点韧带残端。股骨止点位于其原止点残端的弧形的顶部。目前单束及双束重建的临床效果无明显差别。后交叉韧带镶嵌技术重建（inlay technique）可以避免全内镜下技术带来的后方死角磨损，但需应用股四头肌腱或髌腱重建，会出现相对较多的取腱区并发症，对膝关节伸膝装置的干扰较大，同时手术中需要变换体位，手术操作繁琐。

3. 后交叉韧带重建术后康复程序　0～4周膝关节伸直位制动、部分至完全负重练习、股四头肌等长收缩练习，被动屈膝练习至60°；4～8周辅助下主动活动度练习，等张股四头肌练习，被动屈膝练习至90°～100°；8～12周闭链练习、平衡练习，被动屈膝练习达到正常。注意术后3个月内避免主动的屈膝练习。12～20周快走练习，开始灵活性训练，注意戴支具练习，伸直限制为0°。20～28周跳跃-跑步练习，停用支具；术后1年后恢复全量训练、比赛。

五、膝关节多向不稳

（一）概述

膝关节不稳包括膝关节的单向不稳及膝关节的多向不稳。单向膝关节不稳是指由于膝关节内、外侧副韧带及前、后交叉韧带单独断裂造成的膝关节侧方或前后不稳，在前面已详细叙述。而膝关节多向不稳包括旋转不稳及混合旋转不稳，主要为多个单向不稳及关节囊韧带的联合损伤。膝关节旋转不稳分为膝关节外侧旋转不稳和膝关节内侧旋转不稳，然后根据其前后向再细分为膝关节外侧向前旋转不稳和向后旋转不稳，膝关节内侧向前旋转不稳和向后旋转不稳。而混合旋转不稳则主要包括膝关节内侧向前及向后旋转不稳、膝关节外侧向前及内侧向前旋转不稳、膝关节外侧向前及向后旋转不稳等。

（二）分类

前面介绍的体格检查方法再加上以下特殊检查可以帮助诊断膝关节多向不稳。

1. 前内侧旋转不稳检查　前内侧抽屉试验：前内侧旋转不稳多是由于前交叉韧带损伤复合侧副韧带损伤或内侧半月板损伤所致。检查方法：患者仰卧位，屈膝90°，检查者以臀部固定患足于外旋位；双手紧握小腿上段，向前抽拉小腿近端，如膝关节前内侧胫骨有明显移位，则为阳性（故又称之为足外旋位时的前抽屉试验）。

2. 前外侧旋转不稳检查

（1）前外侧抽屉试验：（足内旋位的前抽屉试验）体位同前抽屉试验，但患肢足位于旋位，观察胫骨在关节前外侧方有无旋转不稳的移动。因该体位髂胫束明显紧张，故体征多不太明显。

（2）轴移试验：Macintosh外侧轴移试验、Jerk-lest（Hughston外侧轴移试验）、Solcum test、屈曲旋转抽屉试验（Flexion-rotation drawer test）。

3. 后内侧旋转不稳（足内旋后抽屉试验）　小腿内旋后抽屉试验：仰卧位，屈膝90°，小腿内旋，同时行后抽屉试验，如果向后松弛推动，表示膝内侧后向旋转不稳，多见于内侧副韧带、后内侧关节囊损伤并发后交叉韧带损伤。

4. 后外侧旋转不稳

（1）后外抽屉试验：（小腿外旋后抽屉试验）仰卧位，屈膝80°，固定患足于外旋位，同时行后抽屉试验，如果向后松弛推动，表明膝外侧后方旋转不稳，提示后交叉韧带、腘肌腱、弓形韧带、后外侧关节囊可能有联合损伤。

（2）反向轴移试验：以检查右膝为例，检查者以右手握住患者足踝部并将其固定于自己骨盆右侧，左手掌在胫骨近端轻托小腿，屈膝70°～80°，同时外旋小腿（在此位置上造成外侧胫骨骨平台向后半脱伤），可以从胫骨结节的塌陷上明显看出，逐渐伸膝，并施加轴向压力及外翻力，当屈膝接近20°～30°时，可听到关节复位回到正常旋转状态时的错动感，此试验阳性提示后交叉韧带、弓形韧带、外侧副韧带完全断裂。

（3）俯卧位胫骨外旋试验：前面已介绍。

MRI可以帮助进一步明确诊断，具体治疗根据相对应的单根韧带损伤治疗再加上附加损伤的治疗即可，最主要的是要恢复膝关节的解剖结构。现在多根韧带同时重建技术已日趋成熟，再加上组织库管理规范化的推广，应用同种异体组织重建断裂的多根韧带恢复关节的稳定性已成为可能。

第四节　膝关节半月板损伤

半月板损伤是膝关节最常见的运动损伤之一，伤后引起关节的疼痛、肿胀、交锁及活动受限，严重影响运动员的训练和比赛。多见于足球、篮球、体操、技巧等运动项目中。

一、半月板撕裂

（一）概述

半月板撕裂在运动创伤中很多见，男女发病率之比约为2.5：1。欧洲内侧半月板损伤多于外侧，而国人外侧半月板损伤更多见。在前交叉韧带断裂中半月板损伤的发生率为34%～92%。急性前交叉韧带断裂者外侧半月板损伤率高，而慢性前交叉韧带断裂更容易损伤内侧半月板。

（二）解剖

半月板位于胫骨平台表面，为软骨组织，分为内侧半月板和外侧半月板。半月板周边厚，中央薄，截面呈三角形，周边附着于关节囊，中部游离，上表面凹陷，与股骨髁形成相对面，下表面平，位于胫骨表面。

内侧半月板呈"C"形，分为前、后角和体部，前角附着于前交叉韧带前方，后角附着于后交叉韧带前方，前角发出半月板横韧带与外侧半月板前角连续，后角比前角宽大。内侧半月板前角与关节囊和脂肪垫之间不连接，体部与后角与关节囊紧密相连，内侧半月板与内侧副韧带深层（关节囊韧带）和半膜肌相连，又借半月板髌骨韧带与髌骨相连，因而活动度小，易于损伤。外侧半月板呈"O"形，也分为前角、体部和后角。前后角止点很接近，前角止于前交叉韧带后方，并与其相延续；后角止于内侧半月板后角止点的前方。外侧半月板与胫骨平台结合并不紧密，体部与后角交界处又有腘肌腱裂孔，因而外侧半月板活动度相对较大，较内侧半月板不易损伤。外侧半月板后角可发出两根韧带，分别走行于后交叉韧带前、后方，走行前方的称为Humphery's韧带，走行后方的是Wrisberg's韧带。正常人群中36%具有Humphery's韧带，60%～70%具有Wrisberg's韧带，约4%两者皆有。

有一种特殊类型的半月板，为盘状半月板（盘状软骨），半月板呈盘状，较厚，内、外侧均可见，国人外侧较多。盘状半月板分为3型：Ⅰ型，不全型；Ⅱ型，完全型；Ⅲ型，Wrisberg型。Ⅲ型最易出现弹响，因Wrisberg型盘状半月板除半月板股骨韧带外，无其他止点。盘状半月板较正常半月板更易受损伤而出现症状。

半月板的主要功能为减震缓冲，填充关节隙，使膝关节更易于活动，防止股骨髁前滑，防止过度屈伸，调节关节内压力和分布滑液。

半月板的血供来自膝内外侧动脉，前后角还接受来自膝中央动脉的血供。内侧半月板近滑膜缘

10% ~ 30% 宽度和外侧半月板近滑膜缘 10% ~ 25% 宽度有血管分布, 其余部分为无血管区。半月板红区(即近滑膜缘血供丰富区)撕裂可愈合, 红白区(血管分布可达范围的边缘)撕裂理论上可通过血管增生修复, 白区(无血管区)撕裂无法愈合。

(三)损伤机制与损伤病理

半月板损伤多分为创伤型和退变型两种。创伤性半月板损伤分为纵裂、水平裂、斜裂、放射状撕裂(横裂)、瓣状裂、复合裂等 6 种。纵裂指半月板裂口沿纵轴走行, 可为部分撕裂或全层撕裂。半月板滑膜连接部纵裂又称为边缘分离。如果半月板游离缘出现皱褶, 可能属正常表现, 但应警惕有靠近边缘纵裂或边缘分离存在, 以内侧半月板尤甚。另一种较大纵裂, 分裂部如桶柄样分离, 嵌于股骨髁和胫骨平台间, 称为桶柄样撕裂。水平裂为半月板裂, 为上下两层, 类似鱼口, 又可称为"鱼口状撕裂"。斜裂均为全层撕裂, 裂口由游离缘斜行走向边缘, 在前角称为前斜裂, 在后角称为后斜裂。放射状裂与斜裂类似, 其走行由游离缘垂直走向滑膜缘, 即横裂, 部分撕裂和全层撕裂均可能出现。瓣状裂指损伤处半月板残端如片状悬挂于半月板上, 可继发于水平裂。复合裂指半月板同时出现上述几种损伤类型, 表明损伤较严重。创伤性半月板撕裂多为运动损伤所致, 主要是间接暴力引起。通常的损伤机制是在膝负重时屈伸旋转扭伤造成。在伸屈运动中, 半月板与胫骨平台关系密切。膝关节伸直时, 半月板向前移动。屈曲时向后。而在膝关节旋转内外翻时, 它又和股骨髁一起活动, 使半月板与胫骨平台间摩擦。因此, 在膝关节伸屈过程中如果同时又有膝的扭转内外翻动作, 则半月板本身就出现不一致的活动, 即所谓膝关节半月板的"矛盾运动", 引起半月板撕裂而产生症状。这种动作在篮球的切入转身上篮、足球运动的跑动中急转急停和体操运动翻转落地时膝晃动中容易发生, 内外侧半月板均可出现。举重运动中挺举的膝外翻位发力易造成外侧半月板损伤, 膝过伸伤也可以造成半月板前角的挤压造成损伤, 如踢球时漏脚。

退变性半月板损伤常继发于半月板退变、关节不稳致半月板长期磨损及退行性骨关节病。此时半月板组织变性, 其含水量下降, 脆性增加, 则容易在受到小的扭伤力或因股骨髁关节面不平而磨损时发生撕裂, 以内侧半月板较多见, 与慢性劳损伤有关。还有一种损伤类型为半月板内撕裂, 仅在损伤部位半月板质地变软, 切开后可见半月板内有不同程度的撕裂。半月板损伤后经过一段时间可以发生纤维软骨变性, 甚至钙化。盘状半月板因其形态容易损伤而出现撕裂。

(四)诊断

仔细询问病史和查体可以诊断 75% 的半月板撕裂。但急性损伤因疼痛、肿胀影响检查, 因此很难通过临床检查来确诊, 需通过辅助检查和排除其他外伤来诊断。

1. 病史 半月板撕裂一般均有膝关节外伤史, 急性伤后关节疼痛、肿胀、活动受限。关节积液一般较轻, 多发生在外伤次日, 为损伤后牵扯滑膜引起的炎症反应, 如果并发关节内韧带损伤和断裂则肿胀比较明显, 出现时间也比较早。陈旧半月板损伤病例疼痛往往不重, 也可以无明显疼痛, 疼痛于活动多后出现, 休息后能缓解。有些患者在关节一侧可有弹响, 为损伤后半月板不稳定造成。有的半月板撕裂可以出现交锁, 交锁后关节无法伸屈活动, 伴剧痛, 为撕裂的半月板组织移位至股骨髁和胫骨平台中部或前方, 或者移至髁间窝所致。

2. 查体

(1)活动度检查: 一般无明显限制, 或仅轻度的屈伸受限, 但如有交锁则活动度明显受限。

(2)浮髌试验和积液诱发试验: 可以检查出关节积液, 在急性损伤时或陈旧伤症状较明显时可检查出关节积液。

(3)股四头肌萎缩: 应用皮尺测量双侧髌上 10cm 处的股四头肌周径。一般陈旧伤者会有萎缩, 以内侧头为主。

(4)关节隙凸和压痛: 损伤侧关节隙可有突出感, 为半月板损伤后不稳突出, 以及损伤半月板周围滑膜发炎肿胀所致, 有明显压痛。突出特别明显的应考虑到半月板囊肿的可能。

(5)麦氏征(McMurray 试验): 将小腿内外旋同时做屈伸动作, 如出现关节隙疼痛和弹响视为阳性。此检查敏感性不高, 约 60%, 因此阴性并不意味着没有半月板撕裂存在。此检查实际是重复损伤动作, 操作时注意不要加重损伤。

（6）摇摆试验：屈膝30°左右，一手握小腿，一手拇指按压关节隙，做内外翻摇摆动作，如果感到半月板进出或痛响者为阳性，提示半月板损伤后松动。

（7）半月板研磨试验（Apley试验）：俯卧位，屈膝90°，用力沿小腿轴向下压足底或向上提拉足背，同时做极度内外旋转动作，如牵拉出现疼痛很可能为韧带损伤，如加压出现疼痛不适则为半月板损伤。

（8）过伸和过屈痛：半月板前角或后角损伤在过伸或过屈时会产生挤压疼痛。所有体征的敏感性和特异性都不高，因此需要检查者从病史到查体综合判断。

3. 影像学检查

（1）关节造影：向关节内注射碘油造影剂，如果半月板有撕裂则可显示撕裂的形态和部位。准确率约85%。

（2）MRI：可以有效诊断半月板损伤，诊断准确率为90%。半月板在磁共振上显示的异常信号分为3度：Ⅰ度，半月板内点状信号；Ⅱ度，半月板内线状信号，不达上下关节面和边缘；Ⅲ度，半月板内线状信号，达关节面或边缘。Ⅱ度信号提示半月板变性，Ⅲ度信号提示半月板撕裂。关节磁共振检查除了能发现半月板损伤外，同时还能发现关节内韧带、软骨以及关节外的病损，能有效减少漏诊机会。

（五）鉴别诊断

典型的半月板撕裂通过以上检查往往可以正确的诊断，但在临床上有的半月板撕裂症状与体征不特异，需要和以下疾患鉴别。

1. 关节侧副韧带损伤　韧带损伤部位有压痛，体部损伤时压痛可能就位于关节隙周围，此时应仔细检查压痛点，做侧搬试验和半月板检查，如果侧搬开口感明显且半月板损伤的体征阴性，则可排除半月板损伤。磁共振检查有助于鉴别。

2. 交叉韧带损伤　交叉韧带损伤时多并发半月板损伤，在诊断半月板损伤的同时一定要检查韧带。前后抽屉试验和Lachman试验阳性则提示前后交叉韧带有损伤。一般鉴别不难，但容易被忽略而造成漏诊。

3. 髌骨软骨病及内外侧间室软骨病或急性软骨损伤　可以引起假交锁，容易混淆。髌骨软骨病有自身的一系列检查为阳性，而麦氏征、摇摆试验为阴性，可以以此排除。内外侧间室软骨损伤可以有关节隙压痛，但半月板损伤体征多阴性，同时借助关节造影和磁共振可以发现软骨损伤的情况。

4. 慢性滑膜炎　可以因为滑膜增生肥厚嵌入关节隙而出现疼痛、交锁等类似症状。查体也容易混淆，磁共振检查多可以鉴别，少数需关节镜检查最终诊断。

5. 关节游离体　有交锁症状，易与半月板损伤混淆。鉴别要点是游离体交锁的部位不固定，多为游走性，而半月板损伤的交锁为一侧关节隙的固定性交锁。X线检查可以显示骨性游离体，磁共振可以显示半月板形态，均有助于鉴别。

6. 半月板变性或半月板周围炎　病史及查体不易鉴别，需关节造影和磁共振检查来诊断。

7. 膝外侧疼痛综合征　为膝外侧结构的微小损伤，常在局部形成滑囊炎。仔细检查压痛点及局部封闭可以鉴别。

8. 膝内侧副韧带滑囊炎　内侧副韧带周围可以形成滑囊炎，引起膝关节屈伸痛。通过触诊检查局部压痛点和局部封闭可以区分。

（六）治疗

半月板撕裂的治疗应强调个性化，根据患者损伤部位、程度，患者的职业、要求不同，选择合适的治疗方案与时机。随着半月板研究的不断深入，目前对半月板治疗的原则是早期发现，早期治疗，尽量保留半月板组织及半月板功能。

1. 非手术治疗

（1）急性期：急性损伤后一般有疼痛和轻度肿胀，如果没有交锁，可以应用棉花夹板包扎固定2～3周，服用非甾体类消炎药止痛，加强股四头肌力量训练。如不再出现症状，可以继续保守治疗和康复训练，逐渐恢复训练比赛。如果肿痛反复发生或伤后有交锁症状，一般考虑手术治疗。关节交锁可以通过手法解锁，但此类患者容易发生再交锁，软骨损伤的可能性将增大，应该予以手术治疗。

（2）慢性期：一般稳定型半月板纵裂，裂口<10mm，或者非全层撕裂（<50%）多无症状，可以保守

治疗。陈旧损伤如果症状不明显者可以训练比赛，但如果从事的运动项目需做扭转动作较多，应该考虑早期手术治疗，以免损伤加重，甚至造成软骨的严重磨损。症状明显者则更应尽早手术治疗。

2. 手术治疗　随着关节镜技术的进步，半月板撕裂的治疗手段也得到了加强。关节镜技术不仅损伤小，而且视野更佳，不会有残留损伤。目前基本所有的半月板疾病均可在关节镜或关节镜辅助下进行手术治疗。由于半月板组织撕裂后愈合能力差，且关节镜手术创伤小，恢复快，可以早期进行半月板缝合，避免后期不必要的半月板切除以及减少半月板损伤后的继发病损，现在半月板撕裂后大部分医生选择早期手术治疗，进行保守治疗半月板撕裂的已越来越少。通常采用常规关节镜前外和前内入路。在关节隙的上缘髌腱旁 0.5 ～ 1cm 做纵或横行切口，长约 1cm，切开皮肤及皮下组织，用锐的套管针穿透深筋膜及关节囊，感觉有突破感即可，不可穿刺过深，容易伤及关节内组织，然后用钝的套管针连同套管穿刺入关节，抽出钝的套管针置入关节镜。根据损伤类型的不同对半月板进行切除、缝合等处理。目前为了避免半月板切除后的软骨继发损伤，半月板移植也在临床上逐渐采用，短期临床效果尚可。

（1）半月板新鲜化处理和穿刺：对于稳定的非全层撕裂和纵裂口宽度不到 10mm，撕裂部位位于红区或红白区者，可以采用新鲜化处理和穿刺。在关节镜下用半月板锉和刨刀将裂口磨平，制造新鲜创面，同时用穿刺针在裂口处垂直半月板走行穿刺数针，达滑膜缘，以利于出血形成纤维素粘连和边缘血管的增生，促进愈合。

（2）半月板缝合：经典的半月板缝合指针是位于红区或红白区 >10mm 的单纯纵裂，半月板组织没有变性或形态异常。现在对于血供丰富区域的横裂或层裂也有患者进行缝合。年轻的患者愈合率高，但年龄也不是绝对的影响因素。手术可以切开或者在关节镜下完成。早年由于器械和关节镜技术的原因多切开，现在绝大多数的修补都在镜下完成。关节镜下缝合技术分为由内向外、外向内和全内缝合三类。

由内向外技术是在关节镜下由关节内向外将缝线的两端分别经裂口穿出皮外，并另做小切口将缝线于皮下关节囊外打结固定。缝合外侧半月板后角时需另做后外切口，并保护血管神经后进行。由外向内技术是在关节镜下将缝线经穿刺针穿入裂口两端，再由另一穿刺点用双股引导线将缝线拉出，另做小切口在关节囊外打结固定。此法适用于半月板前角和体部缝合，对于后角，特别是外侧半月板后角，因容易损伤神经血管，不宜采用。

全内缝合技术是在缝合材料和关节镜下缝合技术发展后建立起来的。目前全内缝合的器械较多，有半月板箭、T-Fix、Rapid-Lock、Fast-Fix 等，半月板箭操作方便，半月板箭的螺纹为倒刺状，使半月板裂口的固定较牢固。T-Fix 是缝线的一端连有微型可吸收棒，经裂口纵向穿入半月板滑膜缘，拉紧时可吸收棒横行卡住，穿入第二根缝线后两线拉紧，镜下打结，即完成一次缝合。Fast-Fix 缝合技术在生物力学特性方面基本等同于垂直褥式缝合，缝合强度很高，操作也比较简便。

使用任何一种缝合方法前，需要用半月板锉和刨刀将裂口新鲜化处理，以提高愈合率。缝合后须再探查损伤缝合处的稳定性，如缝合张力仍差，须再增加缝合针数。

（3）半月板部分切除：半月板撕裂较局限，周缘组织结构稳定，可以进行部分切除，适用于未达红区的横裂、斜裂、水平裂、瓣状裂、半月板变性和不可修补的纵裂。目前对于层裂切除较薄层的组织后，如果剩余部分的张力好，也可以进行保留。部分切除后的剩余半月板一定要再检测一下半月板的张力与稳定性。保留部分完好的半月板对减少生物力学改变和继发软骨损伤有一定作用。

（4）半月板全切除或次全切除：严重复杂裂、退行性撕裂或范围广泛的层裂到了半月板滑膜缘，破坏了半月板的稳定性时半月板往往难以进行保留，须进行全切或次全切除。全切时要尽量将不稳定的半月板组织切除完全，勿残留不稳定前、后角等。外侧半月板全切时注意勿伤及过蹋肌腱。进行半月板成型或切除时可以使用篮钳逐步修整半月板组织，也可以使用钩刀或推刀大块切除半月板组织，使用后者进行操作时可以提高效率，但因容易造成误损伤，所以需要对关节镜技术熟练掌握后才能使用。

（5）半月板移植：在半月板被部分或完全切除后如果早期开始出现负重疼痛时，为防止关节软骨损伤的进一步加重可以采用半月板移植。膝关节骨关节炎或大面积的软骨损伤；股骨髁或胫骨平台半月板区超过 10 ～ 15mm 的全层软骨缺损；股骨髁变形；关节不稳；力线不正；年龄 >50 岁或过度肥胖的患者不适合半月板移植。并发下肢力线异常或关节不稳的可以先进行力线矫正或韧带修复重建再行半月板移植，目前也有同时进行大面积软骨修复与半月板移植的报道。移植的半月板可以是人工半月板（胶原半月板，CMI），也可以采用同种异体半月板。人工半月板多应用于内侧半月板部分切除术后；同种异体半月板可应用于内外侧半月板切除后。移植时采用关节镜下或切开半月板缝合技术。目前已有不少成功应用于人体的报道，移植排斥反应很低。近年来，很多学者开始尝试组织工程半月板来移植重建半月板，即通过骨髓干细胞在体外诱导分化为软骨细胞并种植于支架（一般采用胶原支架），形成纤维软骨样组织，类似半月板组织，再移植入体内，达到重建缺失半月板的效果。此方法正处于动物实验阶段，相信不久后可应用于临床。

3. 康复

（1）半月板缝合：术后即开始股四头肌练习，如直抬腿和肌肉收缩练习。四周内避免主动活动，被动屈膝练习保持在90°范围内，减少对半月板的应力。4周后练习主被动屈膝，尽快达120°以上，术后8周后开始负重练习。在活动度、肌力和柔韧性达健侧的90%以上后恢复运动。

（2）半月板部分或切除术：半月板部分切除、全切除术后即可负重，可进行股四头肌力量练习，出血期后即可活动度练习，4~6周酌情恢复正常活动和运动。

二、半月板变性和半月板周围炎

（一）概述

系指半月板无明显撕裂而半月板组织变性或半月板周围组织慢性炎症。在运动中轻微反复扭伤、挤压和震动引起半月板及其周围组织退变和炎症反应。

（二）病理

半月板变性和周围炎病理表现为半月板肿胀、增厚，质地变硬，色黄，局部呈银白色斑点或条状"石棉样变"。半月板周围血管增生，组织增殖，伴水肿和慢性炎症。可波及脂肪垫，形成脂肪垫炎和粘连。

（三）临床表现

关节隙疼痛、肿胀、弹响，也可以有绞锁。关节隙有压痛和挤压痛。影像学无撕裂表现，磁共振半月板呈Ⅱ度变性。

（四）治疗

主要是半月板周围痛点局部激素封闭治疗，多可缓解，少数变性严重者需手术切除变性的半月板。

三、盘状软骨损伤

（一）概述

盘状软骨是半月板的特殊解剖学变异，外侧多于内侧，分为完全型、不完全型和Wrisberg型。也可分为原始型、中间型和婴儿型。

（二）损伤病理

盘状软骨较正常半月板宽大而且厚，完全充填了股骨和胫骨间的关节隙，使二者不能接触，受力集中于股骨髁和盘状软骨及胫骨平台和盘状软骨间，在屈伸过程中容易发生弹响，运动时也容易受到损伤。

（三）临床表现

可以有膝关节创伤史，也可以无明显创伤。关节一侧疼痛、弹响或交锁。查体时可以发现屈伸膝关节有弹拨现象。麦氏征有钝响。MRI显示3个或3个以上层面半月板呈宽厚盘状，而非三角形。

（四）治疗

主要是盘状软骨切除，有的也可以进行成型手术。盘状软骨损伤多为较大层裂，且损伤多靠近腘肌腱间隙处，或并发前后角的边缘分离，因此很多损伤的盘状软骨难以保留。盘状软骨的成型要谨慎，对于损伤较轻、撕裂局限的患者可以进行成型，成型时一定要仔细探查，避免遗留损伤，由于盘状软骨较厚，开始时难以探查清楚，可以先进行部分切除待间隙显露后再详细探查，同时还要确认盘状软骨的前后角止点完整，滑膜缘连接完整、坚强。除了盘状软骨体部修整外，还要对前后角进行修整，使前后角宽度适当。另外成形后要进行屈伸测试，如果仍有弹响，说明半月板仍较厚或不稳定，须将剩余半月板组织削薄。

盘状软骨切除后因该侧空虚，患者有不适感，需 1~3 个月才能适应。目前对于不可避免的盘状软骨全切的患者，可以一期进行半月板移植，也可以在患者出现负重疼痛但软骨未出现大面积损伤前进行二期的半月板移植。

四、半月板囊肿

（一）概述

半月板囊肿发病年龄主要为年轻人，多数发生在外侧半月板，与内侧之比为 5 : 1 ~ 10 : 1。

（二）病因

病因至今未能肯定。有人认为是先天异常，也有部分作者认为是由损伤引起。观察发病中大多数是从事体育训练者。目前多数学者认为与半月板损伤和半月板变性有关，以半月板层裂居多，在半月板缝合术后也可以发生，可能为滑膜细胞存留于囊内分泌黏液所致。囊肿与关节内通路的阀门机制也被广泛接受。

（三）病理

半月板囊肿病理特点为纤维囊性肿物，可呈单房或多房性，其内为黄色胶东样黏液，与半月板相连，多数伴半月板损伤，以水平裂为主。内侧半月板囊肿以体后部居多，外侧半月板囊肿以前体部及腘肌腱裂孔区居多。

一般分为四类：

1. 半月板内囊肿　半月板内的液体聚集，多见于外侧半月板前体部。

2. 半月板周围囊肿　最常见的半月板囊肿，表现为半月板周围的囊腔或液体聚集，多伴有半月板的水平撕裂。

3. 滑膜性囊肿　多与遗传或先天因素有关，表现为关节囊的小袋状突起，不伴有半月板撕裂。

4. 半月板关节囊分离　多为内侧半月板与内存关节囊及内侧副韧带深层分离，内有液体，并非严格意义上的半月板囊肿。

（四）诊断与鉴别诊断

半月板囊肿常发生于 20~30 岁男性，外侧较内侧更容易发生。发病原因尚存争议，膝关节疼痛，发现肿物是最常见的症状。可能伴有半月板损伤症状，有个案报道外侧半月板囊肿压迫腘动脉导致下肢缺血，并有报道腓总神经受压导致垂足。

查体在关节线附近可明显触及肿物，尤其是前外侧，肿物可以有压痛，但无红肿。Pisani 征（+）：肿物在关节伸直或稍屈曲时明显，完全屈曲时消失。有时症状和体征均不明显，须通过辅助检查 B 超、MRl 等检查才可确诊。超声检查可以发现液性暗区，MRI 检查是诊断半月板囊肿的最佳手段，一般囊肿在 T_1 加权像上呈均匀的低信号，在 T_2 加权像上呈明显的均匀高信号，其内液体的信号与关节液相近，有时由于水分吸收后囊液黏稠或有血性液体，T_2 加权像上信号强度可能呈中等或中高信号。磁共振同时可以显示半月板的损伤和与囊肿的关系，以及与周边组织的相关性。

半月板囊肿分为半月板内囊肿和半月板周围囊肿。注意与腘窝囊肿、脂肪瘤、纤维瘤及滑囊炎鉴别。

（五）治疗

半月板囊肿的主要治疗方法是手术。

1. 半月板内囊肿　关节镜下部分切除半月板及囊肿，并尽可能多保留半月板。关节镜采用常规前外及前内入路即可。

2. 半月板周围囊肿　单纯切开行囊肿切除常忽略半月板损伤的处理，容易遗留症状或复发，囊肿切除后须同时处理伴随的半月板损伤及其他关节内损伤。目前膝关节半月板周围囊肿的治疗有以下几种方法：

（1）切开手术：切除半月板囊肿及损伤的半月板。由于半月板在正常膝关节活动中的重要作用，半月板切除后关节软骨会发生严重的退变，同时切开手术创伤大，不利于术后的恢复，目前多不提倡。但对严重的半月板撕裂及巨大的半月板囊肿，仍不失为可选方法之一。根据囊肿所在部位行髌旁内侧或外侧纵或斜切口，切口向下延伸时注意隐神经皮下支。关节线水平的横行切口也可采用，但限制了关节内其他结构的探查。

（2）关节镜手术：目前最常用。可以同时处理囊肿及关节内的伴随损伤。关节镜入路同前，根据关节镜探查的半月板损伤情况，修整、缝合或切除半月板（尽可能保留半月板组织），开放囊肿在关节囊上的通道口，可见有囊液（黄色胶冻样或血性）流出，并可用刨削器伸入其中抽吸囊液，或用篮钳伸入其中将内容物及囊壁切除。如囊肿消除不满意，可以辅以外侧挤压或经皮针刺抽吸。术后优良率可达89%。

（3）切开手术辅助关节镜手术：如囊肿较大，可至关节镜下处理关节内损伤完毕后，切开直接切除囊肿，并用可吸收线缝合囊肿与关节腔的通道，以防其复发。

3. 滑膜性囊肿　操作方法同半月板周围囊肿。

4. 半月板关节囊分离　在关节镜下处理关节内损伤完毕后，需镜下或切开缝合内侧半月板边缘与内侧关节囊及内侧副韧带深层之间的间隙，以消除症状。术后康复：利用棉花夹板或其他加压包扎方法固定患膝1周，早期即开始股四头肌舒张收缩练习。术后2d可以开始下地负重行走。1周后去棉花夹板，改用弹力绷带固定，并逐步开始关节屈伸练习。4型囊肿术后4周屈膝达90°。根据半月板切除情况及关节软骨损伤情况，2~3个月完全恢复日常活动及训练。

第五节　踝关节韧带损伤

踝关节韧带损伤是非常多见的运动损伤，在关节韧带损伤中发病率最高，其中又以外侧副韧带损伤最常见。

一、外侧副韧带损伤

（一）解剖

外侧副韧带由3束组成，由前向后分别是距腓前韧带、跟腓韧带和距腓后韧带。主要作用为限制距骨前移和内翻。距腓前韧带起自外踝前缘，向前下斜行止于距骨颈外侧面，厚2~2.5mm，中立位时距腓前韧带与足的长轴平行，与小腿的长轴垂直；主要作用是限制距骨前移。跟腓韧带起自外踝尖，向后下斜行止于跟骨外侧面，位于腓骨长短肌腱的深方；主要作用是限制跟骨的内翻。距腓后韧带起自外踝后部的外踝窝，水平向后止于距骨后外侧突，是3束中最强壮的1束；主要作用是限制距骨后移，很少发生损伤。

（二）损伤机制

旋后损伤是最常见损伤机制。踝关节的旋后损伤时距腓前韧带断裂最先断裂；如果损伤暴力持续，跟腓韧带随后断裂；距腓后韧带很少发生断裂。单纯内翻损伤也可导致外侧副韧带断裂。急性损伤如果诊治不当，就会导致韧带松弛，踝关节容易反复扭伤。

（三）损伤病理

由于韧带实际是关节囊的增厚部分，又构成腓骨肌腱纤维鞘的底部，所以韧带断裂多同时并发踝关节和腓骨肌腱鞘内积血。当韧带完全断裂时，关节腔与腓骨肌腱鞘相通，按压积血的关节腔会导致腓骨肌腱鞘膨起，此点对韧带完全断裂具有诊断意义。根据韧带断裂程度不同，可将损伤分为3度。Ⅰ度损伤是指韧带拉伤，关节无不稳。Ⅱ度损伤是指韧带部分断裂，轻度不稳定；韧带完全断裂为Ⅲ度损伤，同时并发明显的不稳定。

（四）诊断与鉴别诊断

1. 症状　踝关节扭伤后外侧软组织肿胀、疼痛，严重时有瘀斑，伴有不同程度的活动受限。严重者患侧不能负重行走。

2. 体征

（1）压痛：压痛点主要在踝关节外侧，即距腓前韧带和跟腓韧带所在的部位。寻找压痛点时应注意联合伤的检查。压痛点的检查应包括：距腓前韧带、跟腓韧带、距腓后韧带、跗骨窦韧带、跟骰韧带、距骰韧带、距后三角骨、副舟骨及距胫前韧带。触诊标志是先找到跟距关节外侧的凹陷，即跗骨窦。跗骨窦外上缘与外踝尖的连线即距腓前韧带；趾短伸肌肌腹的深方即为跟骰关节；第5跖骨底为腓骨短肌的止点，找到此点即可触到跟骰关节。主要标志找到后，韧带是否损伤就容易确诊（图3-1）。

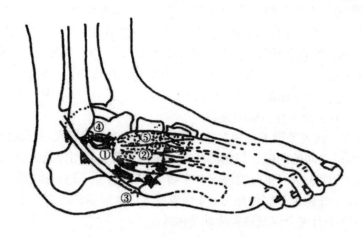

图3-1 踝关节外侧的解剖标志
①跗骨窦及其韧带；②趾短伸肌；③腓骨短肌止点；④距腓前韧带；⑤趾短伸肌肌腱

（2）足旋后试验：重复损伤动作，将足被动旋后，外侧相应的损伤部位即出现疼痛。如果踝内侧疼痛，提示副舟骨损伤，或内侧三角韧带损伤。

（3）前抽屉试验：目的是检查外侧副韧带是否完全断裂。检查者一手握住小腿远端，一手握住足跟，使距骨向前错动。两侧对比，如果伤侧错动范围较大即为阳性。此试验通常在踝关节轻度跖屈位最容易进行。也有文献认为踝关节中立位抽屉试验阳性说明距腓前韧带完全断裂，跖屈位抽屉试验阳性则说明跟腓韧带完全断裂。

（4）内翻试验：将踝关节被动内翻，如果伤侧踝关节在外侧关节隙的"开口"程度较大即为阳性。说明距腓前韧带和（或）跟腓韧带完全断裂。

3. 并发损伤 外侧副韧带损伤常同时并发足踝部其他组织损伤，包括跗骨窦韧带损伤、三角韧带损伤、副舟骨损伤、距后三角骨损伤、距骨骨软骨切线骨折以及跟骰关节损伤等。

4. 辅助检查 包括踝关节X线、关节造影和MRI。

（1）X线：包括踝关节前后位、侧位、踝穴位和应力位。前后位和侧位用来除外踝关节骨折、韧带止点的撕脱骨折，踝穴位可除外下胫腓韧带损伤，应力位可用来判断外侧副韧带损伤的程度。内翻应力位X线检查可测量距骨倾斜角，Cox和Hewes认为如果倾斜角较对侧>5°，提示外侧副韧带断裂。前抽屉应力位X线检查可测量距骨前移距离，Seilicson等发现正常踝关节距骨前移距离不超过3mm。如果距骨前移距离>3mm，提示外侧副韧带断裂。前抽屉应力位X线可显示距骨是否有前向半脱位的表现，这比测量距骨前移距离是否>3mm具有更大的诊断意义。由于急性损伤时关节肿痛，应力位X线检查多用于慢性损伤的诊断。

（2）关节造影或腱鞘造影：用以诊断韧带是否完全断裂。距腓前韧带完全断裂时，注入关节腔的造影剂会渗漏至皮下组织。由于跟腓韧带参与构成腓骨肌腱鞘的底部，因此在跟腓韧带完全断裂时关节内的造影剂会进入腓骨肌腱鞘；反之，如果将造影剂注入腱鞘，跟腓韧带断裂时造影剂会进入关节腔。由于这些检查均为有创性检查，而且假阳性率和假阴性率较高，所以不需要常规进行。

（3）MRI：踝关节中立位或背伸10°位轴位片可清晰地显示距腓前韧带和距腓后韧带。正常距腓前韧带的MRI影像为条索状均一的低信号，而距腓后韧带则为较宽厚的略呈扇形、不均一的信号。跟腓韧带在踝关节跖屈位的轴位片或冠状位片最清晰，表现为低信号的条带。急性损伤期可发现低信号的韧带中出现片状高信号、韧带连续性中断、周围软组织水肿以及关节腔积液等。慢性期的表现为韧带缺失、变细、松弛弯曲或由于瘢痕增生、血肿机化而增粗。

5. 鉴别诊断　注意与外踝骨折、距骨骨软骨损伤、跟骨前突骨折、腓骨肌腱断裂或脱位相鉴别。

（五）治疗

根据关节的稳定性确定治疗方案。治疗的目的是使患者尽快地、在最大限度上恢复到伤前运动水平。

1. 保守治疗　适用于踝关节无不稳定或轻度不稳定的病例。急性期应予以冰敷、加压包扎、休息（患肢制动）和抬高患肢；疼痛减轻后可尝试踝关节主动活动，逐渐负重行走，并进行肌力练习；疼痛消失后可进行肌力练习和各种功能性运动，例如直线跳、"Z"形跳、"8"字跳等。伤后3个月内进行体育运动时应使用护踝或绷带保护踝关节。

2. 手术治疗　适用于踝关节明显不稳定或保守治疗失败的患者。Staples研究发现，距腓前韧带和跟腓韧带均发生断裂时，保守治疗约58%的患者疗效满意，而手术治疗满意率可达89%。

1）急性韧带损伤：应将撕裂的韧带断端缝合在一起；当韧带从止点撕脱，难以直接缝合时，应进行韧带止点重建术。怀疑有关节内骨软骨损伤时，应进行关节镜探查，取出关节游离体。

2）慢性韧带损伤：手术方法有多种，可分为3大类。

（1）韧带短缩术：例如改良Brostrom法，在距离外踝止点2mm处切断距腓前韧带和跟腓韧带，然后重叠短缩缝合，并将伸肌支持带缝合到外踝上加固修补韧带。

（2）韧带止点前上移位术：例如Karlsson法，暴露距腓前韧带和跟腓韧带在外踝的附着点，将韧带附着点连同骨膜切下，向远端分离距腓前韧带和跟腓韧带瓣，在韧带原止点的后侧和近侧钻孔，将距腓前韧带拉向后侧，将跟腓韧带拉向近侧固定。

（3）肌腱移植重建韧带：可使用腓骨短肌腱、跖肌腱重建外侧副韧带。例如Watson-Jones法。

二、三角韧带损伤

（一）概述

三角韧带损伤在踝关节扭伤中所占比例<5%，通常和其他损伤同时存在。

（二）损伤机制

外翻或旋前损伤是其损伤机制。

（三）损伤病理

单纯的三角韧带损伤很少见，损伤程度较轻。严重的三角韧带损伤常伴有腓骨远端或近端骨折，下胫腓分离以及下胫腓前后韧带完全断裂。

（四）诊断与鉴别诊断

1. 症状　踝关节内侧软组织肿胀、疼痛，严重时有瘀斑，伴有不同程度的活动受限。慢性损伤患者踝关节有不稳感，容易反复外翻扭伤，尤其在不平的地面或进行体育运动时。

2. 体征

（1）压痛：内踝尖下方压痛最明显。

（2）足旋前试验：重复损伤动作，将足被动旋前，内侧相应的损伤部位即出现疼痛。

3. 辅助检查　包括踝关节X线、关节造影和MRI。

（1）X线：包括踝关节前后位、侧位、踝穴位和应力位。注意距骨是否外移，如果踝穴位内侧关节间隙>4mm，可诊断三角韧带断裂。外翻应力位X线检查可测量距骨倾斜角，如果倾斜角>10°，可诊断韧带断裂。

（2）关节造影：三角韧带完全断裂时，踝关节造影剂会溢出关节外。但此检查为有创性检查，不需要常规进行。

（3）MRI：踝关节背伸10°轴位片可显示构成三角韧带的4部分，而冠状位可显示三角韧带的浅层和深层。冠状位三角韧带呈扇形，由于纤维束之间含有脂肪组织而显示不均一的信号。急性损伤时表现为低信号的韧带中出现片状高信号、韧带消失、连续性中断、周围软组织水肿以及关节腔积液等。慢性期的表现为韧带缺失、变细、松弛弯曲或由于瘢痕增生、血肿机化而增粗。

4. 鉴别诊断　单纯的三角韧带损伤非常少见，Staples报道的110例踝内侧三角韧带损伤中，只有2

例是单纯的三角韧带损伤。注意是否并发外踝骨折、距骨后突骨折、下胫腓分离等损伤。

（五）治疗

1. 保守治疗　单纯的内侧副韧带损伤非常少见，通常损伤较轻，仅需保守治疗，包括休息、冰敷、加压包扎和抬高患肢等方法。并发下胫腓分离时，如果闭合复位后踝穴恢复正常，并且无弹性抵抗，可将踝关节维持于轻度跖屈、内翻位石膏固定3周。然后换用中立位石膏再固定3周，此期间可部分负重。整个过程中需进行X线复查，确保下胫腓联合无分离。陈旧损伤以肌力练习为主，包括胫骨后肌、胫骨前肌、屈踇长肌等。

2. 手术治疗　如果并发下胫腓分离，闭合复位失败则需手术治疗。手术包括下胫腓分离复位、横向螺钉固定下胫腓关节、缝合撕裂的三角韧带等。如果陈旧损伤保守治疗无效，则应手术治疗。包括韧带紧缩术以及肌腱移植韧带重建术。Du Vnes 法是将三角韧带十字形切开，再将其重叠缝合，达到紧缩韧带的目的，方法简单，效果较好。石膏固定原则同外侧慢性不稳定。

三、下胫腓联合韧带损伤

（一）概述

下胫腓联合韧带急性损伤的发生率要比我们临床印象中的高，但通常是不完全断裂，并且和其他踝关节损伤同时存在。多数在踝关节并发损伤得到治疗后，下胫腓联合韧带损伤也随之治愈。

（二）损伤机制

下胫腓联合韧带损伤一般是由外旋或背伸损伤导致。在踝关节骨折、脱位并发下胫腓关节分离的治疗中忽视下胫腓关节的处理而造成陈旧性下胫腓关节分离。

（三）损伤病理

下胫腓联合韧带断裂多同时并发内踝骨折、外踝骨折或三角韧带断裂。有时表现为下胫腓联合韧带的胫骨侧止点撕脱骨折。

（四）诊断与鉴别诊断

1. 症状　类似踝关节侧副韧带损伤，表现为关节周围软组织肿胀、疼痛，严重时有瘀斑，伴有不同程度的活动受限。但疼痛、肿胀最重的位置在踝关节前方下胫腓联合处，而不在侧方。慢性期踝关节有不稳感，反复外旋扭伤，局部肿胀、疼痛。尤其容易在不平的地面或进行体育运动时发生。

2. 体征

（1）压痛：踝关节前方下胫腓联合处压痛最明显。

（2）活动度减小：急性损伤因疼痛导致关节活动度受限，而陈旧损伤通常因瘢痕增生导致踝关节背伸范围减小。

（3）足外旋试验：屈膝90°、踝关节中立位，将足被动外旋，下胫腓联合部位即出现疼痛。灵敏性和特异性高。

（4）小腿横向挤压试验：在小腿的中上部将腓骨向胫骨横向挤压，如果下胫腓联合处出现疼痛即为阳性。

（5）Cotton 试验：手握足跟，横向移动距骨，如果距骨的横向移动度增大为阳性。

（6）腓骨移位试验：对腓骨远端施以前后方向的应力，如果下胫腓联合处出现疼痛即为阳性。

3. 辅助检查

（1）X线：包括踝关节前后位、侧位和踝穴位。下胫腓联合分离的X线表现有：踝关节前后位片上腓骨和胫骨远端的重叠部分 <10mm；踝穴位片上腓骨和胫骨远端的重叠部分 <1mm；踝关节前后位片上内侧关节间隙 >3mm。

（2）MRI：轴位片可清楚地显示下胫腓前、后韧带的损伤情况。

4. 鉴别诊断　三角韧带损伤时也会发生踝关节内侧间隙增宽，但压痛点在内侧。

（五）治疗

1. 保守治疗　单纯的下胫腓联合韧带急性损伤，无关节不稳定时，予以冰敷、加压包扎和制动。如果下胫腓联合分离在手法复位、石膏固定后关节稳定，则不需手术治疗。石膏固定关节于中立位 8 周，患肢逐渐负重。

2. 手术治疗

（1）急性损伤：闭合复位失败则需手术治疗。手术包括下胫腓联合分离复位、横向螺钉固定下胫腓关节、缝合撕裂的三角韧带等。术后非负重石膏固定 2～3 周，然后换用行走石膏，患肢可以部分负重；术后 6～8 周去除横向螺钉。如果下胫腓联合前韧带撕脱骨折，则应切开复位内固定撕脱的骨块。近来有学者使用纽扣—缝线装置（例如 Endon Button）固定下胫腓关节，具有术后不需长期石膏固定，患者可以早期负重，不需二次手术取内固定物等优点，但需进一步的临床研究来证实其长期疗效。

（2）慢性损伤：陈旧性下胫腓联合韧带损伤，下胫腓关节内瘢痕组织增生难以直接复位固定，通常需要切开进入下胫腓关节清理瘢痕组织才能进行复位。同时由于踝穴增宽，关节内侧间隙也会出现软组织增生而影响复位。可于关节镜下清理下胫腓关节和踝关节内侧间隙的瘢痕组织，使分离的下胫腓关节复位，再用横行螺钉固定。U 形石膏固定踝关节于中立位 6 周，然后去除内固定，进行康复练习。

第六节　跟腱损伤

一、跟腱腱病

（一）概述

该病是指跟腱组织变性及跟腱腱围组织的炎症，腱围炎多与跟腱炎同时发生但也可单独出现。在运动员及演员中较多见。是运动创伤中病期长且治疗困难的创伤之一，对训练影响很大。

（二）病因与病理

1. 病因　大部分病例系跑跳过多，跟腱局部劳损致伤。在一次激烈运动中出现跟腱疼痛者（一次拉伤）较少。一次激烈运动后经 1～3d 出现跟腱疼痛者（一次练习劳损）或动作练习过多受伤原因不明者（逐渐劳损）较多。运动鞋的局部磨损也可以引起此症。其他易发因素还包括血液循环不良、腓肠肌和比目鱼肌功能不良、体重增加、后足外翻、踝关节不稳等。使用喹诺酮类抗生素如环丙沙星会抑制跟腱内 PGE2 的生成，影响细胞活动的调节作用，引起跟腱腱病。跟腱的基质是高分子聚合物，劳损以后，基质结合的水分下降，即成此症。长时间跑步后跟腱组织中的黏多糖增加，被认为是疼痛的原因。

由于跟腱的血流下降和其"第二腱束"新陈代谢降低（第二腱束中无血管，其营养是依靠弥散作用），早期出现跟腱的脂肪沉着。此后，在腱束中出现腱动脉的粥样硬化(因腱细胞核及细胞结构的破坏产生的），进一步因脂肪变及血管硬化形成的局部缺血引起钙质沉着，产生钙化性跟腱炎。腱围的变化主要是血管受损所致，即反复牵拉撕裂腱围各层与结缔组织之间的血管，液体溢至层间，破坏了各层之间的正常弥散功能，影响黏多糖的吸水与放水作用，敛润滑力降低，摩擦力增加。且血管破坏时，血浆与蛋白积聚于各层之间也可增加摩擦力，甚至引起粘连。认为腱的变性，营养障碍学说（血供及淋巴）还是有道理的，其发生可能是腱围血管破坏影响跟腱，也可能是血管本身被反复牵扯劳损所引起内膜增厚或局部运动过劳反复不断的长时间血流加速加大，小动脉壁负担加重结果引起内膜增厚、管腔狭窄，以至供血不足，弥散供应作用不充分，渐渐继发跟腱纤维变性（特别是玻璃样变性）。至于腱围的肥厚及粘连则为不断劳损或外伤撕裂及出血后结缔组织增生或机化的结果。至于跟腱钙化与骨化的发生可能是腱或血管壁的组织细胞或中胚叶细胞，由于外伤后酶或某些生长因子（如骨形态蛋白等）的作用"返老还童"，加上局部缺氧，使其分化成软骨岛，再进一步钙质沉着（钙化），然后再化骨（骨化）。

特殊因素，如跟骨后上突过度突出，与跟腱形成撞击，造成跟腱局部慢性损伤，引发病理改变也是原因之一。该病可同时并发跟腱下滑囊炎，称为 Haglund 病。

2. 病理　跟腱腱病可以被认为是细胞基质对创伤适应的失败、细胞基质的合成和降解失衡造成的。

（1）大体标本所见：跟腱腱围肥厚充血，有的呈黄褐色，与腱组织紧密粘连，该部都可见横行血管，有的充血非常明显。跟腱本身也较粗大，硬韧，失去亮白色色泽，变成灰褐色，形态不规则，呈弥漫性、纺锤形和结节形增厚。

（2）显微镜下所见：腱围组织都有血管增生及管壁肥厚（硬化），纤维结缔组织也增多。腱围组织中及小血管周围有小圆细胞浸润。腱组织缺少炎性细胞浸润，愈合反应很小，有的跟腱呈玻璃样变，有的呈纤维变，有的出现截段变，也有的腱纤维之间出现脂肪组织。也有的腱纤维中出现钙质沉着，或出现软骨岛，继发钙化和骨化。除上述变化外，腱组织中还可见到增厚的血管数增加，其中有的是从腱围侵入的。

（3）电镜下所见：胶原纤维变细，纤维间存在黏液斑和空泡，纤维内可见脂肪堆积，纤维失去正常的结构层次。

（三）临床表现

该病患者的疼痛程度可以反映病变的严重程度，早期疼痛于剧烈运动后出现，病变加重后运动时也出现疼痛，严重情况下，日常生活中行走和伸屈踝关节时也会发生疼痛。查体时，急性期跟腱弥漫肿胀，压痛多位于中1/3，有时可触及捻发音，踝背伸时肿痛位置不随之改变。实际上急性期更多是腱围炎症表现。慢性期肿胀和捻发音明显减轻，跟腱局限压痛，可及结节性局限增粗、肿胀，结节有明显压痛，随踝屈伸而位置改变。

关于跟腱炎及腱围炎产生疼痛的原因：认为是腱及腱围组织中的感觉神经被压迫所致。例如，有的病例主动屈或伸踝关节时都痛。背伸痛很容易理解，即由于：①腱纤维被牵扯压迫神经末梢产生痛。②腱与腱围的粘连被牵扯产生疼痛。而跖屈时跟腱痛则很难理解，认为主要是粘连在腱上的腱围被牵扯所致，至于为什么病的早期只引起运动前后痛而运动中不痛，其原因可能与踝屈伸运动改善了血液及淋巴循环有关。第二级腱组织中无滋养血管，其营养是依靠淋巴的流动交换而获得，消除了局部肿胀，减少了对感受器的压迫刺激，疼痛即减轻。③生物化学因素如某些化学刺激物和神经递质如谷氨酸盐可引起疼痛，P物质和硫酸软骨素也参与疼痛的形成。

（四）诊断与鉴别诊断

1. 诊断　根据长期大量或高强度运动史，运动中或运动后跟腱区疼痛、肿胀、活动受限，查体跟腱可及肿胀、压痛或结节，屈伸踝时疼痛，多可诊断。辅助检查包括超声检查、X线或磁共振（MRI）。超声检查急性期可显示跟腱周围积液，慢性期可见腱围增厚、粘连，边界不清晰，跟腱纤维不连续，局部低回声区，局部跟腱水肿、增厚。X线在跟腱跟骨止点区腱病（或称末端病）时显示止点区钙化和骨化。MRI显示跟腱增粗，腱内高信号，跟腱下可以有高信号的滑囊炎，止点区有可能存在钙化或骨化。

2. 鉴别诊断

（1）跟腱断裂：本病急性期跟腱肿痛，MRI可显示腱内高信号，与跟腱断裂有相似之处。区别在于跟腱断裂患者俯卧位患侧跟骨结节较健侧明显延长，局部可及凹陷即明显压痛，Thompson征（捏小腿三头肌试验）阳性。

（2）腓骨肌腱和胫后腱病：由于两肌腱与跟腱位置接近，故可能混淆。诊断腓骨肌腱和胫后肌腱腱病的关键在于触及正确的解剖位置，两肌腱位于跟腱两侧，内外踝后方，分别触诊如有压痛诊断成立。查体时足分别做旋前或旋后抗阻，诱发疼痛则为腓骨肌腱或胫后肌腱腱病。

（五）治疗

根据病理改变及发病机制，认为其治疗应根据病情的缓急分别对待。

1. 急性期　减少致伤活动或运动。冷疗（冰敷）可减少水肿，减少血管增生，降低腱内代谢，减轻疼痛。非甾体类消炎药可短期应用，减轻疼痛，促进康复锻炼，长期使用效果不明。支持带或穿高跟鞋可以避免再伤。类固醇激素局部注射不推荐使用，存在增加跟腱断裂概率的可能。跟腱内注射小剂量肝素、透明质酸酶和抑肽酶可治疗腱内病变。其他如超声、激光、电刺激等理疗均可使用。

2. 慢性期　治疗应以改善血液及淋巴循环为主，如用理疗及按摩等，但更重要的是安排训练，包括小腿三头肌的离心肌肉力量锻炼。慢速全脚掌着地跑是有效的锻炼方法，对跟腱起较轻的牵扯作用，可以促使血液回流，改善局部的血液和淋巴循环，也可以将粘连的瘢痕拉长或松解，对消除疼痛肯定也有一定作用。对慢性病例经以上各种处理仍不能治愈者或已变成腱硬化症者，应手术治疗。

3. 手术治疗 手术治疗主要是切除粘连的腱围组织，切除结节，纵向切开病变区跟腱，将变性组织切除。如果切除的病变腱组织较多，可取腓肠肌腱瓣翻转加固缝合。Haglund病需同时切除跟骨后上突较突出的部分。对于末端病止点处的骨化不可切除过多，以免保留的正常跟腱组织过少而发生术后断裂。手术满意率为75% ~ 100%。

二、跟腱急性断裂

（一）概述

跟腱是人体最强大的肌腱之一，能承受很大的张力，除有个别疾病外，在日常生活中很少发生断裂，但是学生、运动员及演员中却非罕见。近年来由于体育运动及群众性文艺活动的广泛开展，跟腱断裂的发生有增多的趋势，其中以体操运动员及武打演员更为多见。

（二）病因与病理

病因根据受伤机制的不同一般可分为两类。

1. 直接外力

（1）开放性：跟腱为锐器切割伤，运动员中少见。

（2）闭合伤：一般是当跟腱处于紧张状态，再受外力撞击而断裂。

2. 间接外力 运动中发生跟腱异常受力，造成跟腱断裂。关于因间接外力而发生的跟腱断裂，不少作者认为，跟腱本身多先有疾病或受伤，再因另一次牵扯而发生断裂。但也有些作者认为，在运动员中跟腱断裂前都无任何跟腱疾病。跟腱无外伤病史者只占少数。局部或全身激素的应用、喹诺酮类药物的使用与跟腱断裂的发生相关。此外跟腱断裂也多发生于疲劳或训练不良的运动员，可能和此时的小腿三头肌本体感觉不好有关。

关于跟腱因间接外力发生断裂的损伤机制系踝在背伸位突然用力蹬地所致。例如，体操运动员的跟腱断裂均在后手翻落地时踝背伸20° ~ 30° 位踏跳，再接各种空翻转体暴发式用力时发生。按解剖分析司踝跖屈（即踏跳动作）的肌肉有4组，即小腿三头肌（下端为跟腱）、胫后肌、腓骨肌及屈趾肌群。但在踝的跖屈过程中，各个肌组所负职责不同，当踝在背伸20° ~ 30° 角发力跖屈时，小腿三头肌负主责。因为由跟骨结节到踝的轴心半径大，由踝尖到踝的轴心半径小，因而跟腱这是必然处于极度紧张状态，但胫后肌及腓骨肌则较松弛。这时如突然用力踏跳，已紧张的跟腱容易发生断裂。相反，当踝跖屈位踏跳则不然，跟腱因间距变短而肌张力相应减低，相对之下胫后肌、腓骨肌及屈趾肌群则承力较多，跖屈踏跳动作由4组肌肉分担，跟腱断裂的可能即大大降低。

综上所述，在间接外力引起的跟腱断裂中，已患跟腱炎及腱围炎的人更易断裂，但在运动员中跟腱断裂更重要的因素是踝于过度背伸位（背伸20° ~ 30°）暴发式发力。因而不应认为，发生跟腱炎及腱围炎之后就不敢做跑跳动作。重要的是应当避免过多或过早的（肌力不足）练习踝背伸位发力动作。疲劳会使肌张力异常增加，弹性下降，协调性破坏也是发生此伤的重要因素，应引起注意。跟腱断裂后腱的断端都呈马尾状，断端间隙有血肿，但出血很少，腱围多同时破裂，但跖肌腱却常常完好无损。如伤前已有跟腱炎及腱围炎，术中多可见跟腱组织有变性，腱围组织肥厚充血，并于跟腱紧紧粘在一起，有时跟腱下滑囊也有炎症，其组织检查见前。跟腱断裂修补后偶可发生再断裂。这时由于粘连，可同时有皮肤裂伤。

（三）临床表现

直接外伤与间接外伤引起的症状不同。

1. 直接外伤 所引起的开放性跟腱断裂伤部皮肤往往裂开出血，伤口内有时可见跟腱组织。多数患者断腱上缩不易察觉，因而很易漏诊，误为单纯皮肤裂伤，仅将伤口清创处理。这类患者以后多因提踵无力跛行而再诊。检查可发现跟腱紧张时腱的外形消失，可触到凹陷及退缩的跟腱残端。踝关节背伸范围加大，跖屈抗阻无力。捏小腿三头肌试验阳性。

2. 间接外力 所引起的跟腱断裂患者于受伤当时顿觉跟腱部疼痛，有被踢或棒击感（但能完成腾空动作，如后手翻落地再踏跳时跟腱已断，但可完成直体或转体空翻动作），随即足踝动作失灵，不能站立或行走，腓肠肌部位也疼痛或伴有麻木、发胀感。多数患者于受伤当时自己或别人听到"啪"的响声。此时检查可发现踝关节不敢自动伸屈，跟腱外形消失下陷，触之（最好将踝背伸）有一凹陷，该部压痛敏锐，但皮下肿胀并不显著。为时较久或可见轻度肿胀或皮下瘀血，以跟腱上 1/3 断裂时较为明显。虽然如此，但临床工作中却很易漏诊。

（四）诊断与鉴别诊断

1. 诊断　通过临床检查大部分跟腱断裂都能明确诊断，如果有疑问，可通过超声波或 MRI 来帮助确诊。

2. 鉴别诊断

（1）跟腱部分断裂：可有明确的外伤史，跟腱区肿痛，易致误诊，其原因是跖肌腱多不同时断裂，易误为跟腱部分断裂；而且跟腱断裂后由于胫后肌及腓骨肌的作用仍可屈踝，也易误为部分断裂，延误治疗。最重要的检查方法是捏小腿三头肌试验（Thompson test）。做法是令患者俯卧，两足置床沿外，然后用手捏小腿三头肌肌腹，健侧踝于捏肌肉时立即跖屈，而跟腱完全断裂时，捏肌腹时踝不动。这个试验不仅有诊断意义，术中对检验断端缝合的松紧度也很有使用价值。另外也可在此卧位检查踝的"休息位"改变，仔细观察可见患侧踝背伸角较健侧增大，足跟外形突出。对陈旧断裂可用来估计跟腱延长的长度。此外站位不能单足提踵也说明跟腱较对侧长，也是手术指征之一。

（2）跟腱腱病：见前文。

（3）踝关节扭伤：踝关节扭伤后部分患者因创伤性关节炎出现后踝疼痛，易产生误诊。但后方关节炎症的疼痛位置深在，同时前踝也会存在疼痛，压痛位于跟腱两侧深方，跟腱无压痛，踝关节活动度受限，X 线或 MRI 可协助确诊。

（五）治疗

如果伤后早期处理正确，康复与训练安排适当，完全可以恢复运动项目的正规训练与原有成绩，甚至对跟腱负担最重的体操或武打动作中的"空翻腱子"等也能完成。

1. 非手术治疗　近年来有人提倡跟腱断裂后不手术，而用长腿石膏将踝固定于自然跖屈位 8 周，再垫后跟走路 4 周的方法治疗跟腱闭合断裂。

Jalea 报道了 55 例，53 例有效，仅 2 例不良。也有一些非手术治疗的病例，收到良好的效果。但对于运动员及演员的跟腱断裂仍应持谨慎态度。因为保守治疗相比于手术治疗，具有更高的再断率及更多的小腿三头肌力的损失。而且对运动员及演员来说，治疗跟腱断裂的成败在于手术缝合时，准确地掌握好缝合的松紧度。非手术治疗不易做到此点，即使钢丝牵拉缝合法也不易做到。这对一般人来说是可以的，而对运动员及演员则不同，仅此一点即可完全丧失运动寿命或演出寿命。因此，我们认为，在无条件进行手术或局部皮肤有感染不宜手术的情况下，可采取非手术治疗法；反之以手术为宜。

2. 手术治疗　跟腱割裂伤。由于腱的断端较齐，组织缺损较少，手术缝合较易。间接外伤断端多参差不齐，呈马尾状，缝合困难，如将残端切除又势必影响踝的伸屈功能，因而，其修补原则是断端纤维重叠，稍加缝合，同时用腓肠肌腱瓣加固。腱瓣加固能增加跟腱的强度，减少再断的可能。跟腱断裂同时伴有跟腱炎及腱围炎者，腱瓣修补后症状多完全消失。术后需长腿石膏后托固定 3 周，短腿石膏后托固定 3 周，术后 4 周开始屈伸踝和滚筒练习，术后第 7 周开始垫跟穿鞋行走，术后 4～5 个月进行提踵练习、慢跑过渡至快跑，术后 6 个月恢复运动。跟腱部分断裂者在急伤期应冰敷。再将踝跖屈以石膏托固定 4～6 周。陈旧病例影响成绩者，应手术切除病变组织，再以石膏固定 5～6 周。恢复时间需 10～12 周。完全恢复训练至少需 4～6 个月。

三、陈旧性跟腱断裂

（一）概述

陈旧跟腱断裂往往是急性跟腱断裂后保守治疗失败，或医生误诊，或处理不当造成的。其中又以误诊所致的陈旧跟腱断裂最多。国外文献报道的误诊率为 20%～30%。国内对陈旧跟腱断裂的报道中，误诊率最高达 66.7%。

目前，划分急性跟腱断裂和陈旧跟腱断裂的分界线还不清楚。Carden 等认为，对于跟腱断裂发生在

1周以内的患者，手术治疗和非手术治疗的疗效均比1周以上的好。他们经过5年的随访发现，断后1周内接受手术治疗的患者，平均跖屈力是健侧的91%，而断后1周以上接受手术的患者的跖屈力只有健侧的74%。所以，他们把1周作为分界线。也有作者把4周作为分界线，他们认为断裂时间超过4周断端回缩较明显，此时采取端端缝合的手术方式往往有困难。

（二）病因及病理

1. 病因　跟腱断裂后未及时就诊或接诊时出现漏诊或误诊，耽误病情后发展为陈旧跟腱断裂。

2. 病理

（1）大体标本所见：陈旧跟腱断裂的患者的术中观察可见皮下脂肪、跟腱腱围和跟腱之间均存在广泛粘连，而且均有腱围、腱和断处的变性改变以及断端间的瘢痕连接。断端与跟腱下止点间的距离不等，多位于跟腱下止点上2~6cm。跖肌腱可完整。腱的缺损长度不等。部分跟腱断端见断端滑囊。断端滑囊的产生原因还不清楚，可能与陈旧跟腱处的断端积血所致。跟腱断裂后，断端的跟腱及其周围组织发生局限性的缺血坏死，坏死组织被包裹而且并发周围组织的渗出可能是形成断端滑囊的另一原因。

（2）显微镜所见：对陈旧跟腱断裂处的组织标本进行显微镜观察发现腱组织和瘢痕组织中的大量毛细血管增生，在增生的血管中，有一些血管的内皮细胞增生，导致管腔狭窄，还可见到毛细血管的动脉化现象。腱纤维结缔组织增生、玻璃样变、纤维截段变和局灶性坏死。腱纤维间脂肪变性和黏液变性。腓肠肌亦可见肌纤维结缔组织增生，肌纤维断面失去正常轮廓，肌细胞排列紊乱，肌纤维发生局灶性变性、坏死改变以及肌纤维出现严重的脂肪变性等改变。

（3）电镜观察：电镜下可见，组成跟腱的部分I型胶原纤维发生溶解，较多的胶原纤维发生弯折、扭曲，同一平面的胶原纤维有横向断面和纵向断面共同出现，胶原纤维束的排列完全紊乱，而且还可见到腱纤维间有钙质沉着。邻近断端的小腿腓肠肌的肌纤维中，与大致正常肌纤维电镜比较，肌原纤维和肌小节的结构完全紊乱。从显微镜和电镜观察结果来看，跟腱断裂后，病理变化不仅仅局限于跟腱处，还会累及到小腿三头肌的肌肉部分，肌肉部分也出现了局灶性变性、坏死和肌纤维间大量纤维结缔组织增生等改变。因此，跟腱断裂后，小腿三头肌的变化不仅仅是失用性萎缩这一适应性改变，而且还存在着变性、坏死的破坏性改变。这可能是术后小腿三头肌萎缩较难恢复的原因，也与跟腱术后跖屈力下降、耐力下降有关。

（三）临床表现

患者表现为提踵无力及跛行，上下楼及上下坡时更明显。查体患者有跟腱延长、俯卧位时患侧踝关节休息位跖屈角度减小，跟腱断端间可及凹陷，或为增粗发硬的瘢痕连接，患肢提踵无力、跖屈抗阻无力。Thompson试验（捏小腿三头肌）多为阳性，但部分患者该试验可疑或为阴性。

（四）诊断与鉴别诊断

凭上述检查往往就能对陈旧跟腱断裂进行确诊。MRI可以了解陈旧断裂的瘢痕情况和范围，B超检查可以清楚显示断端滑囊的情况。鉴别诊断见"跟腱急性断裂"。

（五）治疗

陈旧跟腱断裂需手术治疗。手术治疗的方法很多，有V-Y短缩术、腓肠肌腱瓣翻转加固缝合术、跖肌腱加固术、腓骨短肌腱加固术、屈趾长肌腱加固术、阔筋膜加固术、腓肠肌的肌腱联合瓣加固术、涤纶片加固术、碳纤维条加固术、蛋白多糖线加固术、聚乙烯网加固术等。通常，陈旧跟腱断裂的治疗一般遵循以下基本原则：①充分利用腓肠肌腱瓣和跖肌腱，尽量不用其他部位的自体腱或人工材料。②如断裂距跟腱止点较远，多用V-Y短缩缝合术；如断端在中部，且有均匀厚实的瘢痕组织连接，多用"Z"形缩短缝合术；如断端距跟骨结节较近，则同冠状劈开夹持近端短缩术；如断端的上外侧、下内侧或上内侧、下外侧腱组织较多，则用斜形短缩术；如清理掉断端的变性组织后，断端残留的可供利用的组织较薄弱，则用横断后重叠短缩术。③在进行短缩术时，如有跖肌腱存在，均用加固缝合，如无跖肌腱存在，则翻腓肠肌腱瓣进行加固缝合，如短缩缝合已很牢固，又无跖肌腱存在，也可不翻瓣加固。

术后康复与急性跟腱断裂类似，由于陈旧跟腱愈合较慢，我们把石膏固定的时间由6周延长为8周。然后逐步开始垫跟行走、慢跑和快跑，半年后根据情况可恢复剧烈活动。

第四章

非化脓性关节炎

第一节　类风湿关节炎

类风湿关节炎（rheumatoid arthritis，RA）是一种慢性、全身性、自身免疫性综合征，其特征是外周关节的非特异性、对称性炎症，关节滑膜的慢性炎症、增生，形成血管翳，侵犯关节软骨、软骨下骨、韧带和肌腱等，造成关节软骨、骨和关节囊破坏，最终导致关节畸形和功能丧失，部分患者伴不同程度的全身表现。

我国 RA 的患病率为 0.3% ~ 0.4%，美国本病患者约占人群的 1%，女性发病率较男性高 2 ~ 3 倍。各年龄组人群均可发病，但 25 ~ 50 岁为本病的好发年龄。病情和病程有个体差异，从短暂、轻微的小关节炎到急剧进行性多关节炎。受累关节以近端指间关节、掌指关节、腕、肘、肩、膝和足趾关节最为多见。髋关节受累少见。关节炎常表现为对称性、持续性肿胀和压痛，晨僵常长达 1h 以上，出现 RA 典型的手关节畸形。重症患者关节呈纤维性或骨性强直，并因关节周围肌肉萎缩、痉挛失去关节功能，致使生活不能自理。除关节症状外，还可出现关节外或内脏损害，如类风湿结节、心、肺、肾、周围神经及眼等病变。

一、病因

病因不明。目前认为除环境因素外也有一定的遗传倾向，相关基因位于 II 类组织相容性复合体的 HLA-DR131 位点的 5 肽上。在包括关节液细胞和血管炎中免疫复合物的发病机制中，免疫学异常起重要作用。浆细胞可产生抗体（如类风湿因子，RF），从而促进免疫复合物的形成。浸润滑膜组织的淋巴细胞主要是 T 辅助细胞，它们能产生致炎症的细胞因子。巨噬细胞和相关细胞因子（如肿瘤坏死因子，粒细胞-巨噬细胞集落刺激因子）在受累的滑膜中也很丰富。黏附分子的增加促使炎症细胞在滑膜组织中迁移和滞留。在疾病早期，有巨噬细胞衍生的内衬细胞的增加，同时还伴随一些淋巴细胞和血管的改变。

二、病理

1. 关节病变　如下所述。

（1）滑膜的改变：关节病变由滑膜开始，滑膜充血、水肿。以靠近软骨边缘的滑膜最为明显。在滑膜表面有纤维蛋白渗出物覆盖。滑膜有淋巴细胞、浆细胞及少量多核粒细胞浸润。在滑膜下层浸润的细胞，形成"淋巴样小结"，有些在小血管周围聚集。滑膜表层细胞增生呈栅栏状，表面绒毛增生。在晚期大部分浸润细胞为浆细胞，关节腔内有渗出液。

（2）肉芽肿形成：在急性炎症消退后，渗出波逐步吸收。在细胞浸润处毛细血管周围成纤维细胞增生明显。滑膜细胞成柱状，呈栅栏状排列，滑膜明显增厚呈绒毛状。滑膜内血管增生增多，即成肉芽肿，并与软骨粘连，向软骨内侵入。血管内膜细胞中有溶酶体空泡形成；血管周围有浆细胞围绕，滑膜内并可见"类风湿细胞"聚集。

（3）关节软骨及软骨下骨的改变：由于由滑膜出现的肉芽组织血管导向软骨内覆盖侵入，逐渐向软骨中心部位蔓延，阻断了软骨南滑液中吸收营养，软骨逐步被吸收。同时由于溶酶体内的蛋白降解酶、胶原酶的释放，使软骨基质破坏、溶解，导致关节软骨广泛破坏，关节间隙变窄，关节面粗糙不平，血管翳机化后形成粘连，纤维组织增生，关节腔内形成广泛粘连，而使关节功能明显受限，形成纤维性强直。待关节软骨面大部吸收后，软骨下骨大面积破骨与成长反应同时发生，在骨端间形成新骨，而致关节骨性强直。

由于关节内长期反复积液，致关节囊及其周围韧带受到牵拉而延长松弛。再加上关节面和骨端的破坏，使关节间隙变窄，从而关节韧带更为松弛。由于关节炎症及软骨面破坏，患者因疼痛常处于强迫体位。关节周围的肌肉发生保护性痉挛。关节周围的肌肉、肌腱、韧带和筋膜也受到病变侵犯而粘连，甚至断裂，最后导致关节脱位或畸形位骨性强直。

2. 关节外表现 如下所述。

（1）类风湿皮下结节：类风湿皮下结节是诊断类风湿的可靠证据，结节是肉芽肿改变，其中心坏死区含有 IgG 和 RF 免疫复合物。周围被纤维细胞、淋巴细胞及单核细胞所包围，最后变为致密的结缔组织。

（2）肌腱及腱鞘、滑囊炎症：肌腱及腱鞘炎在手足中常见，肌腱和鞘膜有淋巴细胞、单核细胞、浆细胞浸润。严重者可触及腱上的结节，肌腱可断裂及粘连，是导致周围关节畸形的原因。滑囊炎以跟腱滑囊炎多见，在肌腱附着处常形成局限性滑膜炎，甚至可引起局部骨质增生或缺损。滑囊炎也可能发生在腘窝部位，形成腘窝囊肿。

三、临床表现

RA 通常呈隐匿发病，进行性关节受累，但也可急性发病，同时累及多个关节。炎症关节最敏感的体征是关节肿胀与压痛，多数活动性炎症关节最终出现滑膜增厚。典型病例手小关节（尤其是近端指间关节和掌指关节）、腕、足、肘及踝关节呈对称性受累，但首发症状可出现在任何关节。关节畸形可发展迅速，最终可出现严重的屈曲挛缩，功能完全丧失。主要的症状和体征包括：

1. 关节疼痛和肿胀 最先出现关节疼痛，开始可为酸痛，随着关节肿胀逐步明显，疼痛也趋于严重。关节局部积液，温度增高。反复发作后，患肢肌肉萎缩，关节呈梭形肿胀。关节压痛程度常与病变严重程度有关。患者常主诉开始活动关节时疼痛加重，活动一段时间后疼痛及活动障碍即明显好转。关节痛与气候、气压、气温变化有相连关系。

2. 晨僵现象 在早晨睡醒后，出现关节僵硬或全身发紧感，起床活动一段时间后症状即缓解或消失，多超过 30min。与其他关节病的晨僵现象的区别在于类风湿的晨僵是典型、经常而持久的。

3. 多个关节受累 常由掌指关节或指间关节发病，其次则为膝关节。发病时受累关节常为 1 ~ 3 个关节，而以后受累关节可发展到 3 个以上。受累关节常为对称性。但也有一部分患者呈非对称性受累。第一次发病关节 1 ~ 3 个月后可出现另一些关节肿胀、疼痛。以后反复交替发作和缓解。关节症状可持续数月、数年或数十年。有些甚至四肢大多数关节均被涉及。

4. 关节活动受限或畸形 晚期关节活动受限并呈现不同程度的畸形，手指及掌指关节常呈现梭形肿胀、纽孔畸形、鹅颈畸形，腕关节常强直于尺偏位，腕关节融合。肘关节半屈曲固定及前臂旋转功能消失。膝关节呈内、外翻畸形，髋关节则多强直在屈曲内收位。

5. 关节外表现 腕管综合征可能是由于腕关节滑膜炎所致，腘窝囊肿破裂酷似深静脉血栓形成。10% ~ 30% 患者有类风湿结节，通常发生在皮下易摩擦的部位（如鹰嘴附近和前臂伸侧表面皮肤），在其他身体受压部位也可能见到。皮下结节不是早期表现，但对诊断有帮助。其他关节外表现有内脏结节、引起小腿部溃疡和多发性神经炎及血管炎、胸膜或心包积液、淋巴结病、Felty 综合征、干燥综合征、巩膜外层炎等。可有发热，通常为低热。

四、辅助检查

1. 实验室检查 80% 病例可有正色素性（或轻度低色素性）正细胞性贫血，血红蛋白一般 >100/L，1% ~ 2% 的患者有中性粒细胞减少，常伴脾肿大（Felty 综合征）。可有轻度多克隆高丙球蛋白血症和血小板增多。90% 患者血沉加快。60% ~ 80% 患者可测出 IgM 类风湿因子（RF），后者为抗变性 γ - 球蛋白的抗体。虽然 RF 对于 RA 并非特异，而且在许多疾病（包括多种其他风湿性疾病、肉芽肿病、慢性肝病、亚急性感染性心内膜炎等和部分正常人）都可发现，但 RF 滴度增高可提供有力的诊断依据。高滴度 RF 提示预后不良并且常常与疾病进展、类风湿结节、血管炎和肺病变有关。治疗和病情自然改善均可影响滴度，当关节炎症活动缓解时，滴度也常常下降。其他如抗角质蛋白抗体（AKA）、抗核周因子（AFP）和抗环瓜氨酸多肽（CCP）等自身抗体对类风湿关节炎的诊断有较高的诊断特异性，但敏感性仅在 30% 左右。关节滑液检查在炎症活动期多为异常，无结晶，浑浊但无细菌，黏度下降，通常含白细胞 3 000 ~ 5 000 μL。虽然典型者以多形核白细胞为主，但在一些患者淋巴细胞和其他单个核细胞可占半数以上。涂片检查可见细胞胞质内包涵物，但它也可以在其他炎性渗出液中找到。

2. X 线检查　在发病前几个月内 X 线检查仅能看到软组织肿胀。随后出现关节周围骨质疏松、关节间隙变窄（关节软骨受累）及边缘侵蚀。X 线检查的恶化率与临床恶化率一样，变异很大。但侵蚀作为骨破坏的征象可发生在第一年。一般将 RA 的 X 线改变分为四期（表 4-1）。

表 4-1　风湿关节炎 X 线进展的分期

分期	X 线表现
I 期（早期）	（1）*X 线检查无破坏性改变 （2）可见骨质疏松
II 期（中期）	（1）*骨质疏松，可有轻度的软骨破坏。有或没有轻度的软骨下骨质破坏 （2）*可见关节活动受限，但无关节畸形 （3）邻近肌肉萎缩 （4）有关节外软组织病损，如结节和腱鞘炎
III 期（严重期）	（1）骨质疏松加上软骨或骨质破坏 （2）*关节畸形，如半脱位，尺侧偏斜，无纤维性或骨性强直 （3）广泛的肌萎缩 （4）有关节外软组织病损，如结节或腱鞘炎
IV 期（末期）	（1）*纤维性或骨性强直 （2）III 期标准内各条

注：标准前冠有 * 号者为病期分类的必备条件。

五、诊断

美国风湿病学会对原分类诊断标准做了修订（表 4-2）。符合以下 7 条标准中至少 4 条可诊断为 RA，但必须排除所有引起关节炎的其他疾病，尤其应排除以下关节疾病（表 4-2）。

表 4-2　RA 分类标准

标准	注释
（1）晨僵	关节及其周围僵硬感至少持续 1h(病程 ≥ 6 周)
（2）3 个或 3 个区域以上关节部位的关节炎	医生观察到下列 14 个区域（左侧或右侧的近端指间关节、掌指关节、腕、肘、膝、踝及跖趾关节）中累及 3 个，且同时软组织肿胀或积液（不是单纯骨隆起）（病程 ≥ 6 周）
（3）手关节炎	腕、掌指或近端指间关节炎；至少有 1 个关节肿胀（病程 ≥ 6 周）
（4）对称性关节炎	两侧关节同时累及（双侧近端指间关节、掌指关节及跖趾关节受累时，不一定绝对对称）（病程 3 ~ 6 周）
（5）类风湿结节	医生观察到在骨突部位，伸肌表面或关节周围有皮下结节
（6）类风湿因子阳性	任何检测方法证明血清类风湿因子含量异常，而该方法在正常人群中的阳性率 <5%
（7）放射学改变	在手和腕的后前位相上有典型的类风湿关节炎放射学改变，必须包括骨质侵蚀或受累关节及其邻近部位有明显的骨质脱钙

1. 骨关节炎 该病为退行性骨关节病，发病年龄多在 40 岁以上，主要累及膝、脊柱等负重关节，活动时关节痛加重，可有关节肿胀、积液。常因累及近端或远端的指间关节、第 1 腕掌关节、第 1 掌指关节和膝关节被误诊为 RA，尤其在远端指间关节出现赫伯登（Heberden）结节和近端指关节出现布夏尔（Bouchard）结节时易被视为滑膜炎。骨关节炎通常血沉正常，RF 阴性或低滴度阳性，滑液中白细胞少于 1 000 ~ 2 000 μL。X 线示关节间隙狭窄、关节边缘呈唇样增生。

2. 晶体性关节炎 有些晶体性关节炎，尤其是慢性痛风患者可以符合 RA 的诊断标准。痛风性关节炎多见于中老年男性，常反复发作，好发部位为单侧第 1 跖趾关节或跗关节，也可侵犯膝、踝、肘、腕及手关节，急性发作时通常血尿酸水平增高，慢性痛风性关节炎可在关节和耳郭等部位出现痛风石。滑液偏振光显微镜检查可在滑液中观察到典型的针状或杆状阴性双折光尿酸盐结晶。

3. 银屑病关节炎 累及远端指间关节、关节受累呈非对称性和毁坏性、骨质疏松不明显、RF 阴性常提示该病。但在缺乏特征性指甲或皮肤损害时，鉴别诊断往往比较困难。

4. 强直性脊柱炎 本病好发于男性，主要累及脊柱关节，有明确的炎性腰背痛，早期及部分患者可出现外周关节受累，关节受累的特征为下肢、非对称性，多缺乏皮下结节以及 RF 阴性有助于鉴别。该病主要有以下特点：

（1）青年男性多见。

（2）主要侵犯骶髂关节及脊柱，外周关节受累多以下肢不对称关节受累为主，常有肌腱端炎。

（3）90% ~ 95% 患者 HLA–B27 阳性。

（4）类风湿因子阴性。

（5）骶髂关节及脊柱的 X 线改变对诊断极有帮助。

5. 反应性关节炎或赖特综合征 关节炎出现前 2 ~ 4 周多有一过性尿道炎或腹泻，关节受累的特征为骶髂关节和下肢大关节的不对称性受累，并且有结膜炎、虹膜炎和无痛性口腔溃疡，部分赖特综合征患者还可有旋涡状龟头炎或溢脓性皮肤角化病。

六、预后

大多数 RA 患者病情迁延，头 2 ~ 3 年的致残率较高，如不及早合理治疗，3 年内关节破坏达 70%。积极、正确的治疗可使 80% 以上的 RA 患者病情缓解，只有少数最终致残。目前尚无准确预测预后的指标，通常认为男性比女性预后好；发病年龄晚者较发病年龄早者预后好；起病时关节受累数多或有趾跖关节受累，或病程中累及关节数 >20 个预后差；持续高滴度 RF 阳性、持续血沉增快、C 反应蛋白增高、血中嗜酸性粒细胞增多均提示预后差；有严重周身症状（发热、贫血、乏力）和关节外表现（类风湿结节、巩膜炎、间质性肺病、心包疾病、系统性血管炎等内脏损伤）预后不良；短期激素治疗症状难以控制或激素维持剂量不能减至 10mg/d 以下者预后差。判断类风湿关节炎活动性的项目包括疲劳的严重性、晨僵持续的时间、关节疼痛和肿胀的程度、关节压痛和肿胀的数目、关节功能受限制程度，以及急性炎症指标（如血沉、C 反应蛋白和血小板）等。类风湿关节炎临床缓解标准：①晨僵时间低于 15min。②无疲劳感。③无关节痛。④活动时无关节痛或关节无压痛。⑤无关节或腱鞘肿胀。⑥血沉（魏氏法）女性 <30mm/h，男性 <20mm/h。符合 5 条或 5 条以上并至少连续 2 个月者考虑为临床缓解；有活动性血管炎、心包炎、胸腔炎、肌炎和近期无原因的体重下降或发热，则不能认为缓解。

七、治疗原则

1. 内科治疗原则 治疗 RA 的原则是迅速给予非甾体类抗炎药（NSAIDs）缓解疼痛和炎症，尽早使用病情改善药（DMARDs），以减少或延缓骨破坏。在 RA 尚不能被根治的情况下，防止关节破坏，保护关节功能，最大限度地提高患者的生活质量，是内科治疗的最高目标，因此，治疗时机非常重要。早期积极、合理治疗是减少致残的关键。药物的选择要符合安全、有效、经济、简便原则。中华风湿病学会推荐对 RA 患者一经诊断即开始 DMARDs 治疗。应首选 MTX，视病情可单用也可采用两种或两种以上的 DMARDs 联合治疗。一般对单用一种 DMARDs 疗效不好，或进展性、预后不良和难治性 RA 患者可采用机制不同的 DMARDs 联合治疗。联合用药时，其不良反应不一定比单一用药多。无论采用哪一种治疗方案，在治疗前必须照双手（包括腕关节）X 线像或受累关节的对称性 X 线像，并于治疗后逐年复查 X 线用以比较疗效。为避免药物不良反应，用药过程中应严密观察血尿常规、肝肾功能并随时调整剂量。评价治疗反应除比较治疗前后的关节压痛、肿胀程度和关节数、受累关节放射学改变外，还应包括功能状态的评价，医生和患者对疾病活动性的总体评估价。对所有患者都应检测病情的活动性。对早期、急性期或病情持续活动的患者应当密切随访直至病情得到控制。处于缓解期的患者可以每半年随访一次，同时，根据治疗药物的要求定期化验相应指标。应该明确，经治疗后的症状缓解，不等于疾病的根治，近期有效不等于远期有效。DMARDs 可以延缓疾病进展，但亦不能治愈 RA，基于这一点，为防止病情复发原则上不停药，但也可依据病情逐渐减量维持治疗，直至最终停用。

尽管 RA 对许多患者的生活带来很大影响，但必须说服患者积极进行受累关节的最大限度的运动和锻炼。对病情活动伴剧痛的严重病例，可能需短期的卧床休息。急性炎症过程被控制之前，为防止挛缩进行被动性锻炼要小心，避免发生剧烈疼痛。当炎症消退时，为使肌群康复应进行主动锻炼，保持关节正常活动范围，但不能使之疲劳。在炎症控制后能够预防屈曲挛缩和成功地使肌力恢复。已形成的屈曲挛缩需要加强锻炼，并使用连续性夹板固定或矫形外科措施。

2. 常用药物　治疗 RA 的常用药物分为四大类，即非甾体抗炎药（NSAIDs）、改善病情的抗风湿药（DMARDs）、糖皮质激素和植物药。

（1）NSAIDs：本类药物种类较多，常用的药物见表 4-3。NSAIDs 通过抑制环氧合酶活性、减少前列腺素合成而具有抗炎、止痛、退热、消肿作用。虽能减轻类风湿关节炎的症状，但不能改变病程和预防关节破坏，故必须与 DMARDs 联合应用。由于 NSAIDs 使前列腺素的合成减少，故可出现相应的不良反应，如胃肠道不良反应，如恶心、呕吐、腹痛、腹泻、腹胀、食欲不佳，严重者有消化道溃疡、出血、穿孔等；肾脏不良反应如因肾灌注量减少，出现水钠潴留、高血钾、血尿、蛋白尿、间质性肾炎。严重者发生肾坏死致肾功能不全。NSAIDs 还可引起外周血细胞减少，凝血障碍、再生障碍性贫血、肝功损害等，少数患者发生过敏反应（皮疹、哮喘），以及耳鸣、听力下降、无菌性脑膜炎等。

表 4-3　常用于治疗类风湿关节炎的 NSAIDs

分类	英文	半衰期（小时）	每日总剂量（mg）	每次剂量（mg）	次/d
丙酸衍生物					
布洛芬	ibuprofen	2	1200~3200	400~600	3~4
萘普生	naproxen	14	500~1000	250~500	2
洛索洛芬	loxoprofen	1.2	180	60	3
苯酰酸行生物					
双氯芬酸	diclofenac	2	75~150	25~50	3~4
吲哚酰酸类					
吲哚美辛	indometacin	3~11	75	25	3
舒林酸	sulindac	18	400	200	2
阿西美辛	acemetacin	3	90~180	30~60	3
吡喃羧酸类					
依托度酸	etodolac	8.3	400~1000	400~1000	1
非酸性类					
萘丁美酮	nabumetone	24	1000~2000	1000	1~2
普康类					
吡罗昔康	piroxicam	30~86	20	20	1
烯醇酸类					

续　表

分类	英文	半衰期（小时）	每日总剂量（mg）	每次剂量（mg）	次/d
美洛昔康	meloxicam	20	15	7.5~15	1
磺酰苯胺类					
尼美舒利	nimesulide	2~5	400	100~200	2
昔布类					
塞来昔布	celecoxib	11	200~400	100~200	1~2
罗非昔布	refecoxilb	17	12.5~25	12.5~25	1

近年来由于对环氧合酶的研究发现两种同工异构体，即环氧合酶-1（COX-1）和环氧合酶-2（COX-2）。选择性COX-2抑制药（如昔布类）与非选择性NSAIDs相比，能明显减少严重胃肠道不良反应。必须指出的是无论选择何种NSAIDs，剂量都应个体化；只有在一种NSAIDs足量使用1~2周无效后才更改为另一种，避免两种或两种以上NSAIDs同时服用，因其疗效不叠加，而不良反应增多；老年人宜选用半衰期短的NSAIDs药物，对有溃疡病史的老年人，宜服用选择性COX-2抑制药以减少胃肠道的不良反应。

（2）慢作用药物：加用慢作用药物的最适宜时机正在研究中，对加速进展的疾病应尽早使用。一般来说，如用阿司匹林或其他NSAIDs治疗疼痛与肿胀3~4个月仍无效，应考虑加用一种慢作用药物，如金制剂、青霉胺、羟氯喹或柳氮磺吡啶。甲氨蝶呤作为一种二线改善疾病的药物，早期应用正被逐渐推广。在严重活动性病例应早期合理应用甲氨蝶呤（3~4周即可起效），剂量2.5~15mg，每周1次顿服，通常从7.5mg/周开始，根据需要逐渐加量。须监测肝脏功能，嗜酒及糖尿病者应避免应用。慢作用药物的联合应用往往比单一药物更有效。在最近的一项试验中，羟氯喹、柳氮磺吡啶和甲氨蝶呤的联合应用比单用甲氨蝶呤或另两类药物联用更为有效。其他实验性生物疗法（如抗肿瘤坏死因子、白介素-1受体拮抗药）很有希望，国外已作为难治性病例的补充治疗手段，其远期疗效正在临床研究中（表4-4）。

表4-4　类风湿关节炎常用DMARDs

药物	起效时间（个月）	常用剂量（mg）	给药途径	毒性反应
甲氨蝶呤	1~2	7.5~15，1次/d	口服，肌内注射	胃肠道症状、口腔炎、皮疹、脱发，偶有骨髓抑制、肝脏毒性，肺间质变
柳氮磺吡啶	1~2	1000，2~3次/d	口服	皮疹，偶有骨髓抑制，胃肠道不耐受，对磺胺过敏者不宜服用
来氯米特	1~2	10~20，1次/d	口服	腹泻、瘙痒、可逆性转氨酶升高。脱发、皮疹
氯喹	2~4	250，1次/d	口服	头晕、头痛、皮疹、视网膜毒性，偶有心肌损害，禁用于真房结功能有不全。传导阻滞者
羟氧喹	2~4	200，1~2次/d	口服	偶有皮疹、腹泻，罕有视网膜毒性，禁用于窦房结功能不全、传导阻滞者
金诺芬	4~6	3，1~2次/d	口服	可有口腔炎、皮疹、骨髓抑制、血小板减少、蛋白尿，但发生率低，腹泻常见
硫唑嘌呤	2~3	50~150，1次/d	口服	骨髓抑制、偶有肝毒性、早期流感样症状（如发热、胃肠道症状、肝功能异常）
青霉胺	3~8	125~250，1次/d	口服	皮疹、口腔炎、味觉障碍、蛋白尿、骨髓抑制、偶有严重自身免疫病

（3）肾上腺皮质激素：肾上腺皮质激素能迅速控制临床表现，可用来维持关节功能，从而使患者继续从事日常的工作。但患者应注意长期用药后会发生的有关并发症和肾上腺皮质激素停药后的反跳现象，必须在仔细且通过长期评估确定其潜在危险性较低后方可使用。使用肾上腺皮质激素的禁忌证包括：消化性溃疡、高血压、未经治疗的感染、糖尿病和青光眼。

泼尼松剂量不应超过 7.5mg/d，除非患者有严重的全身表现，如血管炎、胸膜炎或心包炎。关节内注射长效皮质类固醇可暂时帮助控制 1 ~ 2 个极度疼痛关节的局部滑膜炎。由于皮质类固醇酯为晶体，所以注射后约 2010 名患者在几个小时内局部炎症会暂时加重，过多的关节腔穿刺除了并发感染外，还可发生类固醇晶体性关节炎。小剂量糖皮质激素（每日泼尼松 10mg 或等效其他激素制剂）可缓解多数患者的症状，并作为 DMARDs 起效前的"桥梁"作用，或 NSAIDs 疗效不满意时的短期措施，必须纠正单用激素治疗 RA 的倾向，用激素时应同时服用 DMARDs。激素治疗 RA 的原则是：不需用大剂量时则用小剂量；能短期使用者，不长期使用；并在治疗过程中，注意补充钙剂和维生素以防止骨质疏松。对 RA 的治疗一直存在争论，部分学者认为，肾上腺皮质激素的临床效果常随疾病时间的延长而降低，并不能阻止关节结构破坏的发展，也有学者认为它能延缓 RA 患者的骨质侵蚀。

（4）植物药制剂

①雷公藤：雷公藤多苷 30 ~ 60mg/d，分 3 次饭后服。主要不良反应是性腺抑制，导致精子生成减少，男性不育和女性闭经。雷公藤还可以引起纳差、恶心、呕吐、腹痛、腹泻等，可有骨髓抑制作用，出现贫血、白细胞及血小板减少，并有可逆性肝酶升高和血肌酐清除率下降，其他不良反应包括皮疹、色素沉着、口腔溃疡、指甲变软、脱发、口干、心悸、胸闷、头疼和失眠等。

②青藤碱：青藤碱 20mg，饭前口服，每次 1 ~ 4 片，每日 3 次。常见不良反应有皮肤瘙痒、皮疹等过敏反应，少数患者出现白细胞减少。

③白芍总苷：常用剂量为 600mg，每日 2 或 3 次。不良反应有大便次数增多、轻度腹痛、纳差等。

3. 手术治疗　随着对类风湿关节炎深入研究，人们逐步认识到外科手术疗法对类风湿关节炎的治疗可以起到防止或延缓病情发展以及矫正畸形，恢复关节功能的作用。

1）滑膜切除术：Schuler 首先应用滑膜切除术以来，由于适应证选择不同，方法不一，效果并不理想。近 10 余年，对于类风湿关节炎病理生理的深入理解，逐步认为当急性期经药物基本控制后，手术切除滑膜，消除了类风湿关节炎的病灶，免除关节软骨破坏，终止滑膜局部免疫反应，避免全身自身免疫反应的产生与发展。这给滑膜切除术以理论上的支持，如适当地选择手术适应证，进行滑膜切除术，可提高手术效果。这一观点已逐步为人们所接受。

（1）适应证：a. 经有效药物治疗急性炎症已基本控制，患者全身情况比较稳定。b. 亚急性反复发作滑膜炎，病情持续 1 年以上，经多种非手术疗法，效果不显著者。c. 关节内有大量渗出液，非手术治疗无效达 3 个月后，已开始骨质破坏。关节活动受限者。d. 影像学显示关节骨质有早期侵蚀现象。早期进行滑膜切除术可减轻患者疼痛，减轻或延缓关节面破坏。如待到关节已出现畸形，关节周围肌肉、韧带、肌腱已出现纤维化，则滑膜切除的效果较差，并可能影响关节活动度。故应在无骨质明显破坏时进行滑膜切除。

（2）手术方法：要求尽可能地切除滑膜组织。不切断韧带或骨组织，以利术后早期锻炼关节活动。膝关节滑膜切除术可采用髌两侧纵切口显露膝关节内外两侧关节间隙，髌两侧纵切口不太妨碍术后膝关节活动，将髌上囊及内外前方滑膜切除，并刮除关节面的血管翳。关节后方滑膜不宜切除。以免引起粘连妨碍膝关节活动。将踝间凹内滑膜刮除。如有腘窝囊肿，则经膝后切口切除之。膝关节屈曲畸形超过 30° 者效果不好。一般优良率可达 75%。

（3）手术步骤：术者应有熟练的关节镜操作技术，由多处入口有条不紊地耐心清理进行滑膜切除。关节镜能切除关节前后部的滑膜，创伤小，不损伤半月板及其他韧带组织，术后恢复快。关节镜下滑膜切除应有一定顺序，以免有所遗漏。例如首先处理髌上囊，外侧间室，外侧沟，髁间窝，内侧间室，内侧间，最后清理后侧滑膜。这样，需由几个入口进入才可完成。滑膜切除的工具可用刨刀，较快的方法是用咬钳将滑膜较大面积刨脱。如滑膜太厚则需切开切除滑膜。术后可行被动练习器锻炼。

踝关节滑膜炎关节肿痛可很快固定于足下垂畸形，必要时行跟腱延长术。滑膜切除术可经前、后方两切口进入。前方由胫骨前肌与趾伸肌间进入，露出前方关节囊，切开纤维层与滑膜之间，钝性剥离后切除踝前方滑膜。后方切口由腓骨长短肌后方进入，即可显露后关节囊。肘关节滑膜切除：Smith-Peterson 发现在类风湿关节炎患者中，由于肱二头肌保护性痉挛，使桡骨头向前移位，桡骨头关节与肱骨小头的关节面对位不好。为增加伸屈及前臂旋转功能，手术时应将桡骨头切除。同时进行滑膜切除。可经肘外侧切口，由指总伸肌后侧进入，劈开桡侧腕伸肌纤维及外侧副韧带入关节囊，显露桡骨头，将桡骨头切除，并刮除环状韧带周围的滑膜组织。将关节囊向前方牵开切除滑膜。再经肘内侧面以肱骨内髁为中心，做一纵切口，保护尺神经，进入关节囊，切除残留滑膜。腕关节可经背侧S形切口进入，将伸指腱拉开后，即可切开关节囊，切除滑膜。将伸指肌滑膜一并切除。掌指关节及手指指间关节滑膜切除与纠正尺偏畸形同时进行。

2）关节清理术：多用于慢性期病，除慢性滑膜炎外，同时有软骨及骨组织改变。除将滑膜切除外，还将损坏的软骨全层切除，清除增生的骨质增生。术后应行被动活动练习器辅助关节活动锻炼。

3）截骨术：适用于有成角畸形，病变已经稳定的病例，矫正畸形、改变关节负重力线为主要目的。据畸形的部位、关节活动情况决定手术。如膝关节尚有一定活动度，而呈内、外翻畸形或关节已僵直于内、外翻畸形，可行股骨下端或胫骨上端截骨。由于多数病例均为全关节软骨损坏，而很少患者只有一侧关节间隙损坏，故胫骨截骨术的适应证很少，且效果不佳。

4）关节融合术：适用于关节严重破坏，从事体力劳动的青壮年患者，为保持肢体稳定，可行融合术。肩、腕关节患者为减轻疼痛也可行关节融合术。

5）关节成形术

（1）关节成形术：最佳的适应证为肘关节强直的病例，不但能切除病骨组织，还能恢复肘关节活动。用股骨颈切除，粗隆下截骨治疗髋关节强直也取得较好效果。但术后跛行较重，现多采用全髋置换术。

（2）人工假体置换术：对于髋关节骨质破坏严重，疼痛并功能丧失的病例以人工全髋关节置换为首选。金属杯置换及双杯置换，保留了股骨头颈，短期内大多数患者可解除疼痛，但较长时间的随诊，其手术效果并不满意。人工股骨头置换术后常遗留髋关节疼痛。人工全髋关节置换的效果较好，能保持髋关节一定功能，消除疼痛，步态较好。如单侧髋关节受累的年轻患者可行髋关节融合或全髋关节置换。如双侧髋关节均受累则至少一侧髋关节必须行全髋关节置换，双侧髋关节融合是禁忌的。类风湿膝关节炎骨质破坏严重者疼痛，或伴有畸形可考虑行人工膝关节置换，对于较早期的患者，非手术治疗无效，进行人工全膝置换并不太困难。对于晚期类风湿膝关节炎的患者常伴有屈曲畸形或内、外翻畸形，则人工全膝置换有一定难度，手术后效果也较差，术后并发症多。

第二节 手部类风湿关节炎

一、临床表现

类风湿关节炎为全身性疾病，常从手部小关节起病。早期受累关节出现疼痛、肿胀、皮肤潮红、关节压痛、活动受限，一般为多关节对称性发作。病程可呈现发作与缓解交替进行。经过多次反复发作后，出现关节软骨破坏、肌肉萎缩、韧带肥厚等改变。可出现肌腱断裂，常发生断裂的肌腱是拇长伸肌腱，其次是指总伸肌、指屈肌腱和拇长屈肌腱。随着病变的发展，可出现关节纤维性强直，进而骨性强直，并呈现各种畸形，如指间关节梭状畸形，手指纽孔畸形或鹅颈畸形、拇指掌骨内收、掌指关节过伸或掌指关节屈曲、指间关节过伸畸形、腕关节屈曲畸形等，有的还可出现腕管综合征。

二、辅助检查

1. 实验室检查 活动期大多有贫血及血沉增快。70% 以上患者乳剂试验（类风湿因子试验）阳性。60% Rose Waaler 试验阳性。

关节穿刺液呈黄绿色不透明黏稠性低的浆液，白细胞数增高，多数为嗜中性白细胞。

2. X线检查 早期由于滑膜充血肥厚、关节内渗液、关节周围软组织水肿而呈现关节梭形肿胀、关节间隙增宽，同时关节邻近骨质疏松。以后由于软骨破坏，可见关节间隙变窄，甚至消失，骨质脱钙疏松更为显著，肌腱韧带萎缩，韧带可见钙化。晚期关节脱位、畸形，关节融合呈骨性强直。

典型的类风湿关节炎诊断并不困难。但不典型病例须注意与风湿性关节炎、系统性红斑狼疮、关节结核、骨性关节炎等鉴别。

三、手术治疗

1. 滑膜切除术　对打破疾病的恶性循环、阻止病变发展、解除疼痛和改善关节功能均有良好作用。最常用于腕关节及伸肌腱。手背的伸肌腱滑膜切除及尺骨小头切除常与腕关节滑膜切除术同时进行。这一整套手术称腕背稳定术。手术步骤：

（1）腕背侧做S形切口，切开皮肤及皮下组织，显露伸肌支持带，并于尺侧纵行切断。

（2）显露所有伸肌腱，逐一将每条肌腱上的滑膜清除干净。

（3）切除尺骨小头远端1cm。

（4）将腕关节囊做一基底在远端的U形瓣，显露桡腕关节及腕间关节，将其间的滑膜清除干净后，将关节囊缝于桡骨所钻的骨孔上。

（5）切断骨间背神经终末支。

（6）将伸肌支持带移至肌腱下，关闭切口。

（7）无菌包扎后，以前臂管型石膏固定腕关节于功能位。6周后去除石膏固定，开始做主动活动，可望获得一个没有疼痛并有60°屈伸活动度的腕关节。腕部屈肌腱滑膜切除术常与有腕管综合征需做正中神经松解减压术者同时进行。拇指各关节及屈肌腱的滑膜切除术很少施行，只有在症状局限、持久而严重的罕见情况下才应用。

2. 关节成形术　适于手指掌指关节，拇指腕掌关节强直和陈旧性脱位畸形。指间关节一般不做成形术。

关节成形术有三种基本做法：一是单纯关节切除成形术；二是切除关节及筋膜（或肋软骨膜）衬垫成形术；三是切除关节加硅胶膜衬垫成形术。掌指关节成形术手术步骤见图4-1。

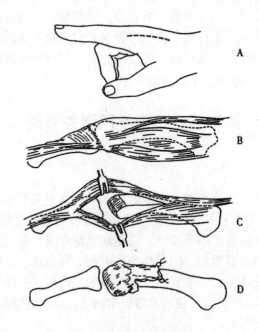

图4-1　掌指关节成形术

A.皮肤切口；B.显露强直的关节；C.将掌骨远端修成锥形；D.用筋膜覆盖掌骨残端

（1）在掌指关节背桡侧（或背尺侧）做一约4cm纵行切口。

（2）切开皮肤及皮下组织后，在骨间肌与指伸肌腱之间纵行切开筋膜，游离伸肌腱及骨间肌，保留指伸肌腱在近节指骨基部的止点。

（3）切除关节囊，剥离掌骨远端2cm长一段的周围软组织。

（4）凿开骨性融合或纤维性连接的关节。截除约 1cm 长的掌骨头，并把截面修成锥形或楔形，使其向掌侧倾斜，如近节指骨基部的关节面尚好，可不予处理，否则修成平面。

（5）于股部下端外侧阔筋膜表面取一筋膜或切取一片肋软骨膜或用无菌的硅胶膜，将其包裹覆盖掌骨残端，用细羊肠线做荷包缝合，将其固定于掌骨颈部。如用硅胶膜衬垫，可用细金属丝绑扎固定。

（6）于末节指骨横行穿过一细克氏针，以备术后骨牵引用。亦可于指甲缝一粗丝线，备做指甲牵引用。

（7）术后用背侧石膏托固定掌指关节于屈曲 90° 位，做骨牵引（或指甲牵引），以保持关节有较大间隙。2 周后去除固定及牵引，改做弹性牵引，开始功能训练，为时需 2 个月左右。

3. 人工关节置换术（人工关节成形术）　适用于关节强直、陈旧性关节脱位及严重关节偏斜畸形。常用于手指掌指关节、拇指腕掌关节及腕关节，较少用于指间关节。目前常用的人工关节为硅橡胶制品。近来又研制出金属和塑料制品。如使用得当，硅橡胶人工关节成形术，在活动性和美观方面均满意。约 4% 发生植入失败或断裂，约 18% 的病例出现硅橡胶继发性变形。金属和塑料人工关节，由于黏合固定方面的问题，不适合在手指和拇指关节推广应用，但在腕关节则有取代硅橡胶人工关节的趋势。掌指关节人工关节置换术（图 4-2）操作步骤：

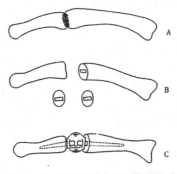

图 4-2　掌指关节人工关节置换术
A. 显露强直的关节；B. 用髓腔扩大器扩大髓腔；C. 置入人工关节

（1）在掌指关节背桡侧（或背尺侧）做一约 4cm 长的纵行切口。

（2）切开皮肤及皮下组织后，于骨间肌与指伸肌腱之间切开筋膜，分离骨间肌和指伸肌腱，保留指伸肌腱在近节指骨基部的止点。

（3）从掌骨头上剥下关节囊，使其保留于近节指骨基部。

（4）剥离掌骨远端周围的软组织，截除掌骨远端 1cm 左右。

（5）选用适当型号的髓腔扩大器，扩大掌骨远端和近节指骨近端的髓腔，修成适合于容纳人工关节柄的髓腔。

（6）选择与髓腔扩大器同样型号的人工关节。

（7）使掌指关节和人工关节处于屈曲位，将人工关节柄分别插入近远两端髓腔内以后，在牵引情况下伸直患指，同时将人工关节柄逐渐完全插入。

（8）将保留的关节囊覆盖于人工关节表面，可缝合数针固定。

（9）纠正关节畸形，止血，冲洗伤口，缝合。

（10）术后用石膏托固定掌指关节于伸直位 3 周，以后白天活动关节，夜间继续固定，过 3 周后完全解除固定。

4. 关节融合术（关节固定术）　适用于类风湿关节炎引起的关节畸形强直。手术可达到解除疼痛、纠正畸形、改善功能的目的。本手术疗效持久，不易发生晚期再变形。唯一缺点是丧失关节的活动功能。因此，手指掌指关节、拇指腕掌关节一般不做此手术，常用于指间关节拇指掌指关节以及腕关节。融合位置略小于各关节的功能位。腕关节融合在背伸 20° 位，手指掌指关节为 20° ～ 30° 屈曲位，近侧指间关节为屈曲 40° ～ 50°（尺侧指比桡侧指依次递增），远侧指间关节 15° ～ 20°，拇指掌指关节融合在屈曲 20°、前旋 20° 位，指间关节为屈曲 20°。腕掌关节融合在对掌位。腕关节融合术操作步骤：

1）腕关节融合术（图4-3，图4-4），一般和滑膜切除术、尺骨小头切除术同时进行。

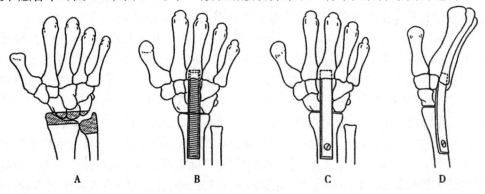

图4-3　腕关节融合术（方法一）

A. 切除桡腕关节的关节面，切除桡腕关节及腕骨间滑膜，切除尺骨远端1cm；B. 在桡骨下端及腕骨背面做一骨槽，第3掌骨基底做一骨洞；C. 取自体髂骨内板移植于骨槽内，近端以一枚螺丝固定于桡骨，远端插入第3掌骨基底骨洞内；D. 腕关节功能位制动

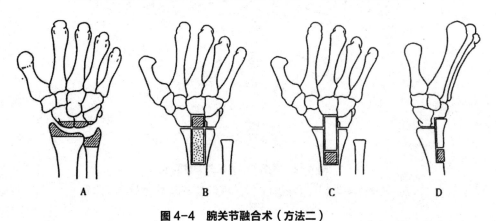

图4-4　腕关节融合术（方法二）

A. 切除桡腕关节的关节面，切除腕关节及腕骨间滑膜，切除尺骨远端1cm；B. 在桡骨下端及腕骨背面各切取一骨块并形成骨槽；C. 两骨块互换位置；D. 腕关节功能位制动

（1）在腕背侧做一S形切口，切开皮肤及皮下组织，纵行切断伸肌支持带。

（2）逐一清除每条伸肌腱上的滑膜。

（3）切除尺骨小头远端1cm。

（4）切开并剥离桡腕关节囊，切除关节间的滑膜及关节软骨。

（5）以骨圆针交叉固定腕关节于背伸20°位（亦可采用髂骨板植骨融合的方法，或桡骨背侧骨片与腕骨背侧骨片调换位置的方法）。

（6）将切下的骨松质咬成碎片移植于关节间隙。

（7）缝合伤口，短臂管形石膏固定腕关节背伸20°位8周。

2）近侧指间关节融合术（图4-5）操作步骤

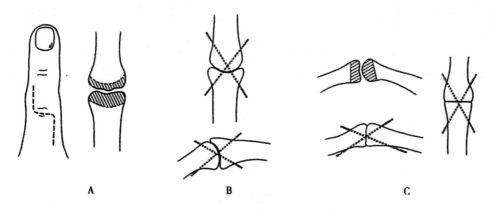

图 4-5 近侧指间关节融合术

A. 皮肤切口；B. 固定方法之一；C. 固定方法之二

（1）在近侧指间关节背侧做一 S 形切口。

（2）在关节间隙平面，横断中央腱束、两侧腱束及关节囊，保留掌侧副韧带。

（3）用咬骨钳将一骨端咬成凹面，将另一骨端咬成凸面，或用电锯将两端锯成平面。

（4）将断面对接严密，以细克氏针交叉固定于屈曲 40° ～ 50° 位，于关节间隙周围置放少量碎骨片。

（5）缝合切断的关节囊、肌腱。

（6）用前臂石膏托固定 8 周。远侧指间关节融合术和拇指掌指关节、指间关节融合术操作步骤与近侧指间关节融合术相似。胥少汀与时述山报道"插榫法指关节融合术"适用于近指间关节与远指间关节融合（图 4-6）。方法如下：

指关节背侧切口同上。翻开皮下，将中央腱条在近节指骨头处横断，向远侧翻开，切断两侧副韧带，屈曲关节使中节指骨基底脱向近节指骨头的掌侧。

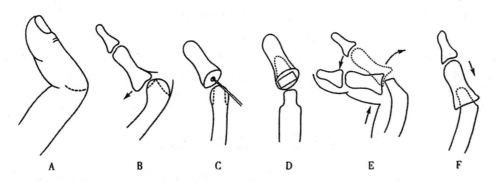

图 4-6 插榫法指关节融合术

A. 指背侧切口；B. 中央腱条切断、中节指骨向掌侧脱位，近节做成骨榫；C. 中节指骨基底做一

骨洞；D. 骨洞与骨榫已做好；E、F. 插榫融合

将近节指骨头做成斜向前的方形插榫。先用小凿凿除骨头两侧多余骨质，留下中间宽为 5 ～ 6mm、长为 7 ～ 8mm 的骨榫，掌侧仅去除关节软骨，保留骨皮质，背侧由指骨头掌侧最远端斜向背面做成斜坡，则成梯形长方骨榫。此斜骨榫既可使关节融合在屈曲位，又便于中节指骨在伸直过程中易于插入，而不必牵开关节。

中节指基底做骨洞，先用手钻或手锥于关节软骨面向骨髓腔钻孔，再用小凿扩大成方形骨髓腔洞，其大小应与近指节骨榫相一致，骨榫与骨洞应尽量做大，根据中节指骨基底周径，仅留下骨皮质为宜。关节复位融合。术者一手把持近节指骨固定不动，另一手握住中及远指节。在屈曲位上向远侧牵引，使中指节骨洞达到骨榫末端，边牵边伸中指节使骨洞套在骨榫上，慢慢放松牵引并改为纵向加压，使榫捕紧且无侧方歪斜与旋转，近指间关节屈曲 35° ～ 40° ，远指间关节屈曲 20° 。由插榫的背侧斜坡斜度及插入位置控制。

插榫牢固者，不需内固定，亦可插入 1 枚克氏针固定，将中央腱条拉紧重叠缝合，固定牢固者术后无需外固定，亦可用石膏固定该指 3 周。一般 4 ～ 5 周融合。拇指腕掌关节融合术操作步骤见图 4-7：

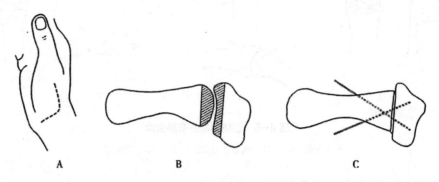

图 4-7　拇指腕掌关节融合术

A. 切口；B. 切除关节软骨；C. 植骨加克氏针内固定

（1）在拇指腕掌关节桡侧做 L 形切口。

（2）显露腕掌关节。

（3）在关节间隙平面切断关节囊，显露关节面。

（4）切除两端关节面软骨。

（5）将两端骨断面对接严密后，用细克氏针交叉固定于对掌位。关节间隙周围植入少量碎骨片。

（6）缝合关节囊及皮肤。

（7）用前臂石膏托固定 8 周。

5. 手内肌痉挛解除术　适用于手内肌痉挛而出现的鹅颈畸形患者。其方法有：切除掌骨头或切除掌骨基底，切断手内肌起点；游离手内肌起始部向下推移。

6. 肌腱修复术　类风湿关节炎出现肌腱断裂时，可采用直接缝合进行修复。如不能直接缝合，可采用肌腱转移或肌腱移植。纽孔畸形系伸肌腱中央束断裂或中央束及其三角韧带松弛所致，应修复中央束以矫正畸形。

第三节　强直性脊柱炎

强直性脊柱炎（ankylosing spondylitis，AS）是一种主要累及中轴骨骼的慢性炎症性疾病，本病的标记性特点是骶髂关节炎。以脊柱炎为主要病变者称原发性 AS，伴发反应性关节炎、银屑病、炎症性肠病等则称继发性 AS。这里讨论的是原发性 AS。

骶髂关节炎放射学特征性标志，在诊断中的重要性可从对本病的认识及诊断标准修订的过程中，得到比较充分的了解。研究证明，脊柱弯曲只见于本病晚期阶段，且见于少数严重病例，能客观反映本病早期变化者为骶髂关节炎。

一、发病特点

AS 曾被认为在男性多见，国内资料男女之比为 10.6：1，现在有报道提出本病在两性的分布上几乎相等，只不过女性发病常较缓慢，病情较轻。发病年龄在 15 ～ 30 岁，30 岁以后及 8 岁以下的儿童发病者少见。患病率在欧洲的调查为 0.05% ～ 0.23%，在美国为 0.13% ～ 0.22%，在日本为 0.05% ～ 0.2%，在我国约为 0.4%。按我国初步调查的患病率推估，我国 AS 患者至少有 400 万例。70 年代发现 AS 患者与人类白细胞抗原 – B27（HLA–B27，简称 B27）密切相关。B27 阳性率在我国一般人群为 5% ～ 7%，在

AS 患者达 90% 以上。有报道在 7 例 B27（＋）AS 先证者的一级亲属中，B27（＋）者占 48.5% 和 AS 的患病率占 24.2%，明显高于一般人群，说明 AS 有家族聚集倾向。

二、病因

1. 遗传 遗传因素在 AS 的发病中起作用。AS 的 HLA－B27 阳性率高达 96%，其直系亲属 HLA－B27 阳性率达 58%，而普通人群仅 4%。

2. 感染 本病常并发前列腺炎、溃疡性结肠炎，盆腔感染经淋巴途径播散到骶髂关节，再经脊椎静脉丛播散到脊柱可能引起本病。

3. 自身免疫 60% 的 AS 患者血中补体增高，血中有免疫复合物。IgA、IgG、IgM 和 C4 水平均增高。

三、发病机制

研究发现，虽然 HLA-B27 与 AS 密切相关，但并不代表 HLA-B27 阳性的个体一定会患 AS；相反，大约 80% HLA-B27 阳性者不发生 AS，以及大约 10% 的 AS 患者 HLA-B27 阴性，因而遗传因素与环境因素相互作用导致 AS 的发病已成为共识。环境因素一般认为和感染有关，有人发现 AS 患者大便中肺炎克雷伯菌检出率为 19%，较对照组明显升高；在 AS 活动期中肠道肺炎克雷伯菌的携带率及血清中针对该菌的 IgA 型抗体滴度均较对照组高，且与病情呈正相关。关于 HLA-B27 与 AS 的相关机制还不是很清楚，近年来许多学者通过大量的研究提出了一些假说，如分子模拟学说、关节源性致病肽学说及 T 细胞抗原受体学说等，这些学说均有一定的理论和实验依据，但也有局限性，均不能完整地阐明 AS 的发病机制，有待进一步研究。

四、病理改变

AS 关节变化是以肉芽肿为特征的滑膜炎。伴以纤维化和骨化、滑膜增厚，巨噬、淋巴和浆细胞浸润。病变原发部位是韧带和关节囊的附着部。病理改变是韧带附着病变，导致韧带骨化形成，椎体方形变，椎骨终板破坏，跟腱炎和其他改变。韧带、关节囊附着部的炎症使骨质破坏、缺损，被含有淋巴和浆细胞的结缔组织取代，填充与修补的网状骨在侵蚀的骨表面形成韧带骨化。随后，网状骨再塑形，形成板状骨，髂骨、大转子、坐骨结节、髌骨表面等韧带附着处均可发生同样病变。椎间盘纤维环前外侧外层纤维中形成的韧带骨化不断纵向延伸，最后成为相邻两个椎体的骨桥。随着病变进展和演变，关节和关节附件出现骨化倾向。早期韧带、纤维环、椎间盘、骨膜和骨小梁为血管性和纤维性组织侵犯，被肉芽肿组织取代，致关节破坏和骨质硬化。修复后，最终发生关节纤维性和骨性强直，椎骨骨质疏松，肌肉萎缩胸腰椎后凸畸形。椎骨的软骨终板和椎间盘边缘的炎症，最终引起局部骨化。心脏病变有侵犯主动脉瓣尖、主动脉窦后上方主动脉外膜瘢痕组织和内膜纤维性增大。瘢痕组织扩展至主动脉基底部下方，产生主动脉下纤维嵴。病变累及二尖瓣小叶引起二尖瓣关闭不全。肺部病变为斑片状肺炎伴圆细胞和成纤维细胞浸润，进展至肺泡间纤维化伴玻璃样变。

五、临床表现

AS 好发于 16～25 岁青年人。起病隐袭，进展缓慢。早期症状常为下腰痛和僵硬。可伴乏力、食欲减退、消瘦和低热等。起初疼痛为间歇性，后变为持续性。后期炎性疼痛消失，脊柱大部强直。可发展至严重畸形。女性患者周围关节侵犯较常见，进展较慢，脊椎畸形较轻。

1. 骶髂关节 最早为骶髂关节炎，后发展至腰骶部、胸椎及颈椎。下腰痛和僵硬常累及臀部、大腿，但无神经系体征。AS 下腰痛可从一侧转至另一侧，直抬腿试验阴性。直接按压骶髂关节或将其伸展，可引起疼痛。有时只有骶髂关节炎的 X 线征而无症状和体征。

2. 腰椎 下腰痛和活动受限多是腰椎受累和骶髂关节炎所致。早期为弥漫性肌肉疼痛，以后集中于腰骶椎部。腰部前屈、后伸、侧弯和旋转均受限。腰椎棘突压痛，腰背椎旁肌肉痉挛。后期有腰背肌萎缩。

3. 胸廓、胸椎 腰椎受累后波及胸椎。可有胸背痛、前胸和侧胸痛。胸部扩张受限。胸痛为吸气性，可因咳嗽、喷嚏加重。主要由于肋椎关节、肋骨肋软骨连接处、胸骨柄关节和胸锁关节受累。胸廓扩张度较正常人降低 50% 以上。

4. 颈椎　早期可为颈椎炎。由腰胸椎病变上行而来。可发生颈 - 胸椎后凸畸形，头常固定于前屈位。颈后伸、侧凸、旋转可受限。可有颈椎部疼痛，沿颈部向头部放射。神经根痛可放射至头和臂。有颈部肌肉痉挛，最后肌肉萎缩。

5. 后期脊柱改变　颈部固定于前屈位，胸椎后凸畸形，胸廓固定，腰椎后凸畸形，髋和膝关节屈曲挛缩是 AS 后期特征性姿势。此期炎症疼痛消失，但可发生骨折，一般为多发性。由于畸形，X 线不易发现骨折位置，需特殊位置检查。

6. 周围关节　周围关节受累率为肩和髋 40%，膝 15%，踝 10%，腕和足各 5%，极少累及手。肩和髋关节活动受限较疼痛突出，早期滑膜炎期，即活动受限，随着病变进展，软骨退变，关节周围结构纤维化，关节强直。

7. 关节外病变　AS 可影响多系统，伴发各种疾病。多在 AS 发病后出现，少数在发病前出现。

（1）心脏病变：脊椎炎较重并有全身和周围关节病患者心脏病变常见。表现主动脉瓣闭锁不全，心脏扩大和房室传导阻滞，并可发生阿 - 斯综合征。

（2）眼部病变：结膜炎和虹膜炎的发病率可达 25%，眼部侵犯在周围关节病者较常见。病程越长，发生虹膜炎的机会越多。

（3）肺部病变：肺上叶纤维化是 AS 的后期并发症。表现为咳嗽、咳痰和气喘。X 线检查示双肺上叶弥漫性纤维化，可有囊肿形成与实质破坏，类似结核，应加以区别。治疗常无效，多在大量咯血后死亡，中医养肺滋阴法有效。

（4）慢性前列腺炎。

（5）淀粉样变：为少见并发症。有蛋白尿时应疑为此症。

（6）肾脏病变：AS 患者的肾小球功能无明显异常。

（7）神经系统病变：AS 后期可发生马尾神经受侵犯。表现为隐袭起病的下肢或臀部疼痛，伴感觉和运动功能障碍，出现膀胱和直肠症状。其他有颈椎脱位和骨折引起的脊髓压迫症状，以及椎间盘炎引起的剧烈疼痛。

六、辅助检查

1. 物理检查　如下所述。

（1）脊柱检查可以发现肌肉痉挛和正常脊柱前凸消失，前屈受限的程度可以通过测量屈曲时两点间分散度（distraction）来获得，下点位于腰骶关节水平，上点在下点的 10cm 水平，在正常人中，这条 10cm 长的分散度是 5 ~ 8cm，未经治疗的脊柱炎患者只有 0 ~ 6cm。脊椎侧弯也可通过测量反向侧弯时的分散度来获得，在腋中线画一条 20cm 长的线，此时正常人的分散度变化在 5 ~ 20cm，脊柱炎患者为 0 ~ 7cm。

（2）周围关节受累，尤其是下肢，可见于 20% ~ 30% 的某些阶段的患者，肩关节和髋关节的炎性疾病可以导致进行性功能丧失，附着端病变的表现包括足底筋膜炎、骨软骨炎和阿基里斯（Achilles）腱鞘炎。

2. X 线检查　如下所述。

（1）骶髂关节 X 线征象：X 线征为早期表现，骶髂关节炎的 X 线征分为 5 级。0 级为正常；Ⅰ 级为可疑骶髂关节炎；Ⅱ 级为骶髂关节边缘模糊，略有硬化和微小侵蚀病变，关节间隙轻度变窄；Ⅲ 级为骶髂关节两侧硬化，关节边缘模糊不清，有侵蚀病变伴关节间隙消失；Ⅳ 级为关节完全融合，呈强直状态，伴有或无残存的硬化。早期 X 线征还可有骶髂关节边缘骨皮质断裂，呈斑点状或块状骨质脱钙，骨质侵蚀。病变进行关节间隙略增宽，关节轮廓模糊，以后关节边缘呈现锯齿状，参差不齐，关节间隙变窄，关节区域浓淡不均。骶髂关节逐渐有骨小梁相互伸延。最后关节完全融合，关节腔消失。

（2）脊柱病变 X 线征：脊椎普遍性骨质疏松，严重时可引起椎体压缩性骨折。还可有椎小关节模糊，椎体骨小梁模糊，脱钙所致。椎体方形变，腰椎的正常前突弧度消失而变直。病变演进，侵蚀性病变扩展，侵犯腰椎、胸椎、颈椎椎间小关节。后期椎间盘间隙钙化，特别是纤维环和前纵行韧带钙化和骨化，韧带骨赘形成，将相邻椎体连合，呈现竹节样变，椎间小关节融合。脊椎关节可完全强直。

（3）脊椎外关节 X 线征：髋和肩关节间隙显著变窄，可有韧带附着部新骨形成，包括跖骨骨赘和跟腱附着处骨膜炎。

3. CT 检查　骶髂关节 CT 检查在一定程度上提高了对本病的早期诊断率。然而，应该强调以下几点。

（1）X 线双骶髂关节正位相仍不失为 AS 的基本放射学检查手段，临床上一般照骨盆正位相。因为骨盆正位相除了解骶髂关节外，还可显示双侧髋关节以及其他部位如耻骨联合、坐骨结节、髂嵴等的情况，有利于了解更多的信息。对于不典型病例，还便于除外其他疾病，在临床经治病例中，腰椎和髂骨新生物、致密性髂骨炎等，均曾见到。

（2）不是所有 AS 患者均需进行骶髂关节 CT 检查，因为Ⅲ级或Ⅲ级以上的放射学骶髂关节炎，一般放射学医生和风湿病学医生都可以诊断，且不同观察者读片结果差异不大。对临床高度可疑，骨盆平片正常或不能确定，以及骨盆平片显示Ⅱ级骶髂关节炎者，为进一步确诊，才需行 CT 检查。因为骶髂关节结构复杂，耳状面不但不在同一平面上，且形状不规则、因人而异。加之盆腔内容物如肠管、肠气、粪块等的干扰，早期骶髂关节炎较难识别，即使有经验的放射学医生之间，包括同一放射学医生不同时间读片，结果都可能发生较大差异，故需借助 CT 确定。

（3）了解骶髂关节 CT 的正常变异，除外其他可能引起 CT 异常表现的临床情况。CT 骶髂关节炎尚无统一分级标准，一般采用纽约标准的 5 级分类法。值得注意的是，国内外关于不同年龄组正常人 CT 骶髂关节检查的报道不多，因此认识其正常变异十分重要。

骶髂关节实际上包括滑膜关节和韧带联结两部分，前者见于前下部 1/3 ~ 1/2 部分，其他部位为韧带联结。骶髂关节炎见于滑膜关节则为滑膜炎；见于韧带部则为附着点炎。早期骶髂关节炎见于真正滑膜关节部位，韧带部没有软骨、关节囊或滑膜，其在 AS 的病理表现为韧带炎症和钙化。国外报道和作者研究均表明：30 岁以上的正常人，髂骨端不均一的硬化、关节间隙局限性狭窄，以及关节附近界线清楚、有清晰硬化边的小囊变都不应视作病变表现。年长者髂骨面边缘常见模糊，韧带部骨皮质尤其是骶骨面边缘常不规则，酷似侵蚀，应予注意。

年老者骶髂关节骨关节炎可表现为关节间隙狭窄、软骨下骨硬化、关节前缘骨质增生，以至形成骨桥，易与骶髂关节炎混淆。原发性弥漫性骨肥厚也可出现类似情况。其他如甲状旁腺功能亢进的代谢性疾病、盆腔内感染、新生物等，也可引起类似 AS 骶髂关节炎的放射学表现，这里不再赘述。

4. 实验室检查　疾病活动期 82% 的患者有血沉增快，半数以上的患者血清 C- 反应蛋白增高，42% 的患者有轻度低色素性贫血。类风湿因子的阳性率不高于正常人群。40% ~ 73% 的患者 IgG、IgA 和 IgM 增高。HLA-B27 阳性率高达 96%。有学者报道，39% 的 AS 血清抗黑腹果蝇多线染色体位点 93D 抗体阳性，称之为 AS 的标记性抗体，但在其他实验室未得到重复性结果。最近，国内用人工合成含有肺炎克雷白杆菌固氮酶与 HLA-B27 抗原分子模拟的 6 个氨基酸片段的 18 肽作为抗原，用 ELISA 试验测定血清抗 18 肽抗体，AS 患者的阳性率达 42%，其中 B27 阳性者该抗体水平均增高。HLA-B27 检测不能作为确诊的依据。自发现 AS 与 HLA-B27 强相关以来，激发了人们对本病的兴趣，也为本病的诊断提供了新的线索。对疑似或不典型病例，HLA-B27 的检测大大增加了诊断的可能性。例如在高加索人种，HLA-B27 对 AS 诊断的特异性和敏感性均达 92%。然而，HLA-B27 不能作为 AS 的"常规性"、"诊断性"或"确诊性"检验手段，更不能替代骶髂关节炎的存在与否。这是因为，慢性腰腿痛是一种极常见症状。国内许多学者的流行病学研究证明，人群中 10% 以上存在腰痛症状，而 HLA-B27 阳性率为 4% ~ 8%，AS 的患病率仅 2% 左右，也就是说，一般人群中，每 1 000 人中约有 100 名慢性腰痛，40 ~ 80 名 HLA-B27 阳性，而 AS 仅 2 名左右。何况还有 10% 左右 AS 患者 HLA-B27 阴性。因此，在缺乏肯定的放射学骶髂关节炎的情况下，即使存在类似 AS 的临床症状和体征，同时具有 HLA-B27 阳性，也不能确诊 AS。

七、诊断

该标准要求的必要条件是患者有 X 线片证实的双侧或单侧骶髂关节炎，并分别附加下列临床表现中 1

条或1条以上。①腰椎三个方向的运动(前屈、侧屈和后伸)受限。②腰背疼痛史或现在症。③胸廓扩展受限,在第4肋间隙测量小于2.5cm。或者是①腰痛、晨僵3个月以上,活动改善,休息无改善。②腰椎额状面和矢状面活动受限。③胸廓活动度低于相应年龄、性别的正常人。HLA-B27没有必要作为常规临床试验。由于正常人群的B27阳性率可达4%~8%,HLA-B27阳性虽可作为诊断AS的支持性证据,但无诊断意义。阴性时不能排除诊断。AS是血清阳性脊柱关节病的原型。在诊断AS时必须排除其他与骶髂关节炎相关联的脊柱关节病(如银屑病关节炎、赖特综合征等)。

八、鉴别诊断

1. **与类风湿关节炎鉴别** AS男性多发而类风湿关节炎女性居多;AS无例外地有骶髂关节受累,类风湿关节炎则无;AS为全脊柱自下而上地受累,类风湿关节炎只侵犯颈椎,外周关节炎在AS为少数关节、非对称性,且以下肢大关节为主,在类风湿关节炎则为多关节、对称性,四肢大小关节均可发病,AS无类风湿关节炎可见的类风湿结节,AS的血清类风湿因子均为阴性,而类风湿关节炎的阳性率占60%~95%。此外,AS以HLA-B27阳性居多,而类风湿关节炎则与HLA-DR4阳性相关。AS和类风湿关节炎并不互相排斥,两种疾病发生在同一患者的机遇为1/1万~1/20万。

2. **女性强直性脊柱炎特点** AS发生在女性常被延迟诊断或误诊。骶髂关节炎在两性发病相等,只是进行性疾病在男性更为多见。女性的病情较轻,更容易发生外周关节受累,但髋关节较少发病,有时被误诊为类风湿关节炎。国外调查,大多数女性患者的病程不受妊娠的影响,对新生儿亦无危害。

3. **幼年强直性脊柱炎特点** 16周岁以前发生的AS称为幼年强直脊柱炎。国外估计幼年强直性脊柱炎的患病率大于33/10万。另外,10%的成人AS系在儿童期发病。由于幼年强直性脊柱炎患者早期缺乏成人强直性脊柱炎所具有的腰骶部疼痛症状及骶髂关节炎X线征象,致使诊断发生困难,并常被误诊为幼年类风湿性关节炎少关节型。迄今,幼年强直性脊柱炎尚无统一的诊断标准,归纳临床上有以下特点。

(1)患者发病年龄多在8岁以上。

(2)男性占绝对多数。

(3)外周关节几乎必定受累,并常作为第一症状。关节炎初起虽有少关节非对称性及多关节对称性之分,但均以下肢关节居多,尤其是膝、髋及踝关节。

(4)髋关节受累者多数出现破坏性病变,为本病致残的主要原因。其他关节受累则预后良好。

(5)足跟痛及肌腱端炎是本病的主要特征之一,尤其在少关节发病者多见。

(6)腰骶部疼痛及骶髂关节炎是本病的主要表现,通常在发病后几个月到几年出现。

(7)HLA-B27阳性率可达90%,对诊断本病有意义。

(8)类风湿因子和抗核抗体阴性有利于诊断。

(9)有脊柱关节病的家族史。

幼年强直性脊柱炎和幼年类风湿关节炎为两种不同的疾病,治疗方法和转归不尽相同。临床上对8岁以后发病的关节炎(尤其是男性),不论早期受累的关节数目多少及有无腰骶部不适,应当考虑幼年强直性脊柱炎的可能性,并常规进行骶髂关节X线片及HLA-B27检查,及早确定诊断。

九、畸形评估

为了改善AS患者的视野、呼吸功能、平衡、坐姿、吞咽功能及行走要求,常常需要进行畸形矫正,术前畸形的评估非常重要。髋关节屈曲挛缩、腰椎前凸消失、进行性的颈胸部脊柱后凸加重都是AS患者致残和后凸畸形的因素。因此AS患者的临床和影像学畸形评估是术前设计的主要组成部分。畸形的评估有助于脊柱截骨平面和矫形角度的确定,以及是否同时进行全髋关节置换手术的适应证判断。

1. **临床评估** AS后期颈椎僵直,不能屈曲后伸,严重的胸椎后凸畸形也会造成患者平视障碍。注视范围和躯干整体平衡的评估和手术方案的制订对术后效果和患者满意度的预测有很大指导意义。颏眉角、注视角和枕壁间距主要用于评估脊柱的功能性畸形。颏眉角和注视角主要用于评估平视视野范围,颏眉角是在患者髋膝关节完全伸直情况下下颏和眉弓连线与铅垂线形成的角度,注视角是颏眉角的余角,两者的正确矫正可以客观上改善患者的水平注视能力。枕壁间距主要用来粗略估计患者的矢状位平衡，保证患者的臀部和足跟紧靠墙壁、膝髋关节伸直位，测量枕部和墙壁之间的水平距离即为枕壁间距，其正常值为 0～2cm。屈曲挛缩角度用于评估髋关节屈曲挛缩的程度、辅助术前截骨方案的设计，测量时患者平卧、腰部平直，测量股骨干和水平面的夹角即为屈曲挛缩角度。尽管矢状位平衡和视野改善是 AS 脊柱畸形手术的两个主要目标，但这两者是不同的概念，且截骨平面对这两个参数的影响并不相同。为了单纯追求矢状面平衡而进行大角度的截骨矫形是不可取的，术前应严格手术方案设计，协调注视能力和矢状位平衡的矫形，以便达到最佳的疗效和患者满意度。

2. 影像学评估 AS 患者畸形程度可以通过影像学测量畸形角度来评估。目前畸形测量的方法尚未统一，但常用的术前畸形角度的测量包括整体后凸角度和脊柱局部畸形角度。脊柱整体后凸角度的测量是使用标准的全脊柱侧位 X 线片，分别沿 T_4 上终板和 L_5 下终板画线，测量两者相交的 Cobb 角。腰椎截骨矫形时整体后凸角度与腰椎前凸的矫正度数密切相关，因此整体后凸畸形的角度评估对腰椎截骨有很好的指导价值。

脊柱局部畸形的角度评估方法主要包括胸椎后凸与腰椎前凸角度测量和截骨部位后凸角度测量。胸椎和腰椎的畸形主要通过测量 $T_{1～12}$ 和 $L_1～S_1$ Cobb 角进行评估。截骨部位后凸角度是测量截骨部位上一椎体上终板和下一椎体下终板画线后相交的 Cobb 角。正常脊柱在矢状面平衡时中心恰好位于 S_1 椎体的前方。侧位 X 线片上从 C_7 椎体中心画 1 条铅垂线应恰好和 S_1 椎体前缘接触。手术前矢状面的平衡主要依据髋膝关节完全伸直时测量脊柱侧位 X 线片上的 C_7 或 T_1 铅垂线和骶骨前角之间的距离进行评估，冠状面的平衡主要通过测量脊柱前后位 X 线片上 C_7 或 T_1 铅垂线和骶骨正中线之间的距离评测。正常个体可以通过改变骶骨的倾斜度以及髋、膝、踝关节的屈曲伸展来代偿轻度的矢状位失衡。而在 AS 患者中由于以上部位的活动度丧失，正常的代偿机制不能有效发挥作用。由于 AS 患者髋关节受累情况不同，为消除下肢不同位置对矢状面垂直轴（sagittalverticalaxis，SVA），即 C7 铅垂线的影响，采用骶骨终板角（sacral endplate angle，SEA）在 40° 的位置模拟髋关节的 0° 体位，并拍摄侧位 X 线片进行矢状面垂直轴的相关测量和术前方案的设计。

十、治疗

目前的药物治疗方法很多，品种较多，没有共认和确切的方案，下面是一些学者采用的药物。

1. 非甾体抗炎药物（NSAID） 这类药通过抑制还氧化酶的活性阻止前列腺素的合成，进而产生抗炎的效应，迅速缓解患者的腰背痛及由其他附着点炎症引起的疼痛，减轻关节肿胀和疼痛，提高生活质量。因而在 AS 的早期治疗中常为首选。NSAID 种类繁多，吲哚美辛缓解 AS 的疼痛疗效较其他 NSAID 更为显著。NSAID 通常需使用 2 个月左右，待症状控制后可逐渐减量至停用。这类药的常见不良反应主要是胃肠道不适，严重时甚至可危及生命，在用药过程中应严密观察。

2. 改善病情药物 由于 NSAID 并不能阻止疾病的进展，因而改善病情药物在确诊后应尽早使用。

（1）柳氮磺吡啶（SASP）：国外学者认为，SASP 可改善 AS 患者的关节疼痛，并降低血清 IgA 水平，对改善 AS 患者的外周关节炎有效，并对本病并发的前葡萄膜炎有预防复发和减轻病变的作用。目前在国内，对已诊断为 AS 的患者无论病程长短、轻重以及是否有外周关节受累，SALSP 均为首选。对于脊柱已发生"竹节"样变又无外周关节炎的患者，SASP 的治疗并不能起到预期的效果，反而会带来药物不良反应的危险。SASP 推荐剂量为每天 2g，起效慢，通常为 4～6 周，常见的不良反应包括胃肠不适、皮疹、血液系统损害等，对磺胺过敏者禁用。

（2）甲氨蝶呤（MTX）：与 SASP 一样，MTX 也仅对外周关节炎、腰背痛、虹膜炎有效，而对中轴关节炎的疗效经对比研究发现并无改善作用。临床上对病情重，特别是有髋关节受累，用 SASP 效果不显著时采用。MTX 的治疗，目前国内外多采用小剂量，即每周 7.5～15mg。普遍认为，小剂量的 MTX 疗效肯定，长期使用耐受性好，不良反应小。主要的不良反应是胃肠道不适、肝功损害、肺间质纤维化、血细胞减少以及脱发等。

（3）沙利度胺（反应停）：该药最初应用于治疗妊娠呕吐，后来发现有抗血管生成的作用，因而又应用于多种肿瘤的治疗，如多发性骨髓瘤等。近来，通过对反应停的研究发现，除有上述作用外，反应停还具有免疫调节作用，尤其是抗肿瘤坏死因子 – α（GNF-a）的作用。而 TNF-α 在 AS 的发病中起了重要的作用。AS 用反应停治疗 3 ~ 6 个月时某些炎性指标明显下降，但停药后易复发。该药主要的不良反应有嗜睡、肝肾功损害、血细胞的减少及外周神经炎。

（4）云克（^{99}Tc– 亚甲基二磷酸盐）：可通过低价锝得失电子而不断清除人体内自由基，保护超氧化歧化酶的活力，并可抑制白细胞介素 –1β 和 TNF-α 等致炎因子的活性及免疫复合物的形成，因而可控制 AS 的发展。其他药物如雷公藤多苷等亦可用于 AS 的治疗。

3. 糖皮质激素　少数对 NSAID 反应欠佳，而改善病情药又未完全起效时可使用小剂量的激素治疗，甚至可冲击治疗。但是目前在 AS 治疗方面，激素主要还是应用于局部，如在 CT 引导下行骶髂关节的注射，部分患者可改善症状，疗效可持续 3 个月左右。对本病并发的单关节炎及附着点炎症也可局部使用激素。但是激素并不能改善病程，相反，若长期使用会带来许多不良反应。

4. 生物制剂　研究发现，AS 患者血清 TNF-α 浓度明显升高，骶髂关节组织中亦存在 TNF-α，因而近来已开始用针对 TNF-α 的生物治疗，取得了较为肯定的疗效。目前已使用的两种生物制剂是英夫利昔和益赛普。

（1）英夫利昔（Infliximad）：是一种 TNF-α 的单抗，5mg/kg，静脉滴注，间隔 4 周重复 1 次，通常使用 3 ~ 6 次。治疗后患者的外周关节炎、肌腱端炎、腰背痛及血沉、C- 反应蛋白等均显著改善。最近脊柱核磁共振影像学随访结果显示 Infliximad 对脊柱急慢性病变的进展也有明显作用。

（2）益赛普（Etanercept）：是一组人可溶性肿瘤坏死因子受体，能可逆性地与 TNF-α 结合，竞争性抑制 TNF-α 与其受体结合，迅速改善临床症状及实验室指标。用法为 25mg 皮下注射，每周 2 次，连续 4 个月。目前国内也开始使用上述生物制剂，并积累了一些临床经验。但远期疗效如何，对中轴关节的影像学是否有改变，这些均还需做长期的观察研究。此类药物的不良反应主要为感染及注射部位皮肤的过敏反应，是否会增加肿瘤的发生，目前的资料表明，5 年内肿瘤的发生并未增加，还有待于进行长期的观察。

5. 个体程序化治疗　针对强直性脊柱炎有停留在任何一个时期和病程可能数年到数十年的特点，诊断一经做出就应给予系统和全面的治疗，不正规和非系统的治疗均不利于患者的好转和恢复，在一定程度上还助长了其病情顽固和致残率高的结果。提出程序化的治疗方案，程序化治疗的实质是根据病情是否稳定和患者脊柱畸形程度，来决定所采取非手术治疗的具体内容和手术治疗的具体方式，因人而异。程序化治疗见图 4-8。

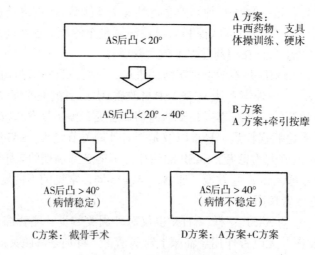

图 4-8　AS 程序化治疗

（1）早期患者脊柱后凸小于 20°（Cobb 法）时，多数为进展期，属活动性患者，治疗以非手术治疗为主，采用中西药物相结合口服为宜。药物治疗以蚂蚁制剂为主药口服，药丸用广西产拟黑多刺蚁（Polyhachis vina）的干燥粉末加蜂蜜制成，每日 3 次，每次 1 丸，每九含生药 2g，4 周为一个疗程，连续口服 3 个疗程。对于疼痛较重和血沉 >60mm/h 者加用戴芬（双氯芬酸钠双释放肠溶胶囊）75mg，每日 1 次；或芬必得 0.6g，每日 2 次；或双氯芬酸 25mg，每日 3 次，用 2 周即停，以免产生不良反应。蚂蚁为原料制成的中药丸剂，具有补肾壮骨、舒筋通络、祛风除痹的功效。蚂蚁制剂无毒或毒性极小，使用安全可靠，利于强直性脊柱炎患者长期服用，动物实验表明，蚂蚁制剂具有较明显的抗炎和镇痛作用。免疫指标对比观察表明，蚂蚁制剂能显著降低免疫球蛋白（IgA、IgG、IgM），并对淋巴细胞转化率（LTR）有显著提高作用，说明蚂蚁制剂能增强细胞免疫，降低体液免疫，有较显著的免疫调节作用。现代药理研究证实蚂蚁中含有大量的氨基酸和蛋白质，含有多种维生素、高能磷化物和矿物质，蚂蚁含有锌、锰、铜、硒等微量元素，尤以锌、锰、硒的含量最为丰富，且蚂蚁分布广泛，资源数量巨大，是目前较为理想治疗强直性脊柱炎等免疫性疾病的有效制剂。治疗强直性脊柱炎的口服西药较多，如保泰松、优布芬、吡罗昔康等，单纯用西药治疗，虽见效迅速，但疗效不巩固，停药后易复发，且西药不良反应较大，所以药物治疗应以中药治疗为主。而对于疼痛较明显者，则应加用不良反应相对较小的西药，如小剂量戴芬（或芬必得，或双氯芬酸），一般只用 2 周，起到迅速抗炎和止痛的效果，待蚂蚁制剂发挥作用时停用西药，达到了标本兼治和扬长避短的目的，较好地发挥了中西医结合的作用，收到了良好的临床效果。同时应用物理疗法，卧硬板床，取仰卧位睡眠。若上行性侵犯到胸椎和颈椎时，应停止用枕头。站立时佩戴支具（钢质背心或硬塑支具），主要目的是维持脊柱的最佳位置，增强椎旁肌肉力量和增加肺活量。进行长期不懈的体操训练，并定期测量身高，保持身高记录，也是防止脊椎后凸的较好措施。

（2）当脊柱后凸达 20°～40° 时，再增加脊柱后凸的牵引按摩治疗，采用 JQI 型脊柱牵引机行牵引治疗，牵引力从 30kg 开始，根据患者耐受情况逐渐增加至与患者体重相等的重量，并持续牵引 3～6min，间隔 2min 后再次反复牵引，每日牵引 30min，10d 为一个疗程，可连续进行 2～3 个疗程。按摩原理是通过脊柱纵向延伸，使力线沿着椎体分别向上下端传递，从而达到松弛韧带肌肉、改变关节突关节细微结构、调控脊柱纵向轴线的目的，以期获得最大限度改善脊柱后凸畸形的结果。

（3）脊柱后凸超过 40° 时，非手术治疗很难奏效，需采用"一次性多平面全脊椎楔形截骨术"，达到矫正脊柱后凸畸形的目的。对于仍在疾病活动期者，但后凸显著，角度 >40°，严重影响生活自理者，要先给予药物治疗，待血沉下降到 40mm/h 以下，病变静止或近于静止时进行截骨手术，术后继续药物治疗，直至病情完全稳定时停药，采用此法获满意疗效。

十一、临床疗效

1. 疗效评定时间及观察指标　中西药物口服 3 个疗程时判定效果。后凸超过 20° 者，需同时进行 3 个疗程以上的牵引按摩治疗后再判定效果。观察指标包括：腰背疼痛指数；脊柱运动（前屈、后伸、侧弯）范围；胸廓扩张度；实验室检查：血沉、C- 反应蛋白（CRP）、免疫球蛋白（IgA、IgG、IgM）。

2. 疗效标准　如下所述。

（1）显效：症状明显减轻或消失，脊柱运动及胸廓扩张度明显改善或恢复正常，血沉、CRP 明显下降或正常。

（2）好转：症状减轻，脊柱运动及胸廓扩张度稍改善，血沉、CRP 有所下降。上述两项在停药后可保持 3 个月以上。

（3）无效：症状及体征未达到好转标准。

第四节　血友病性关节炎

血友病性关节炎（hemophilic arthritis）是由于遗传性血浆凝血因子Ⅷ或Ⅸ缺陷致关节出血，引起滑膜炎、骨质破坏、关节运动障碍的出血性关节病。

血友病是一种 X 连锁的遗传性疾病，以凝血障碍及出血为主要临床表现。根据血浆凝血因子缺乏的不同，血友病分为甲、乙及丙型三型。甲型为第Ⅷ因子缺乏，乙型为第Ⅸ因子缺乏，丙型则为第Ⅺ因子缺乏。

血友病的发病率为（5～10）110万，其中以血友病甲最多见，约占85%。血友病丙型多为轻度出血，且关节及肌肉出血甚少。血友病性关节炎主要见于血友病甲和乙，尤其多见于血友病甲，血友病丙少见。本病主要是男性发病，有阳性家族史者占50%左右。临床主要表现为关节和肌肉出血，反复的关节和肌肉出血可导致骨质破坏和关节功能丧失，形成慢性关节炎，甚至关节畸形。关节内出血越早，症状越重，则预后越差。

一、病因与发病机制

血友病甲和乙型由于缺乏Ⅷ因子和Ⅸ因子，可影响内源性凝血系统中的凝血酶原转变为凝血酶，使纤维蛋白原也无法形成纤维蛋白而致出血。而且由于正常关节的滑膜组织中缺乏组织因子，不能通过外源性凝血系统的代偿功能止血。因此血友病患者的突出临床特征是关节滑膜出血，反复的关节腔出血，红细胞破坏释放出的铁沉积在滑膜组织并被滑膜下巨噬细胞吞噬，同时也沉积于软骨。通过铁对滑膜和软骨的直接和间接作用，促使滑膜增殖和纤维化。也使软骨受侵蚀，并最后导致骨质破坏和关节功能丧失。

二、临床表现

血友病甲和乙型的临床表现相同，主要表现为关节和肌肉部位的出血，二者之比约为5∶1。患者一般在学会行走时开始发生关节内出血，4或5岁时关节出血呈反复发作。体内各个关节均可发生出血，其中发病率最高的关节依次是膝关节、肘关节和踝关节，可能是这些铰链关节比髋关节和肩关节抗旋转应力的能力差。出血前往往有创伤或较多活动，关节出血早期表现为局部疼痛性肿胀，根据关节血肿的临床进程，可分为三期：

1. 急性关节炎期　关节出血早期，因新鲜出血，使局部发红、肿胀、热感，伴活动受限。检查关节局部出现波动感或浮髌征阳性。出血如停止，则积血在数日内逐渐吸收，关节症状消失，可不留痕迹，关节功能恢复。

2. 慢性关节炎期　由于关节腔内反复出血，新旧血液交杂，造成关节持续性肿胀，临床表现时轻时重，迁延不断，多则数月或数年。也可因关节血肿压迫或失用型肌萎缩，致使关节邻近骨质缺血、退变和疏松。

3. 关节畸形期　由于出血时间长，陈旧性关节积血、血块机化、滑膜逐渐增厚并使关节软骨破坏、骨质受损，以至关节僵硬、强直及畸形。最后也可能成为骨性愈合，造成永久性残疾。血友病除关节血肿外，还可在此基础上或单独发生血友病假肿瘤，其特点表现为骨质囊性破坏性缺损，这是本病在骨骼上一种继发性改变。少数患者在关节穿刺或手术后，关节出血继发细菌感染，好发于单侧膝关节，常伴局部疼痛、肿胀明显及发热。大约3%的血友病患者在病程中出现感染性关节炎。故对高热持续不退、外周血白细胞明显增高及经治疗后出血症状改善，而关节症状加重者要考虑感染性关节炎的可能。致病菌多为金黄色葡萄球菌，肺炎链球菌及噬血流感菌。

三、辅助检查

1. 实验室检查　如下所述。

（1）粗筛试验：本病患者激活的部分凝血酶时间延长、白陶土凝血活酶时间延长及凝血时间（CT）延长。

（2）鉴别因子Ⅷ和Ⅸ缺乏：需做部分凝血活酶时间纠正试验。

（3）因子Ⅷ和Ⅸ的定量活性测定：正常混合的新鲜冷冻血浆，其Ⅷ：C定量为1 000U/L，即100%，严重血友病甲型的混合血浆其Ⅷ：C定量为10U/L，即1%，正常范围为50%～200%，Ⅷ：C<1%者为重型，常有反复的关节和肌肉出血；Ⅷ：C≥5%为轻型，仅在外伤或手术时才有出血现象；Ⅷ：C>1%且<5%者为中型，出血程度介于轻型和重型之间。

2. X线检查　放射学分期见表4-5。

表4-5　血友病性关节炎放射学分期

分期	X线特征
Ⅰ期	软组织肿胀，无骨性改变
Ⅱ期	骨骺过度生长并骨质疏松；软骨间隙无病变，未见软骨下囊肿，对应临床亚急性期
Ⅲ期	关节结构破坏，循板不规则并见软骨下囊肿；软骨间隙保留；侧位髌骨成正方形；膝关节髁间切迹和尺骨滑车切迹增宽，为可逆转的最后阶段
Ⅳ期	软骨破坏，关节间隙狭窄；关节进一步破坏
Ⅴ期	关节病变最终期；关节软骨不存在；关节纤维性僵直和运动受限

患肢与正常侧比较，关节周围软组织肿胀，股四头肌萎缩。关节内有渗出或积血，骨质脱矿，长度增加，关节间隙变窄，髁间切迹加深。

滑膜增殖和色素沉积在MRI上显示得更清楚。含铁血黄素在不规则的滑膜内表现为T_2加权低信号空白。关节软骨和半月板均受侵蚀。与退行性变一样，也可见关节下囊肿。

四、诊断

血友病关节炎的诊断要点如下：

（1）男性患者，关节出血为主要临床表现，或持续性关节肿胀。

（2）具有阳性家族史。

（3）实验室检查：激活的部分凝血酶时间或白陶土凝血活酶时间延长，纠正试验显示Ⅷ因子或Ⅸ因子缺乏，Ⅷ：C或Ⅸ：C明显降低。

五、鉴别诊断

1. 急性风湿性关节炎　血友病关节炎急性期的红、肿、热、痛及伴功能障碍应与风湿性关节炎鉴别。后者常继发于咽峡炎症，以急性发热和游走性大关节炎为特点，血沉、C-反应蛋白和抗"O"增高，以往无出血倾向及激活的部分凝血酶时间或白陶土凝血活酶时间正常，可与前者鉴别。

2. 类风湿关节炎　类风湿关节炎以其慢性进行型对称性和破坏性炎性关节炎，并以四肢大小关节受累、血清类风湿因子阳性及元出血倾向等主要特点，可与血友病关节炎相鉴别。

3. 关节型过敏性紫癜　过敏性紫癜频发的关节炎以其突出的下肢泛发性紫癜，血小板及激活的部分凝血酶时间和白陶土凝血活酶时间正常等特点可与血友病关节炎区别。

4. 感染性关节炎　本病多为单关节发病伴全身中毒症状，白细胞增高，血培养和关节滑膜细菌培养阳性及抗感染治疗有效等而不同于血友病关节炎。

六、治疗

1. 一般治疗　让患者了解血友病知识，避免外伤和过度活动，预防出血。在急性期关节出血几周至几个月内，仍应定期预防性输入凝血因子，防止反复关节出血。

2. 急性关节积血的处理　如下所述。

（1）急性关节出血的治疗应立即给予凝血因子替代治疗；严重的出血可能需要连续数天进行替代治疗。

（2）受累关节制动，出血早期应采取绷带压迫止血，将出血关节的肢体抬高和固定在功能位，但通常不要超过2d。在制动期间可能需重新给予凝血因子。

（3）关节穿刺：关节穿刺的适应证为关节的肿胀疼痛对凝血因子替代疗法和镇痛药无反应，或累及皮肤或神经血管束。如果存在凝血因子Ⅷ抑制药，或邻近皮肤有感染则为关节穿刺的绝对禁忌证。在积极补充凝血因子的前提下，于症状开始24h内进行关节腔穿刺，尽量抽出积血，可使关节腔内减压，减轻疼痛及控制症状。但必须严格无菌操作，防止继发感染。如怀疑并发感染，则应及时穿刺引流，将引流液做细菌培养，以明确诊断，同时可缓解症状。

3. 药物治疗 如下所述。

（1）非甾体类抗炎药：双氯芬酸、芬必得及舒林酸等非甾体类抗炎药一般不影响血小板功能，使用安全，对关节疼痛或肿胀者可选用。

（2）青霉胺：青霉胺具有一定的免疫抑制及抗炎作用，还可以减少单核细胞的滑膜浸润，使滑膜增厚减轻，关节再次出血的机会减少。尽管本药对血友病本身不起治疗作用，但对其发病的血友病关节炎的治疗有一定疗效。本品起效慢，每日剂量不宜 >0.375g/d，安全性大及疗效好。

（3）补充疗法：补充相应的凝血因子，严重出血者宜用抗血友病球蛋白浓缩制剂（如冷沉淀物）及高浓度的浓缩物，控制关节腔出血。

（4）DDAVP（1-deamlno-d-8-arginine-vasopressin）：DDAVP 是人工合成的抗利尿激素类似物，可动员体内储存的因子Ⅷ的作用。主要用于血友病甲型患者。

（5）抗纤溶制剂：可以 6- 氨基己酸、对氨基苯甲酸等与补充疗法共用，阻止已形成的血凝块溶解。

4. 手术治疗 如下所述。

（1）关节镜：以滑膜增厚的关节肿胀者可行滑膜切除术。切除滑膜后可控制症状并减少出血次数。近年已有成功的报道。

（2）人工关节置换：关节强直、畸形及功能丧失者可考虑人工关节置换，但必须在积极补充凝血因子的前提下，以确保手术安全。

5. 放射性核素治疗 近期有用 ^{165}Dy 的氢氧化铁大聚合物关节内注射的报道，该聚合物的半衰期短，仅 2 ~ 3h，最大组织穿透仅 5 ~ 7mm。从关节腔渗漏量少。^{99}Y 已成功用于滑膜切除，但其从关节腔渗漏，引起正常组织损伤的问题尚有待解决。

第五节 银屑病性关节炎

银屑病性关节炎（psoriasis arthritis，PA）是一种与银屑病相关的炎性关节病。本病病程长，易复发，疾病晚期造成关节强直及病残。

银屑病关节炎是发生在银屑病患者的一种血清阴性关节炎，有些患者可有骶髂关节炎和（或）脊柱炎，且与 HLA-B27 有关，故该病被列入血清阴性脊柱关节病。

一、流行病学

5% ~ 7% 的银屑病患者并发关节炎。该病中关节损害的分布见图 4-9。银屑病在白人中的患病率为 1% ~ 2%，在非洲人、美国黑人及日本人则罕见。据较早的估计，5% ~ 7% 的银屑病患者可患某种类型的炎性关节炎。而在近年的资料显示在专科临床及住院的银屑病患者中并发关节炎者可达 6% ~ 49%。最近的研究提出，银屑病患者发生关节炎的频率为 20% ~ 34%；反之，血清阳性关节炎患者中只有 1.2% 有银屑病。因此，对血清阴性关节炎而言，患银屑病的可能性增加了 10 倍。在我国至今尚缺乏本病的流行病学调查资料。

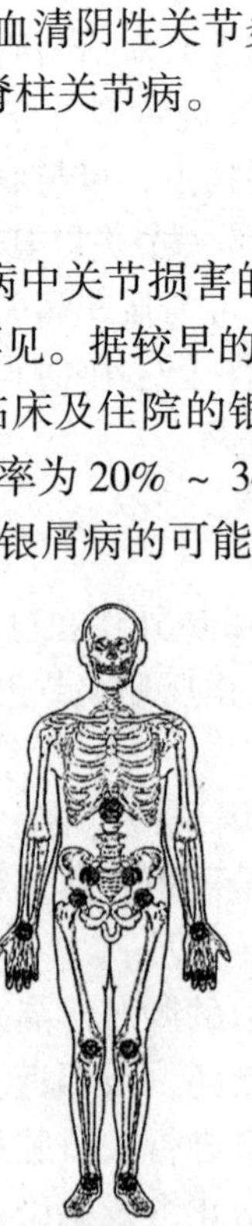

图 4-9 银屑病关节损害分布（阴影部分）

二、病因与发病机制

银屑病关节炎发病机制尚未明确，遗传、免疫和环境因子被认为是参与发病的重要因素。

1. 遗传因素 支持遗传因子参与发病的证据来自单卵双胞胎同患银屑病的频率增高，及银屑病或银屑病关节炎患者有家族聚集的现象。40% 以上的银屑病或银屑病关节炎患者的一级亲属中有皮肤或关节病家族史。一份调查发现，35 对单卵双胞胎中 22 对同患银屑病；而在 33 对双卵双胞胎中仅 7 对患有银屑病。银屑病关节炎患者的一级亲属发生银屑病关节炎的机遇比一般人群约高 40 倍。

2. 免疫异常 对银屑病患者的调查显示，HLA-B13、HLA-B17、HLA-B37、HLA-CW6 和 HLA-DR7 频率增加。对银屑病关节炎患者的调查发现，HLA-B13、HLA-B17、HLA-B27、HLA-B38、HLA-B39、HLA-DR4 和 HLA-DR7 频率增加。上述资料说明 HLA-B13、HLA-B17、HLA-B38 或 HLA-B37 频率在银屑病关节炎和无并发症的银屑病均增加。另有证据提示携带 HLA-B7 或 HLA-B27 的银屑病患者注定会发生关节炎及 HLA-B27 相关的血清阴性脊柱关节病。最近用分子 DNA 技术测定发现，HLA-CW0602 在银屑病关节炎患者的频率明显高于对照组，而且和银屑病发病年龄较早有关。近年观察到，有人类免疫缺陷病毒（HIV）感染的患者，其并存的银屑病关节炎表现呈侵袭性，说明其发病机制与类风湿关节炎不同（类风湿关节炎在 HIV 感染后病情减轻），提示 $CD8^+$ 细胞对银屑病关节炎更具致病意义。HIV-Ⅱ类分子可能参与银屑病关节炎的启动，因观察到肌内注射 γ-干扰素的患者可诱发产生银屑病关节炎（γ-干扰素是一强诱导 HIV-Ⅱ类抗原表达剂）。

3. 感染 在易感的银屑病个体，抗原性细菌细胞壁产物可激发关节炎。有人认为滴状银屑病是由感染因子激发的。有报道链球菌咽峡炎后发生银屑病的患者，在皮疹和指甲培养出链球菌和葡萄球菌，并对链球菌介导的体液和细胞免疫反应性增强。但是，银屑病斑块常伴发继发感染。因此，感染和银屑病的因果关系未定。

4. 环境因素 寒冷、潮湿、季节变换、精神紧张、忧郁、内分泌紊乱、创伤等，已被认为是在具有遗传倾向的个体中诱发银屑病性关节炎的重要环境因素。

三、病理

银屑病关节炎的基本病变为滑膜炎，通常和类风湿关节炎不易区别。从受累的大的膝关节滑膜可见绒毛增长及淋巴细胞浸润。血管损伤为突出特点，包括内皮细胞肿胀、血管壁增厚及炎性细胞浸润。受累的指间关节早期病变为滑膜增厚及肿胀，稍后为纤维性反应、绒毛形成及炎性细胞浸润。过度的纤维组织反应引起关节融合，尤其在近节指间关节及腕关节。远端指间关节的晚期病变为关节破坏，骨吸收及在肌腱附着处的骨质增生。增宽的关节间隙由细胞纤维组织替代，不残留滑膜痕迹。用免疫学方法检查病变滑膜可发现 IgG 和 IgA 沉积。

四、临床表现

本病通常起病隐袭，疼痛常比类风湿关节炎轻，偶尔呈急性痛风样起病。

本病患者男女之比为 1 : 1.04。发病年龄通常在 30 ~ 35 岁，也有报道平均年龄男性为 44 岁、女性为 46 岁。儿童发病在 9 ~ 12 岁。大约 1/3 的患者呈急性发作。提示为银屑病关节炎的特征有：远端指间关节受累而无原发性骨关节炎；非对称性关节受累；无皮下结节及类风湿因子阴性；腊肠指（趾）；银屑病关节炎的家族史；明显的指甲顶针样凹陷（>20 个）；中轴关节 X 线片显示 1 个或几个如下异常，如：骶髂关节炎，韧带骨赘（常不典型）及脊柱旁骨化；以及外周关节 X 线片可见关节糜烂，尤其是伴有末节指（趾）骨基底增宽和骨溶解的远端指间关节破坏。临床上已经明确的有五种关节炎类型。在临床上，一种类型可以演变为另一种类型，可出现几种类型的关节病变并存。受累关节表现为疼痛、发僵、肿胀、触痛和活动障碍。

1. 关节病变类型 如下所述。

（1）少关节或单关节炎型：此型最为常见，约占 70%。通常只累及单个或二三个关节，以手和足的远端或近端指（趾）间关节及跖趾关节多见。膝、髋、踝和腕关节亦可受累。由于伴发腱鞘炎症，受累的指或趾可呈典型的腊肠指（趾）。本型患者中 1/3 ~ 1/2 的患者可演变为比较对称的多关节型，和类风湿关节炎难以区别。

（2）远端指间关节炎型：此类型仅占 5% ~ 16.6%，为典型的银屑病关节炎，它几乎总是伴发邻近的银屑病指甲病变。

（3）残毁性关节炎型：此型是银屑病关节炎的最严重型，占 5%。受侵犯的跖骨、掌骨或指骨可发展到严重的骨溶解。指节常有"套叠"现象及短缩的畸形。病变关节可发生强直。患者发病年龄多在 20 ~ 30 岁，常伴有发热、体重下降及严重而广泛的皮肤病变，以及经常伴发骶髂关节炎。

（4）多关节炎型：此型占 15%，主要累及手和足的小关节，腕、踝、膝和肘关节，有的患者呈对称性分布。此型受侵犯的关节数目不及类风湿关节炎多，畸形程度亦比类风湿关节炎轻。有些患者血清类风湿因子阳性，提示或与类风湿关节炎巧合。

（5）脊柱病型：骶髂关节受累见于 20% ~ 40% 的银屑病关节炎患者。以韧带骨赘为表现的脊柱炎见于高达 40% 的银屑病关节炎。韧带骨赘可发生在无骶髂关节炎者，并可累及脊柱的任何部分，可引起脊柱融合。个别病例，颈椎受累可引起寰枢椎半脱位。

2. 皮肤病变　银屑病关节炎主要依靠存在的银屑病而与其他炎性关节炎相区别。在大多数病例，银屑病发生在关节炎出现前数年。15% ~ 20% 的病例银屑病发生在关节炎之后。关节炎与银屑病破损的类型无关。银屑病可从轻度银屑型到广泛的剥脱型。然而，关节炎的严重程度与皮肤病可平行，严重的关节炎通常有比较广泛的皮疹。值得注意的是银屑疹可以是不明显的一小片，或在不易觉察的部位，如在头皮、会阴、臀及脐。

3. 指甲病变　指甲异常是银屑病关节炎的特征，见于 80% 的患者，而在无关节炎的银屑病患者只占 15%。最常见的指甲病变是顶针样凹陷，甲脱离，甲下角化过度、增厚、横峰及变色。远端关节和邻近的指甲多同时受累。

4. 关节外表现　结膜炎见于 20% 的患者，虹膜炎占 7%。其他少见的表现包括主动脉瓣关闭不全、上肺纤维化、淀粉样变性和发热。

五、辅助检查

本病缺乏特异性试验。类风湿因子的阳性率不超过正常人群。比较有意义的检查是 X 线片，其变化包括：

（1）手和足的小关节的骨性强直，指间关节破坏伴关节间隙增宽，末节指骨基底的骨性增生及末节指骨吸收。

（2）近端指骨变尖和远端指骨骨性增生两者兼有的变化，造成"戴帽铅笔"样畸形。

（3）长骨骨干"绒毛状"骨膜炎。

（4）骶髂关节炎多为单侧。

（5）伴有骨桥的不典型脊柱炎。

六、诊断和鉴别诊断

有银屑病或银屑病指甲病变于血清阴性外周关节炎，伴有或不伴有脊柱受累可确立银屑病关节炎诊断。对那些有关节炎而缺乏皮疹者诊断比较困难，需要仔细排除其他疾病并定期随访。对于仅有远端指间关节受累的银屑病关节炎需要和骨性关节炎鉴别。指甲病变有助于两者的区别。本病的多关节炎型需与类风湿关节炎区别。但前者关节分布的对称性不如后者强，且大约一半的病例呈非对称性分布；前者的关节触痛程度及关节腔积液量均不及类风湿关节炎明显；另外，远端指间关节炎、腊肠指（趾）和肌腱末端炎都是前者不同于后者的特征；而血清类风湿因子阳性则有助于支持类风湿关节炎的诊断。

七、治疗

以往的研究认为大多数银屑病关节炎患者的预后良好，仅 5% 发生残毁型关节炎，并认为该病的远期预后比类风湿关节炎好。但近期的观察对此观点提出异议。通过大系列病例研究发现，40%～57% 的本病患者有畸形性破坏性关节炎，17% 的患者有 5 个或更多的关节畸形，11%～19% 的患者有明显残疾。因此，和以往无须积极治疗银屑关节炎的观点相反，现倾向于应积极治疗早期疾病，尤其对于存在不良预后因素者。

对本病的治疗应兼顾皮肤和关节两方面。基本治疗包括休息、锻炼、理疗和对患者进行教育，以及对轻度和中度活动型关节炎采用非甾体类抗炎药物治疗。只具有止痛、抗炎、消肿作用，但对皮肤损伤、关节破坏无效。事实上，多达 85% 的患者使用非甾体类抗炎药物，而且 2/3 以上的患者有效而无皮疹加重，故治疗剂量应根据患者情况个体化。目前，国内抗炎药物的种类和剂型均较多，其中如双氯芬酸、布洛芬、舒林酸、阿西美辛、萘丁美酮和美洛昔康等，都有疗效较好和不良反应较少的特点，可按患者个体情况选用一种。对有溃疡病史的患者，宜服用 COX-2 抑制药以减少胃肠道不良反应。但关节炎或腱鞘炎可行局部肾上腺皮质激素注射，所用药物有利美达松、曲安西龙（去炎松）和得宝松等。治疗皮肤病变有助于控制关节炎，应和皮肤病医生合作处理。不饱和乙基酯类及 1，25-二羟维生素 D_3 对银屑病关节炎的皮肤和关节病变均有帮助。

对于多关节进行性加重的银屑病关节炎患者，应及早应用慢作用药物治疗，如抗疟药、金制剂、青霉胺、柳氮磺吡啶、甲氨蝶呤和环孢霉素 A。口服金制剂和抗炎药物并用有中度疗效。临床观察提示金制剂治疗并不增加皮肤病变加重的危险性。甲氨蝶呤被确定为银屑病关节炎的一种有效治疗将近 40 年，它可使皮肤和关节病变均得到改善，在治疗 2～8 周的患者疗效可达 42%～95%。目前多采用每周 1 次给药方法，初次剂量 5mg，每周以 2.5mg 递增，直至 15～25mg/周。待病情好转后将甲氨蝶呤逐渐递减至最小有效量维持。疗程一般 3～6 个月或更长，口服和静脉途径疗效相当。治疗期间要观察药物对骨髓、肝和肺的影响，定期做有关检查，并戒烟和戒酒。依曲替酯（Etretinate）作为维生素 A 的衍生物，因其有调节表皮细胞增生和分化及抗炎活性，曾用于治疗银屑病关节炎 0.4～1.25mg/（kg·d），口服，改善率达 55%～100%。可是，停药后 3～5 个月全部患者复发。银屑病关节炎的关节成形术和关节固定术的适应证同类风湿关节炎。本病不主张使用肾上腺皮质激素的全身治疗，因为一方面对关节炎无效，另一方面有可能加重皮损病变。

八、预后

一般认为，银屑病关节炎患者的疼痛症状比类风湿关节炎患者少，病程经过也比类风湿关节炎良性。但近几年认识到，以往的研究可能低估了银屑病关节炎的危害性，它可能和类风湿关节炎一样严重，而且关节破坏性病变发生较早。经观察发现，提示本病不良预后的有关因素有：银屑病关节炎家族史，发病年龄 <20 岁，HLA-B27 及 HLA-DR7 均阳性，HLA-DR7 阴性而 HLA-B39 阳性，破坏性多关节炎及广泛性皮肤病变等。对这些患者可能需要更积极的治疗。

第六节　Reiter 综合征

Reiter 综合征以无菌性尿道炎、眼结膜炎和多发性关节炎为基本特征，可伴有皮肤黏膜及其他器官病变，发病前多有发热，多见于成年男性。

德国医生 Hans Reiter 首次报道 1 例急性痢疾患者在发病后 8d 出现结膜炎、尿道炎和关节炎三联征，命名为 Reiter 综合征。随后，更多的病例见于志贺菌、沙门菌和弯曲菌引起的流行性或散发的腹泻，或获得性泌尿生殖系感染之后。现在，风湿病学家将有上述三联征的患者称为完全型 Reiter 综合征；只具备二联征，甚至在初始感染（如尿道炎、宫颈炎或痢疾）后仅有关节炎的病例称为不完全型 Reiter 综合征。事实上，不完全型病例比完全型更为常见。

一、流行病学

本病在世界各地均有报道，但确切的患病率难以估计。分析其原因主要系本病没有特异的诊断性试验，患者多为年轻男性，且其流动性大，加之眼炎和尿道炎症状比较轻微，易被忽略，以及常被误诊为其他疾病。然而，许多研究证实，Reiter 综合征是一种比较常见的风湿性疾病，是青年男性炎性关节炎最常见的原因之一。估计 1% ~ 3% 的非淋菌性尿道炎患者可患本病。

二、病因与发病机制

Reiter 综合征的确切病因和发病机制目前尚不清楚，但大致可归纳为以下几种假说：

1. 感染学说　在英国和北美，大多数 Reiter 综合征发生在泌尿系感染后。在欧洲、非洲、中东、远东和我国，本病多发生于肠道细菌感染后。引起泌尿系感染的微生物曾涉及沙眼衣原体或支原体。在本病患者的尿道、结膜、滑液和滑膜曾经分离出沙眼衣原体，检测出特异性抗沙眼衣原体抗体。在本病患者的淋巴细胞受衣原体抗原刺激后转化率增加。但是，不是所有 Reiter 综合征患者都能分离出沙眼衣原体。肠道感染多为革兰阴性杆菌，包括福氏志贺菌、沙门菌、幽门螺杆菌及耶尔森菌。国内报道的病例中，90% 以上的患者发病前有痢疾或腹泻史，大便培养获阳性结果者均为福氏痢疾杆菌。目前已知除性病外，痢疾杆菌、肺炎支原体、衣原体、贝宗体属病原菌，甚至病毒等均与本征有关。

2. 遗传与免疫学说　Reiter 综合征患者的家族发病趋向，及患者亲属中骶髂关节炎、强直性脊柱炎和银屑病发病数的增加，提示本病有遗传影响。75% 以上的 Reiter 综合征患者为 HLA-B27 阳性，更支持遗传因子参与发病。本症患者血沉增快，C- 反应蛋白阳性，IgG、IgA 及 α_2 球蛋白增高，而且非细菌性尿道炎或肠炎后可发生无菌性滑膜炎，提示免疫因素在发病机制中具有一定作用。

三、病理

关节滑膜组织呈急性、亚急性或慢性非特异性炎性改变。急性期有滑膜血管充血，纤维素性渗出，中性多形核白细胞、淋巴细胞及浆细胞浸润，滑膜细胞和成纤维细胞增生。慢性期有血管翳形成及软骨侵蚀，有时伴骨溶解及新骨形成。韧带及关节囊附着点的炎症性病变是 Reiter 综合征病变活动的常见部位。肌腱末端病的典型表现有跟腱附着点腱炎，伴有关节周围炎症的腊肠样指（趾），X 线片显示的骨膜炎，以及肌腱附着点周围的骨质疏松、糜烂和骨刺形成。

四、临床表现

Reiter 综合征的主要表现是尿道炎、关节炎、结膜炎、环状龟头炎、溢脓性皮肤角化病、黏膜溃疡及全身性不适。90% 的患者在前驱感染后 3 ~ 30d（多数在 2 周内）发病。首发症状以尿道炎居多，其次为结膜炎和关节炎。全身性不适主要为发热、体重骤降、衰弱和大汗。80% 以上的患者呈中度至高度热，每日 1 ~ 2 个高峰，多不受退热药物影响，通常持续 10 ~ 14d 自发缓解。体温降至正常时关节炎表现也趋于消退。

1. 关节　关节病变通常是本征的第 2 征或第 3 征，常在尿道炎、腹泻或结膜炎后 2 ~ 4 周出现。呈急性发病。86% 的患者表现为非对称性多关节或少关节炎。主要累及膝、踝、肩、腕、肘及髋关节，手和足的小关节亦可受累。病变关节呈肿胀、发热、剧烈疼痛和触痛，以及功能受限。膝关节炎常有明显肿胀及大量积液，通常一次穿刺可抽出液体 50 ~ 100mL。关节炎一般持续 1 ~ 3 个月痊愈，个别病例可长达半年以上。初次发病可完全恢复正常，不遗留后遗症。除关节外，Reiter 综合征还表现有三种典型的肌肉骨骼病变：

（1）整个手指或足趾的弥漫性肿胀，称腊肠指（趾），发生率较低，但有很高的特异性。

（2）骨膜炎，尤其在跟腱或髌腱附着点的肿胀或触痛，肌腱附着点的炎症称肌腱端病（enthesopathy），这可能是 Reiter 综合征的突出表现。跟骨底面和跖底筋膜炎，常引起"痛性足跟综合征"；X 线检查见足底筋膜附着的跟骨部呈绒毛状钙化。

（3）下背痛，多系骶髂关节炎所致，常为非对称性，及经常伴发韧带骨赘。

2. 泌尿生殖系　尿道炎表现为尿频和尿痛，可以出现明显的脓性分泌物或稀薄水样渗出物，偶尔呈血性，一般为小量，也可为大量，通常持续 1 ~ 3d。尿道口可见红斑、水肿或浅表溃疡。前列腺炎、出血性膀胱炎、附睾炎及睾丸炎见于不足 20% 的患者。环状龟头炎为无痛性浅表潮湿的溃疡，开始为小的水疱，常在尿道口周围，也可累及全龟头、包头的内板，以及阴茎和阴囊。这些浅表的病变可融合成大的匐行性斑状，覆盖全部龟头，明显发红而无触痛。环状龟头炎的发生与尿道炎的有无或轻重无关。龟头炎一般在几天或最多几周痊愈，极少数可持续几个月。其他少见的泌尿系病变还有前列腺脓肿、输精管精囊炎，以及由尿路狭窄并发的肾盂积水和肾小球肾炎。

3. 眼部表现　57% 的患者出现眼征，表现为结膜炎、虹膜炎和角膜溃疡。结膜炎多为轻度的无痛性发红，分泌增加，单侧或双侧受累，2 ~ 7d 消退，少数炎症较重者可持续几周。5% 的患者出现虹膜炎，单侧多见，也可双侧交替发作，持续 1 ~ 2 个月。其他眼征有浅层点状角膜炎、角膜溃疡、表面巩膜炎、视神经和球后神经炎，以及因全眼炎所致的眼球完全破坏。

4. 皮肤及黏膜　溢脓性皮肤角化病是一种过度角化的皮损，为本病的特征性皮肤表现，主要见于10% ~ 30% 的患者。病变开始为在红斑基础上的水疱，发展为斑疹、丘疹及结节，无痛性，可以融合，主要分布于足底，也可以发生在手掌、阴囊或其他部位。病变外观与银屑病难以区别。指甲营养不良、角化过度及甲下角化物质聚集可引起指甲脱落。

5. 其他　其他病变包括浅表性口腔溃疡（9% ~ 40%），分布在硬或软腭、牙龈、舌和颊部，是本病的一种早期和一过性表现，呈无痛性，常被忽略。心脏受累见于约 10% 的患者，表现为心包摩擦音、传导障碍，及与心包炎和心肌炎有关的其他心脏异常。少数患者由于主动脉中层病变和主动脉根部扩张，最终发生主动脉瓣闭锁不全。神经系统受累者不足 15%，包括外周神经病变、一过性偏瘫、脑膜炎、颅神经损伤，及其他非特异性神经异常。胸膜炎和肺浸润偶见于急性期。继发性淀粉样变性、紫癜、血栓性静脉炎和严重胃肠道出血亦有报道，但均罕见。

五、辅助检查

1. 实验室检查　急性期病例几乎全部可见血沉增快（86% 的患者可达 50 ~ 114mm/h），血清 C- 反应蛋白增高，及末梢血白细胞高达（15 ~ 30）× 10^9/L。轻度贫血占 59%，血清丙种球蛋白升高占 44%。一旦病情控制，上述指标可迅速恢复正常。75% ~ 95% 的患者为 HLA-B27 阳性。血清类风湿因子阴性。滑液白细胞计数均高于正常值，以中性粒细胞居多。滑液补体水平正常，细菌培养阴性。腹泻时大便培养可获阳性结果，但当关节症状出现时常为阴性。以免疫荧光法用特异抗血清可检测尿道或宫颈涂片的沙眼衣原体。

2. X 线检查　Reiter 综合征的 X 线表现常与类风湿关节炎及强直性脊柱炎相似。

（1）肌腱末端病变，多见于坐骨结节、大转子、跟腱及跖底筋膜附着部位，表现为糜烂或骨膜变化。

（2）骶髂关节炎，多呈非对称性（强直性脊柱炎为典型的对称性），见于 4% ~ 25% 的患者，在疾病早期及晚期均可发生。

（3）在脊柱形成韧带骨赘，多呈非对称性，并可跨过椎间盘间隙。

（4）受累关节在初次发作无变化，慢性关节炎可见关节破坏。

六、诊断

典型病例诊断一般无困难，但非典型病例的诊断则存在一定困难。Reiter 综合征的诊断要点包括：

（1）尿道炎、关节炎、结膜炎三联征同时出现或在短期内先后出现。

（2）皮肤及黏膜的特征性损害。

（3）发热、白细胞增多、血沉增快、血清免疫球蛋白增高、C- 反应蛋白阳性、HLA-B27 阳性。

（4）尿道分泌物、结膜分泌物、滑膜液及大便病原菌检查。

（5）特征性 X 线表现。

（6）除外血清阳性或其他血清阴性关节炎。

典型的 Reiter 综合征诊断没有困难。如果仅出现一二个临床特征就需要和青年男性常见的淋球菌性关节炎相鉴别。后者见于有不洁性行为者，上肢关节受累多见，缺乏肌腱末端病，HLA-B27 多为阴性，关节液培养可获阳性结果，及对青霉素治疗有效。这些特点均不同于 Reiter 综合征。

七、治疗

1. 支持治疗　急性期注意卧床休息，限制负重，注意清洁卫生。

2. 对症治疗　结膜炎往往自行消退。急性虹膜睫状体炎宜用皮质激素做全身和局部治疗，并用 1% 阿托品点眼，以及应在眼科医生指导下随访观察。非甾体类抗炎药物对缓解关节炎症，控制发热均有效。目前可供选择药物很多，应根据每例患者的不同情况选用一种，以达到收效好和不良反应小的目的。常用的药物包括：扶他林（双氯芬酸）25 ~ 50mg，每日 3 次；芬必得（布洛芬缓释剂）0.6 ~ 0.8g，每日 2 次；奇诺力 0.2g，每日 2 次；阿西美辛 30 ~ 60mg，每日 3 次；吲哚美辛 25mg，每日 3 次，或其他非甾体类抗炎药物。每种抗炎药物的疗程依患者的治疗反应和耐受性而定，应强调个体化，一般需要 1 ~ 3 个月。近年国内已上市的扶他林乳胶剂、优迈霜（含依托芬那酯）、普菲尼德和法斯通凝胶（均含酮基布洛芬）等，均可作为关节和软组织炎症的局部外用药物。

3. 抗生素　近年来国外主张对本病的急性期给予抗生素治疗，比较常用的药物为四环素类，如四环素、多西环素（强力霉素）或米诺环素（二甲胺四环素）等。疗程在 1 个月左右。

4. 肾上腺皮质激素局部治疗　对单关节炎或肌腱末端炎可用皮质类固醇制剂行关节腔内或痛点注射。利美达松系地塞米松棕榈酸酯质体缓释剂，该新剂型既有长效作用，又无致晶体性关节炎的不良反应。经临床大系列病例行关节腔或痛点注射，每次 4 ~ 8mg，对控制关节和软组织炎症疗效显著，且不良反应极少。其他同类制品还有得宝松，系倍他米松磷酸酯钠，有缓释和长效特点。

5. 免疫抑制药　严重的病例在应用非甾体类抗炎药物治疗的同时，可并用甲氨蝶呤或柳氮磺吡啶。甲氨蝶呤首次剂量为 5mg，口服或加入灭菌生理盐水 20mL 静注。以后，每周 1 次，每次递增 2.5mg，直至每周 15 ~ 20mg 维持。待病情控制后每周递减 2.5mg，以小量维持或停用。疗程一般 3 个月左右，或按病情酌定。

对接受上述任何药物治疗的患者均应严密观察药物的不良反应，并应在治疗前后定期检查血和尿常规，肝和肾功能，以及其他有关检查。

八、预后

本病多呈自限性经过，大多数病例通常在 2 ~ 6 个月症状消退。外周关节炎完全恢复，皮肤和黏膜病变消失后不遗留痕迹，以及实验室出现的血沉增快、白细胞和 C- 反应蛋白增高均可恢复至正常。但是，有些病例跖趾关节和足跟疼痛可持续 1 ~ 4 年，个别严重的溢脓性皮肤角化病患者可引起致命性危险。

第七节　痛风性关节炎

痛风（gout）是嘌呤代谢紊乱和（或）血尿酸升高引起的一组综合征，临床表现为关节的急慢性炎症、痛风石（tophi）、泌尿系结石及痛风性肾病。

反复发作的急性痛风性关节炎（acute gouty arthritis）为大多数痛风患者的最初临床表现。在发病患者中，95% 为中老年男性患者。初次发作的平均年龄为 40 岁，本病是 40 岁以上男性中最常见的关节炎。急性期具有骤然发作和剧烈疼痛的特征，多数患者的关节炎表现为发作与缓解交替，病程长者发作期长而缓解期短，甚至有的患者迁延不愈，表现慢性痛风石性痛风。女性患者占 5%，多数出现在绝经之后，且多为多关节炎。先天性 HGPRT 缺乏或 PRPP 合成酶活性增加所致的原发性痛风性关节炎，发病年龄往往在 30 岁以下。

一、发病机制

尿酸钠在关节腔内形成微晶体沉淀，引起的非特异性关节炎症是个复杂过程，可能是多种因素综合作用的结果。

1. 尿酸钠微晶体的形成　血液或滑囊液中，尿酸钠浓度达到饱和状态，即出现结晶沉淀。故急性痛风性关节炎发作，与高尿酸血症程度呈正相关。然而，许多高尿酸血症患者，终身无急性关节炎发作。有些患者是在高尿酸血症持续多年后，才有痛风发生。相反，少数急性痛风患者，血尿酸浓度却显著低于饱和状态，还有一部分患者，在降尿酸治疗后，诱发急性痛风，即所谓尿酸盐游走性发作。其机制可能与下述因素相关。

（1）蛋白多糖学说：Roberts 认为软骨和滑囊液中含有多种蛋白多糖。每个蛋白多糖分子，不但占有较大空间，而且带有大量负电荷。蛋白多糖的阴离子间隙可以明显增加尿酸钠的可溶性，从而抑制其结晶的形成。若蛋白多糖分子结构不完整，或经胰蛋白酶消化，则使尿酸盐溶解度降低，即抑制微结晶形成的功能下降，则可能导致急性痛风发作。

（2）温度相关学说：人体内中心体温与肢体远端及外周关节腔温度之间，有一定梯度。如足趾、耳缘等温度明显低于中心体温。有人测得膝关节腔内温度约为 32℃，较中心体温低 5℃。Loeb 报道，尿酸盐在体温 37℃、pH7.4 时，溶解度为 404 μmol/L（6.8mg/dL），而在 30℃ 时为 268 μmol/L（4.5mg/dL）。这意味着跖趾关节腔内尿酸钠浓度 >268 μmol/L（4.5mg/dL），即可能形成结晶沉淀。痛风患者典型的足部关节炎常在夜间发作，即可能与温度降低有关。痛风性关节炎发作的自行终止，亦可以温度解释。因为急性发作时局部温度升高，使尿酸钠溶解度明显升高，微晶体逐渐溶解吸收，故炎症逐渐消退。此外，机体处于应激状态，肾上腺皮质激素分泌增多，尿酸钠排泄增加也可能是患者急性发作自行终止的另一原因。

（3）创伤及其他影响因素：Hatz 认为结缔组织的机械性损伤是引起发作的促发因素。损伤促使关节腔滑囊表面尿酸盐结晶脱落，引致痛风发作。急性痛风常在露宿野外发作，并且累及第 1 拇趾跖趾关节，与患者行走时，此关节承受体重的应力最大有关。

此外，关节腔及其周围组织血液供应相对较少，运动时，组织耗氧量增加，无氧酵解乳酸产生增多以致 pH 下降等，均可诱使急性痛风发作。

2. 白细胞在发作过程中的作用　在尿酸钠微晶体导致急性关节炎发作中，多形核白细胞起重要作用。实验表明，以抗白细胞血清或万古霉素造成动物白细胞减少后，则尿酸钠微晶体不能引起急性关节炎发作。当白细胞恢复正常后，多可导致炎症发作。现已了解痛风急性炎症过程的生化反应主要有以下几点：

（1）多形核白细胞的吞噬作用：关节腔滑膜表面的尿酸钠晶体脱落至关节腔时，滑囊液中多形核白细胞及滑膜细胞，主要是 IgG 免疫球蛋白和其他物质，与微晶体吸附包围，其中 IgG-Fc 段可与中性粒细胞的 Fc 受体反应，促进中性粒细胞对结晶的吞噬作用，被吞噬的尿酸钠结晶能迅速使中性粒细胞溶解，释出溶酶体酶，并增强白细胞中超氧化物生成。

（2）趋化因子的释放：多形核白细胞吞噬微晶体后，微晶体被一层薄膜包绕形成吞噬体，吞噬体与一级溶酶体融合，形成二级溶酶体，二级溶酶体释放出白细胞趋化因子 C3a、C5a、C567。这些趋化因子吸引中性粒细胞游向关节腔。

（3）酶解及氢键作用：多形核白细胞吞噬尿酸钠晶体后，形成吞噬体。吞噬体与溶酶体相互作用或将氢离子结合到富含胆固醇与睾酮的细胞器膜上，致使细胞器穿孔，溶酶体膜破裂，释放酸性水解酶、溶酶体酶等，但并不能消化和酶解尿酸钠晶体，却使白细胞溶解、崩溃。微晶体，连同水解酶和白细胞破坏释出的胞浆酶等，均进入周围组织，引起炎症。此后，微晶体继续为其他多形核白细胞所吞噬，以致炎症进一步加剧。

二、诱发因素

痛风的发作除与机体嘌呤代谢异常及高尿酸血症有关外，另外一些因素可诱发痛风性关节炎发作。

传统上认为高嘌呤类膳食与痛风性关节炎有关，但近代研究表明素食民族患者痛风发病率高，因此膳食因素并非痛风的主要原因。目前认为痛风关节炎的发作与下列因素有关：

1. 乙醇　研究表明，乙醇代谢能使血乳酸浓度增高，像其他有机酸一样，乳酸可抑制肾小管分泌尿酸，并降低尿酸的排泄。乙醇还能促进腺嘌呤核苷转化，使尿酸合成增加，常引起痛风性关节炎的急性发作。

2. 药物　某些药物可导致急性痛风性关节炎发作。如维生素 B_1、维生素 B_{12}、胰岛素及青霉素等。临床上使用的促尿酸排泄和抑制尿酸生成的药物，在某些易感个体，由于血中尿酸水平的突然降低，促使原有尿酸盐结晶脱落，可导致关节炎加重或转移性痛风的发作。由于心肺疾病而长期使用利尿药，也可导致痛风的发作。

3. 创伤　临床上常可见到痛风性关节炎的发作往往与患者长途步行、关节扭伤、穿鞋不适及过度活动等因素有关，这可能与局部组织损伤后，尿酸盐的脱落所致。第1跖趾关节在步行中单位面积受力最大，因而是本病发病及病程中受累频率最高的关节，常有慢性损害的倾向，需要指出的是，痛风性关节炎急性发作的诱因不包括严重的外伤，这是与外伤性关节炎及骨折的重要区别之处。

三、临床表现

1. 急性痛风性关节炎　典型的急性痛风性关节炎的特点是起病急骤，有时甚至呈暴发性，多在夜间发作，第1次发作通常在健康状况良好的情况下突然出现关节肿胀和剧痛，在 24～48h 达到高峰，受累关节及其周围软组织明显发红、发热和肿胀，剧痛难忍，局部甚至不敢接触被单，否则疼痛加重，以及关节活动受限。这一些特点可区别于其他种类的关节炎，具有很强的特征性。70% 的患者首发于拇趾第1跖趾关节，病程中该部位受累者达90%，其次为足背、踝、膝、指、腕等关节，肩、髋和脊柱关节受累少见，病程初期85%～95% 的患者仅累及单关节，这是典型的急性痛风性关节炎又一特点。部分患者发病前可有疲乏、周身不适及关节局部刺痛先兆。未经治疗的急性痛风性关节炎，病程通常持续1周左右而自行缓解。缓解期关节局部不遗留任何不适，这也是本病的另一特征。

2. 慢性痛风性关节炎　随着急性发作次数的增多和病程的演进，尿酸盐在关节内外和其他组织中的沉积逐步加重，受累关节逐渐增多，关节炎症也逐渐演变为慢性，以致形成关节畸形。从最初发病至慢性关节炎形成平均为十年左右。也有少数病例，没有急性发作，呈潜行慢性病变。由于尿酸盐在关节及其周围组织中沉积引起慢性炎症反应，受累关节呈非对称性不规则肿胀和进行性强直、僵硬，以致受累关节持续性疼痛，广泛破坏并有较大皮下结节形成，终致病变关节畸形而丧失功能。

3. 痛风结节　痛风结节又称痛风石，是尿酸盐沉积于组织所致。由于尿酸盐不易透过血脑屏障，故除中枢神经系统外，几乎在所有组织中均可形成痛风结节，但以关节软骨及关节周围组织多见。体表痛风结节的好发部位是外耳，尤其以耳轮和对耳轮多见；其次为尺骨鹰嘴、膝关节囊和肌腱；少数见于指、掌、脚、眼睑、鼻软骨、角膜或巩膜。痛风结节的特征：①突出皮表呈淡黄色或白色圆形或椭圆形结节。②数目1～10余个不等。③大者如鸡蛋，小者只有米粒大小。④质地坚韧或较柔软。⑤随体积增大，表皮变薄或损伤而破溃，可流出白色尿酸盐结晶。

四、辅助检查

1. 血、尿常规和血沉　如下所述。

（1）血常规和血沉检查：急性发作期，外周血白细胞计数升高，通常为（10～20）×10⁹/L，很少超过 20×10^9/L。中性白细胞相应升高。肾功能下降者，可有轻、中度贫血。血沉增快，通常 <60mm/h。

（2）尿常规检查：病程早期一般无改变，累及肾脏者，可有蛋白尿、血尿、脓尿，偶见管型尿；并发肾结石者，可见明显血尿，亦可见酸性尿石排出。

2. 血尿酸测定　急性发作期绝大多数患者血清尿酸含量升高。一般认为采用尿酸酶法测定，男性 >416μmol/L（7mg/dL），女性 >357μmol/L（6mg/dL），具有诊断价值。若已用排尿酸药或肾上腺皮质激素，则血清尿酸含量可以不高。缓解期间可以正常。有 2%～3% 患者呈典型痛风发作而血清尿酸含量小于上述水平。有三种解释：①中心体温和外周关节温度梯度差较大。②机体处于应激状态，分泌较多肾上腺皮质激素，促进血清尿酸排泄，而远端关节内尿酸钠含量仍相对较高。③已用排尿酸药或皮质激素治疗。

3. 尿尿酸测定 在无嘌呤饮食及未服影响尿酸排泄药物的情况下，正常男性成人 24h 尿尿酸总量不超过 3.54mmol/L（600mg/24h），原发性痛风患者 90% 尿尿酸排出 <3.54mmol/24h。故尿尿酸排泄正常，不能排除痛风，而尿尿酸 >750mg/24h，提示尿酸产生过多，尤其是非肾源性继发性痛风，血尿酸升高，尿尿酸亦同时明显升高。

4. 关节腔穿刺检查 急性痛风性关节炎发作时，肿胀关节腔内可有积液，以注射针抽取滑液检查，具有极其重要诊断意义。即使在无症状期，亦可在许多关节找到尿酸钠结晶。约 95% 以上急性痛风性关节炎滑液中可发现尿酸盐结晶。

（1）偏振光显微镜检查：将滑液置于玻片上，在细胞内或细胞外可见双折光细针状尿酸钠结晶的缓慢振动图像。用第一级红色补偿棱镜，尿酸盐结晶方向与镜轴平行时呈黄色，垂直时呈蓝色。

（2）显微镜检查：尿酸钠结晶呈杆状针状，检出率仅为偏振光显微镜的一半。若在滑液中加肝素后，离心沉淀，取沉淀物镜检，可以提高其检出率。

（3）紫外线分光光度法测定：采用紫外分光光度计，对滑囊液或疑为痛风结节的内容物进行定性分析来判定尿酸钠，是痛风最有价值的方法。首先测定待测标本的吸收光谱，然后与已知尿酸钠的吸收光谱比较。若两者相同，则测定物质即为已知化合物。

（4）紫尿酸铵（murexide）试验：对经普通光学显微镜或偏振光显微镜检查发现有尿酸钠存在的标本，可行本试验以便进一步予以确认，此法简便易行。其原理是尿酸钠加硝酸后加热产生双阿脲，再加入氨溶液即生成呈紫红色的紫尿酸铵。

（5）尿酸盐溶解试验：在有尿酸盐结晶的滑液中，加入尿酸酶保温后，尿酸盐结晶被降解为尿囊素可见结晶消失。

5. 痛风结节内容物检查 对于痛风结节进行活检或穿刺吸取其内容物，或从皮肤溃疡处采取白垩状黏稠物质涂片，按上述方法检查，查到特异性尿酸盐的阳性率极高。

6. X 线检查 痛风性关节炎患者多在发病数年或数次发作后才出现骨关节病变，故在早期常无明显的 X 线片改变。早期急性关节炎时仅表现为受累关节周围软组织肿胀。反复发作时可在软组织内出现不规则团块状致密影，称为痛风结节。在痛风结节内可有钙化影，称为痛风石。由于痛风石在软骨的沉积，可造成软骨破坏和关节间隙狭窄，关节面不规则。病程较长的患者，在关节边缘可见偏心性半圆形骨质破坏，较小者似虫蚀状，随着病情进展逐渐向中心扩展，形成穿凿样缺损，这也是慢性痛风性关节炎较为特征性的改变之一。

第 1 跖趾关节是最具有特征性的好发部位。骨质缺损常见于第 1 跖骨头的远端内侧或背侧，其次是第 1 趾骨的近侧，常并发邻近软组织的肿胀、拇指外翻畸形、第 1 趾骨头增大。手和腕关节平片显示近端和远端指间关节病变，其次是掌指关节、腕骨间关节及腕掌关节破坏。肘关节通常表现为滑囊炎及肘关节两侧肿胀，尺骨鹰嘴骨质破坏。痛风一般很少累及肩关节、髋关节、骶髂关节和脊柱关节。痛风在累及肾脏时，引起肾结石和肾间质病变。由于尿酸盐结石为阴性结石，腹部平片一般不能发现结石，须借助 B 超检查或静脉肾盂造影才能确定。

五、诊断

目前诊断急性痛风性关节炎多采用美国风湿病协会制定的标准：

1. 尿酸盐结晶 滑囊液中查见特异性尿酸盐结晶。

2. 痛风石经化学方法或偏振光显微镜检查 证实含有尿酸钠结晶。

3. 具备下列临床、实验室和 X 线征象 12 项中的 6 项相符者。

（1）1 次以上的急性关节炎发作。

（2）炎症表现在 1d 内达到高峰。

（3）单关节炎发作。

（4）患病关节皮肤呈暗红色。

（5）第 1 跖趾关节疼痛或肿胀。

（6）单侧发作累及第 1 跖趾关节。

（7）单侧发作累及跗骨关节。

（8）有可疑的痛风石。

（9）高尿酸血症。

（10）X 线显示关节非对称性肿胀。

（11）X 线摄片示骨皮质下囊肿不伴骨质侵蚀。

（12）关节炎症发作期间关节液微生物培养阴性。

此外，在某些急性痛风关节炎患者可能存在发热、寒战等表现。Wallance 及同事复习了 178 例原发痛风患者的统计结果，有助于作为诊断要考虑的要点：①患者平均年龄 56 岁，痛风平均患病时间 11 年。②152 例（85.4%）患者多发性病损。③85% 的患者中关节液中检出尿酸盐结晶。④30% 的痛风患者有痛风石。⑤只有 16% 的患者一级亲属患痛风，8% 有肾结石。⑥肩关节为首次发作最少见部位，第 1 跖趾关节为最常见部位，其次为踝关节。⑦17.5% 患者为假性痛风。

总之，急性痛风根据典型临床表现，实验室检查和治疗反应不难诊断。慢性痛风性关节炎的诊断，需要认真进行鉴别，并应尽可能取得尿酸盐结晶作为依据。

六、鉴别诊断

1. 急性期　如下所述。

（1）急性风湿性关节炎：病前有 A 族溶血性链状菌感染史，病变主要侵犯心脏和关节，下述特点可用于鉴别：①青少年多见。②起病前 1 ~ 4 周常有溶血性链球菌感染如咽炎、扁桃体炎病史。③常侵犯膝、肩、肘、踝等关节，并且具有游走性对称性。④常伴有心肌炎、环形红斑和皮下结节等表现。⑤抗溶血性链球菌抗体升高如 ASO>500U、抗链球菌激酶 >80U、抗透明质酸酶 >128U。⑥水杨酸制剂治疗有效。⑦血尿酸含量正常。

（2）假性痛风：由胶磷酸钙沉积于关节软骨引起，尤以 A 型急性发作时，表现与痛风酷似。但有下述特点：①老年人多见。②病变主要侵犯膝、肩、髋等大关节。③X 线摄片见关节间隙变窄和软骨钙化灶呈密点状或线状，无骨质破坏改变。④血清尿酸含量往往正常。⑤滑液中可查见胶磷酸钙单斜或三斜晶体。⑥秋水仙碱治疗效果较差。

（3）化脓性关节炎：主要为金黄色葡萄球菌所致。鉴别要点为：①可发现原发感染或化脓病灶。②多发生于负重大关节如髋、膝关节，并伴有高热、寒战等症状。③关节腔穿刺液为脓性渗出液，涂片镜检可见革兰阳性葡萄球菌和培养出金黄色葡萄球菌。④滑液中无尿酸盐结晶。⑤抗痛风药物治疗无效。

（4）外伤性关节炎：①有关节外伤史。②受累关节固定，无游走性。③滑液中无尿酸盐结晶。④血清尿酸不高。

（5）淋病性关节炎：急性发作侵犯拇趾关节与痛风相似，但有下述特点：①有冶游史或淋病表现。②滑液中可查见淋病双球菌或细菌培养阳性，无尿酸盐结晶。③青霉素 G 和环丙氟哌酸治疗有效，可做鉴别。

2. 慢性期　如下所述。

（1）慢性类风湿关节炎：本病常呈慢性经过，约 10% 病例在关节附近有皮下结节，易与不典型痛风混淆。但本病：①指趾小关节常呈对称性棱形肿胀，与单侧不对称的痛风关节炎截然不同。②X 线摄片显示关节面粗糙、关节间隙变窄，有时部分关节面融合，骨质普遍疏松，但无骨皮质缺损性改变。③活动期类风湿因子阳性，关节液无尿酸盐结晶。

（2）银屑病性关节炎：本病亦以男性多见，常非对称性地侵犯远端指趾关节，且有 1/5 患者血清尿酸含量升高，故需与痛风鉴别。其要点为：①多数患者关节病变发生于银屑病之后。②病变多侵犯指趾关节远端，半数以上患者伴有指甲增厚凹陷成脊形隆起。③X 线影像可见严重的关节破坏、关节间隙增宽、指趾末节骨端骨质吸收缩短如刀削状。④关节症状随皮损好转而减轻或随皮损恶化而加重。

（3）结核变态反应性关节炎：由结核杆菌感染引起变态反应所致。①常见累及小关节，逐渐波及大关节，且有多发性、游走性特征。②患者体内有活动性结核病灶。③可有急性关节炎病史；也可仅表现为慢性关节痛，但从无关节强直畸形。④关节周围皮肤常有结节红斑。⑤X线摄片显示骨质疏松，无骨皮质缺损性改变。⑥滑液可见较多单核细胞，但无尿酸盐结晶。⑦结核菌素试验强阳性，抗结核治疗有效。

七、治疗

痛风的治疗方法是综合性的，主要包括一般治疗、急性痛风性关节炎发作期的治疗、间歇期的治疗、慢性关节炎期和痛风结节的治疗以及痛风并发症的治疗等方面。

1. 一般治疗 如下所述。

（1）低嘌呤饮食：虽然外源性嘌呤不是痛风发病的主要原因，用低嘌呤饮食 7d 后也仅能使血尿酸值降低 59.5 ~ 119 μmol/L，但高嘌呤饮食常可使血尿酸暂时增加，可诱发关节炎急性发作。因此，控制含嘌呤高的食物，减少关节炎的急性发作次数仍然是必需的。

（2）严格忌酒：乙醇在体内产生乳酸，可降低尿酸的排出。啤酒也含有大量的嘌呤，有人统计在啤酒厂工作的人员，可能因啤酒饮用量较大而痛风的发病率也明显上升。多饮水可增加尿量，促使尿酸排出。

（3）多食碱性食物：如油菜、白菜、胡萝卜与瓜类等，此类黄绿色蔬菜呈碱性，可使尿 pH 升高，促进尿液中尿酸溶解，增加尿酸排出量，防止形成尿酸性结石。

（4）休息：在痛风性关节炎急性期应注意休息，直至症状明显缓解。一般来说，在间歇期应多活动及锻炼，以便有利于减轻体重。

（5）避免使用抑尿酸排泄的药物如呋塞米、阿司匹林、维生素 B_1 及维生素 B_{12} 等。

（6）避免急性痛风性关节炎发作的因素，如过度劳累、紧张、寒冷、穿鞋过紧、走路过多及关节损伤等。

（7）积极治疗与痛风相关疾病如高血脂、高血压、冠心病及糖尿病，防止体重超重。

2. 急性期的治疗 关节炎的急性发作期应尽早使用抗炎止痛药，禁用降尿酸药物及影响尿酸排泄的药物，注意休息，多饮水，维持饮食治疗。

（1）卧床休息、抬高患肢，疼痛缓解后方可活动。

（2）抗炎止痛：由于秋水仙碱的毒性较大，而且非甾体类抗炎药具有与其相同的疗效，因而目前通常尽早给予非甾体类抗炎药物，常用的药物如舒林酸（如奇诺力）、萘丁美酮（如瑞力芬）、阿西美辛（如优妥）及双氯芬酸（如扶他林、戴芬或迪克乐克）等都有较迅速的抗炎止痛作用而且不良反应较少。具体用法如：舒林酸 0.2g，口服，每日 2 次；萘丁美酮 1.0g，每日 1 次，晚饭后服；双氯芬酸 25 ~ 50mg，每日 3 次，饭前服；阿西美辛 90mg，每日 1 次。以上药物只需选用一种，不应同时服用二种或多种，否则疗效不增加反而增加不良反应。通常抗炎止痛药 1 ~ 2d 可收效，症状消失停用，多数患者的疗程不超过 2 周。

当关节炎反复发作，症状较重，及对上述药物无效或产生不良反应时可考虑使用肾上腺皮质激素，如泼尼松，10 ~ 20mg/d，分 2 次服，症状改善后及时减量或停用。一般认为短期应用皮质激素是安全的。

（3）秋水仙碱：对于症状较重或难治性病例，秋水仙碱具有快速控制疼痛和消炎的作用。其作用机制可能为：①抑制多核白细胞的趋化、增殖和吞噬尿酸盐晶体。②抑制溶酶体和乳酸的释放。③提高关节腔内 pH，减少尿酸盐结晶析出。但它不能降低血尿酸，亦不增加尿酸排泄。用法：口服，首剂 0.5 ~ 1.0mg，其后每小时 0.5mg，直至疼痛缓解或出现严重胃肠反应不能耐受时，改为维持量 0.5mg，每日 1 ~ 3 次。一般在 10 ~ 12h 内服用 5mg，胃肠反应不大，效果甚佳。最大耐受量不宜超过 6 ~ 8mg。静脉给药具有效果快和胃肠反应少的优点，特别适用于溃疡病或手术恢复期的急性发作者。用法为 2mg 溶于 20mL 生理盐水内缓慢静注，视病情 4 ~ 6h 后可再给药 1mg，但于 1 次发作中，总量不应超过 4 ~ 5mg。已接受预防性用药者，总量不得超过 2mg，值得注意的是静脉给药时胃肠反应少，中毒不易发现，需在给药前后检查血白细胞。本药局部刺激作用较强，故不得漏出血管外。

不良反应及其处理：胃肠反应如腹痛、恶心、呕吐、腹泻常于症状缓解时出现。严重者可发生出血性胃肠炎。少数病例用药后可引起白细胞减少、再生障碍性贫血、脱发和肌病。出现腹泻尚需继续用药时，可服易蒙停或在每次便后服用复方樟脑酊 1 ~ 4mL，直至腹泻停止。长期服药必须观察血象，骨髓功能低下者忌用。伴有肝肾疾病者用量需要适当减少。本药可引起生育缺损，妊娠 3 个月前需完全避用。另外它可增强镇静、安眠、止痛和麻醉药的作用；亦可增强安非他明、肾上腺素和麻黄碱的作用；降低抗凝药及抗高血压药的作用，故用时需应注意药物相关作用，酌情调节其用量。

（4）降尿酸药物不仅没有抗炎止痛治疗急性关节炎的药理作用，而且还会由于不正确的使用后使血尿酸下降，促使关节内痛风石表面溶解，形成不溶性结晶而加重炎症反应，因此在关节炎的急性期也禁用抑制尿酸排出的药物。

3. 间歇期及慢性期治疗　关节炎发作期过后，对于无痛风石、无泌尿系结石和痛风性肾病患者，不必做特别的药物治疗。但如有其中任何一种表现或有频繁发作的关节炎则需要采用降尿酸治疗。降低血尿酸水平的药物有两类：一类是促进尿酸排泄的药物，另一类是抑制尿酸生成的药物。

（1）促尿酸排泄药：此类药物的共同作用机制是阻滞肾小管对尿酸的重吸收，增加尿酸的排泄，从而降低血尿酸水平。一般认为，经饮食控制血尿酸仍 >9mg/dL，每年关节炎发作在 2 次以上，有痛风石及肾功能正常或仅有轻度损害者可选用此类药物。当血尿酸水平下降至 297μmol/L（5.0mg/dL）或 327μmol/L（5.5mg/dL）以下时，可有效地起到预防急性发作及尿酸盐结晶的形成。该类药物主要有丙磺舒（probenecid，又称羟苯磺胺 benemid）、苯溴马隆（benzbromarone）和苯磺唑酮（sulfinpyrazone）。代表药物为丙磺舒。丙磺舒具有促进尿酸排泄及降低血尿酸的作用。

丙磺舒进入胃肠道可被迅速而完全地吸收，服药 1h 后即可在血浆内出现，约 24h 后有 70% 的药物从循环中消失。其生物半衰期为 6 ~ 12h。开始治疗时以丙磺舒 0.25 ~ 0.5g，每日 1 ~ 2 次，然后每隔 1 周将日量增加 0.25 ~ 0.5g，直至维持 1.0 ~ 2.0g/d 维持治疗，最大剂量不超过 3.0g/d。由于多数患者为尿酸排泄不良型，故在肾功能正常或大致正常时，可常规使用，也可根据 24h 尿尿酸值来确定为排泄不良型。此外，由于本品的作用部位在肾脏，要求患者的肾功能尚属良好，本品的不良反应较少，一般可长期使用。治疗初期由于尿酸盐从沉积部位转移至血中，一些尿酸盐结晶有可能脱落进入滑膜液，可引起转移性急性痛风性关节炎发作。因此，应用丙磺舒时须注意以下几点：①同时大量饮水。②加用碳酸氢钠或碱性药物，一般维持尿 pH 在 6.5 左右，不可超过 7.0，否则容易引起草酸钙或其他结石形成。服药期间禁用抑制尿酸排泄的药物如利尿药等。③伴有活动性溃疡、磺胺药物过敏或肾功能低下及痛风性关节炎急性发作期的患者不宜使用。本品饭后服用，可避免胃肠道反应。④对于非痛风患者，尽管持续给药，几天后本品的促尿酸排泄作用即消失；而对痛风，则表现为持续的促尿酸排泄作用。这种差异主要与尿酸池容量大小有关，即痛风患者特别是伴有痛风石的患者，其尿酸池明显扩大，只要池中有可溶性尿酸盐，则不断溶解进入血液循环。⑤鉴于本品可竞争性抑制有机弱酸（如青霉素等）的分泌，两者合用时应减少抗生素的使用剂量。

（2）抑制尿酸生成药：此类药物目前仅有别嘌醇（allopurinol, zyloprim），本品由 Hitchings 和 Elion 发现，是一种强力的嘌呤氧化酶抑制药，由于本品是次黄嘌呤的同分异构体，它与黄嘌呤氧化酶的亲和力比次黄嘌呤与黄嘌呤氧化酶的亲和力大，因此可与黄嘌呤竞争结合黄嘌呤氧化酶，生成氧嘌呤（oxipurinol），从而减少黄嘌呤、次黄嘌呤向尿酸的转化。

用法：别嘌醇 0.1g/d，分 2 次服，以后每 2 周递增 0.1g，直至 0.3g/d，分 3 次服用。调整药物期间检查血尿酸水平如降至正常可以此有效量维持；如尿酸水平仍高，还可递增，但一般剂量不超过 0.6g/d，分 3 次服。一般服药后 1 ~ 2d 血清尿酸开始下降，7 ~ 10d 明显下降，3 ~ 6 个月血清尿酸可达正常。本品有一定的不良反应，以皮疹及药物热等较多见，通常在用药后数周发生，发生率可达 10% ~ 15%，其中以毒性上皮溶解坏死和剥脱性皮炎最严重，病死率高；其次是肝肾功能损害，严重者可发生急性肝细胞坏死。对骨髓也有一定的抑制作用。另外，国外已有多例在服别嘌醇期间发生突然死亡而死因尚未确定的病例。因此，应用本品应从小剂量开始，逐渐递增，其好处之一是每例患者的最小有效量不同；好处之二是便于观察药物的不良反应。另外，应定期复查肝肾功能、血象和血及 24h 尿尿酸。此外，本品还可增加某些药物如巯嘌呤和硫唑嘌呤等的作用和毒性，在合用时应加以注意。由于痛风患者的尿酸升高多为排泄不良型，别嘌醇不作为常规使用，仅用在 24h 尿尿酸明显升高的尿酸产生过多型，或肾功能有中度以上（肌酐清除率 <35mL/min）损害，或血中尿酸升高特别明显或有痛风石及对大剂量的促尿酸排泄药物反应不佳的患者才使用。

4. 外科手术　对于痛风石巨大，如有穿破危险或压迫邻近组织（血管、神经、肌腱），妨碍关节功能应考虑手术摘除。对已穿破皮肤并已形成窦道的痛风石可行刮除术。对于关节面严重破坏的关节，可行关节融合术或人工关节置换术。

痛风患者的手术一般在区域或全身麻醉下进行。术前三日及术后一周内每日口服秋水仙碱，以防术后急性发作，同时应长时期应用丙磺舒降低血尿酸。

微信扫码
◆临床科研
◆医学前沿
◆临床资讯
◆临床笔记

第五章
膝部损伤

第一节　伸膝装置损伤

伸膝装置包括股四头肌、股四头肌腱、内外侧髌旁支持带、内外侧髌股髌胫韧带、髌腱（髌韧带）、胫骨结节。伸膝装置位于膝关节前方，很容易受到损伤，当伸膝装置发生横断损伤时，它所经受的力比体重大5倍。临床常见的主要是股四头肌腱断裂和髌腱断裂。创伤、代谢性疾病、结缔组织病、肥胖和肌腱瘢痕等是诱发损伤的诱因，特别是老年人，由于肌腱的血液供应较差，就更容易发生这类损伤。

一、股四头肌腱断裂

股四头肌腱断裂主要是由于髌骨近端的股四头肌的强力收缩所致。Galen最早报道股四头肌腱损伤。1887年，MCBurney应用手术方法治疗股四头肌腱断裂。

（一）症状和体征

股四头肌腱断裂的主要症状是疼痛和行走障碍。疼痛的程度相对于跟腱断裂来说是比较重的。但是，当髌旁支持带没有断裂时，疼痛也可能是比较轻的。患者往往在没有人帮助下不能自行行走。体格检查时可以检查到肿胀、空虚感。当患者主动伸膝时，可以在肌腱断裂处触及肌腱空虚感。肌腱完全断裂的患者不能做直腿抬高或伸膝运动，不完全断裂的患者则有可能做直腿抬高，但不能将屈曲位的膝关节伸直。陈旧性股四头肌腱断裂的患者可以行走，但是患膝关节僵直，摆动期时要抬高患侧髋关节。

X线检查可见到髌骨低位，必要时可双侧摄片对比髌骨位置。侧位相上可以看见髌骨退行性变化"牙征"。磁共振检查可以获得完或不完全断裂的鉴别诊断。正常的股四头肌腱信号为低密度信号，纤维影连续。断裂者则有密度增高的信号，纤维不连续，周围有水肿。

（二）治疗方法

股四头肌腱断裂的治疗方法有保守治疗和手术治疗。

保守治疗主要用于股四头肌腱部分断裂。石膏制动患膝关节于伸直位，时间为4~6周。根据损伤的范围和股四头肌力恢复情况，当患肢可以直腿抬高10天后，即可去除制动，在支具保护下逐渐恢复肌力及膝关节的活动。

手术治疗主要应用于股四头肌腱完全断裂。对陈旧性或新鲜的股四头肌腱断裂应采用不同的手术方式。急性股四头肌腱断裂的手术方法主要是端对端吻合修复术。国外大量文献报道其满意率可以达到83%~90%。在行股四头肌腱断裂端对端吻合修复术时，最常用的是Scuderi缝合技术。首先做膝关节前方正中纵行切口，将断裂的肌腱清创后，端对端用不可吸收线间断缝合，然后在断端近侧的股四头肌腱浅层，锐性分离出一等腰三角形肌腱薄片，底边靠近断端，宽为2cm，腰为3cm的三角形，顶角位于断裂口近端5cm处，剥离好后，将顶角翻向远侧，覆盖已缝合的断端，与其周围组织缝合加强端对端吻合口（图5-1）。同时，跨过吻合端在髌骨内外两侧做Bunnell减张缝合（图5-2），减张缝合线尾放在皮外打结，要注意防止局部皮肤压迫坏死，3周拆除缝线。手术后长腿石膏伸膝位固定6周，去除石膏后行肌力练习，支具保护下屈膝练习，逐渐负重行走。

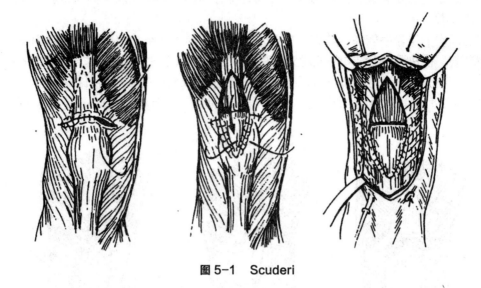

图 5-1　Scuderi

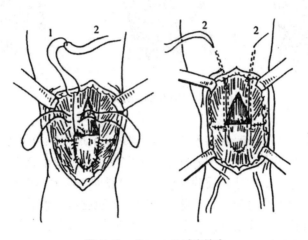

图 5-2　Bunnell 减张缝合

　　如果股四头肌腱断裂在髌骨上极，可采用骨槽骨道法缝合修复。在髌骨上极的后部做一横行骨槽，在骨槽内打 3 ～ 4 个骨道至髌骨下极，将股四头肌腱断端用不可吸收线缝合后，留出 3 ～ 4 个长线尾，穿过骨道至髌骨下极打结，使断端吻合（图 5-3）。

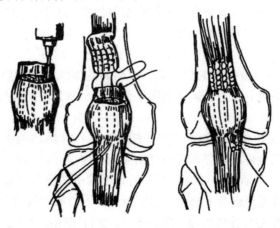

图 5-3　骨槽骨道法

在端对端吻合肌腱修复断裂时应考虑缝合对髌骨位置的影响。避免髌骨倾斜，股四头肌腱张力过大而引起髌骨位置升高。

股四头肌腱断裂的误诊率较高，其原因主要是该损伤特异性体征少，医生对此认识不足。对于陈旧性股四头肌腱断裂，往往采用 Codivilla 肌腱延长法。做法很类似于 Scuderi 技术，不同点就在于切取近端三角形肌腱片时，切的厚度不同，Codivilla 肌腱延长法要求切取全层的三角形肌腱片，而不是薄片。另一处不同点是，切完三角肌片后再缝合断裂端，并缝合供肌腱区。其余步骤同 Scuderi 技术（图5-4）。

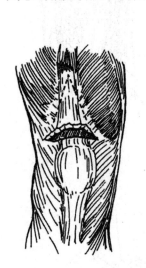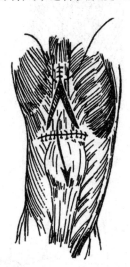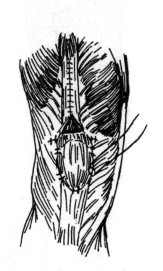

图 5-4　Codivilla 肌腱延长法

手术后处理：手术后为防止髌骨股骨粘连，早期的髌骨活动是很必要的。对于急性断裂修补，早期的石膏下直腿抬高练习可以从手术后 7～10d 开始，在完成动作良好的情况下，借助支具的帮助，活动膝关节，最好在一个月内患膝活动度达到屈膝90°，同时股四头肌力量能举起5%体重时，可以去掉拐杖和支具行走，一般需要6个月的时间。对于陈旧性股四头肌腱断裂修补，时间可能还要更长一些。髌腱断裂髌腱位于髌骨下极与胫骨结节之间，上宽下窄，自髌骨下极至胫骨结节走行偏向外侧约15°，髌腱断裂在临床上并不多见。其损伤机制主要是股四头肌收缩过程中，由于外力的作用，股四头肌被动拉长，髌腱不能承受而断裂。此时的髌腱常常患有肌腱炎。

二、髌腱断裂

髌腱位于髌骨下极与胫骨结节之间，上宽下窄，自髌骨下极至胫骨结节走行偏向外侧约15°，髌腱断裂在临床上并不多见。其损伤机制主要是股四头肌收缩过程中，由于外力的作用，股四头肌被动拉长，髌腱不能承受而断裂。此时的髌腱常常患有肌腱炎。

（一）症状和体征

同股四头肌腱断裂一样，患者有明确的创伤史，有明显的疼痛。髌腱空虚感，髌骨上移，在侧位 X 线片上可以看到高位髌骨。磁共振有良好的影像供医生判断完全断裂还是部分断裂。

（二）治疗方法

对于部分髌腱断裂，伸膝位长腿石膏制动 3～6 周，去除石膏后功能练习，方法类似于部分股四头肌腱断裂。手术治疗用于急性完全髌腱断裂和陈旧性断裂的重建。

急性断裂如果在髌骨下极骨与肌腱交接处，可采用骨槽骨道法缝合修复。在髌骨下极的后部做一横行骨槽，在骨槽内打 3～4 个骨道至髌骨上极，将髌腱断端用不可吸收线缝合后，留出 3～4 个长线尾，穿过骨道至髌骨上极打结，使断端与骨槽吻合（图5-5）。在打结固定之前，注意调整髌骨的高度和无倾斜度，髌骨不可位置太低，以屈膝45°髌骨下极不低于髁间窝的高度为标准。手术后长腿石膏伸膝位制动 4～6 周，同时进行股四头肌力量练习，去除石膏后在支具的保护下，练习膝关节活动度，当股四头肌力量足够强，膝关节活动度达到90°时，可以去除支具。

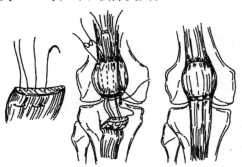

图5-5 骨槽骨道法缝合修复

如果急性髌腱断裂在实质部，可采用环行内锁缝合法修补（图5-6），近侧断端通过骨道在髌骨缝合打结，远侧断端通过胫骨结节横行骨道缝合。术后长腿石膏制动4～6周，功能练习同上面的叙述。

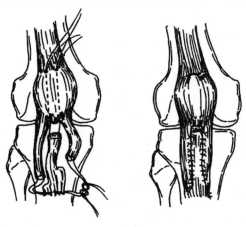

图5-6 环行内锁缝合法

对于急性实质部中间断裂的髌腱，修补时应当用半腱肌或股薄肌做加强缝合。取膝关节正中切口，保留半腱肌远端止点，用肌腱剥离器切取肌腱近端，所取肌腱要尽可能地长，取下的肌腱首先通过胫骨结节处一内低外高的斜行骨道至外侧远端，向上至髌骨下极外侧，再通过髌骨下极的横行骨道至髌骨内侧，然后向下至肌腱止点缝合。如果还不够强度，可以再用股薄肌反方向加强。术后处理同其他修补术（图5-7）。

陈旧性髌腱断裂的方法有直接缝合加强法，同种异体肌腱移植法，人造肌腱移植法。不管使用何种方法，重建时应注意髌骨的位置高度，旋转及股四头肌的张力。手术前拍摄双侧对比膝关节侧位X线片，了解髌骨位置高度。手术中要保证髌骨下极不低于股骨髁间窝水平。手术重建肌腱完成后，股四头肌腱张力应保持在可以屈膝90°，伸直后肌腱有1～1.5cm的活动余地的状态。当髌腱缺损后长度不足时，可以将股四头肌腱Z形延长，但应拍摄术中X线片来确定髌骨的位置高低，并在合适的位置上固定缝合，同时要用半腱肌或股薄肌加强。

异体肌腱移植最常用的是骨跟腱移植。用带跟骨骨块的跟腱移植时，首先在胫骨结节上做一宽1.5～2cm，长2.5～3cm，深1.5cm的骨槽，然后将跟骨骨块塞入骨槽内，用两枚皮质骨螺丝钉固定。将跟腱分成三份，中间一份宽为8～9mm，将此份跟腱从髌骨下极穿入髌骨的纵向骨道至髌骨上极，在45°屈膝位将髌骨下极的高度定在股骨髁间窝顶水平，缝合固定跟腱，再将另外两份跟腱缝于髌骨两侧。术后长腿石膏制动5周，去除石膏后在支具保护下进行功能练习（图5-8）。

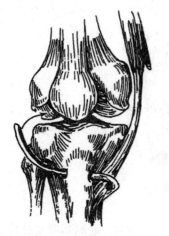
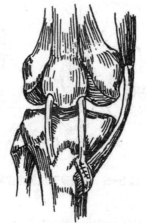
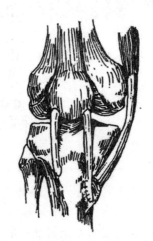

图 5-7　半腱肌股薄肌加强

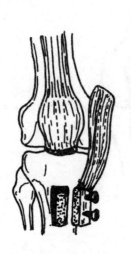
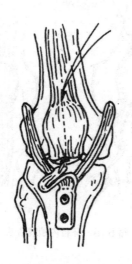
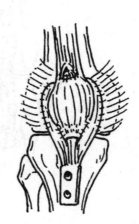

图 5-8　骨跟腱移植法重建

（三）结果和预后

早期急诊修复髌腱断裂可以取得比较好的结果。国外学者两份报道共有 35 例急诊修复髌腱断裂，结果达到优良的占 92%，只有 1 例在术后 8 周发生再断裂。而且各种修复方法没有区别。在报道的 10 例对陈旧性髌腱断裂进行髌腱重建术的结果中，结果满意率低，往往留有髌骨下移、活动受限及关节疼痛。但对于使用半腱肌和股薄肌重建髌腱给予了肯定。

第二节　髌骨的急慢性疾患

一、生物力学和损伤机制

髌骨是人体内最大的籽骨，其近端与股四头肌腱相连接，远端与髌腱相连，外侧有髂胫束的牵拉。肌肉力量的内强与外弱是正常髌骨生物力学的特点之一。髌骨与股骨髁滑车构成髌股关节，而髌股关节是最不适合的关节，尽管髌骨外髁高于股骨内髁，可以弥补肌力不平衡，但是髌股关节稳定性差。当股四头肌收缩时，髌骨借助髌腱产生合力向后压迫股骨髁滑车，使膝关节伸直。股直肌起自髋关节近侧的髂前下棘，跨越髋关节稍斜向内侧附着于髌骨上极，而髌腱自髌骨下极斜向外止于胫骨结节，结果两者在髌骨处形成了一个尖端向内的角度，这是髌股关节的生物力学特点之二，临床上常用其余角表示为 Q 角，正常男性为 8°～10°，女性为 5°～15°，如果超过 20° 应被视为不正常（图5-9）。

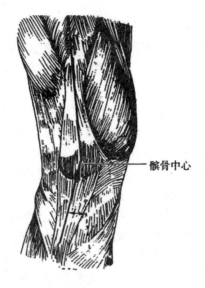

图5-9　Q角

在股四头肌收缩时，Q角的形成产生了使髌骨外移的趋势。另外，髌骨类型及股骨外髁的高度也对髌股关节的稳定性有很大影响。髌骨的损伤机制很复杂，往往无规律可以遵循。过屈膝关节常常损伤髌骨下极，俯卧位是髌骨损伤的常见体位，各方向的力量均可使髌骨受伤。

二、分类

对髌骨疾患的分类实际上起源于对髌骨软化的认识，1961年 Outerbridge 医生首先对髌骨软化进行了分级。以后在 1970 年，Insall 医生根据髌骨软骨的情况对髌骨疾患进行了分类。随着技术的发展，于 1990 年 Fulkerson 医生发表了有关髌股关节排列紊乱的分类。目前，最全面的髌股关节疾患分类是 1988 年由 Merchant 医生建立的分类。

Merchant 分类法主要由六部分组成。第一部分是创伤及过度使用综合征，第二部分是髌骨不稳定，第三部分是无病因的髌骨软化，第四部分是剥脱性骨软骨炎（Dissecans），第五部分是滑膜皱襞，第六部分是医源性疾患。

髌骨软化的病因很多，主要与关节表面退化、年龄相关性退化、髌骨嵴的不正常、排列异常、髌骨形状、创伤、生物力学改变和骨顺从性变化有关。髌骨软化的程度可以分为四级（Outerbridge 髌骨软化分级）：一级：髌骨关节软骨完整，软骨肿胀变软；二级：髌骨软骨变软，区域有裂纹和碎片；三级：髌骨软骨剥脱或束样改变已深达软骨下骨，蟹肉样改变；四级：髌骨软骨腐蚀性改变，软骨下骨暴露。

三、关节外疾患

尽管髌骨疾患的分类很全面，在临床应用上还应判断疾患所在的部位，例如，关节内疾患或关节外疾患。而关节外疾患主要指滑囊炎和肌腱炎。

（一）滑囊炎

膝关节周围有四个滑囊：髌前滑囊、髌下滑囊、髌下深滑囊和鹅足滑囊。滑囊内有滑囊液，主要功能是减少摩擦，保护骨、肌腱和皮下组织。

髌前滑囊最容易被侵害。髌前滑囊炎就是所谓的"家庭妇女膝"，原因是长期跪地而引起髌前滑囊炎症。膝前的直接打击也可造成髌前滑囊炎。急性损伤表现为局部肿胀、发红、有波动感；而慢性损伤则滑囊增厚造成长期不适。化脓性滑囊炎主要是在创伤后由细菌感染引起的。髌下滑囊及髌下深部滑囊的作用是保护髌腱，不容易受到损伤。一旦发生损伤，很难与髌腱炎、半月板损伤、脂肪垫撞击、骨突炎相鉴别。

鹅足滑囊位于鹅足附丽点下，胫骨的前内侧面。鹅足滑囊炎的诊断比较困难，必须排除慢性损伤、半月板撕裂、骨坏死后才能确诊。

滑囊炎的治疗以保守治疗为主，休息、冷敷、加压包扎和石膏制动等方法均可采用。非类固醇激素类消炎药物有较好的疗效。抽取滑囊液的方法既可以用于治疗也可以用于诊断，可以用来进行细菌性或非细菌性分析。抽取滑液还可减轻疼痛。但是，在抽取滑液的过程中，应注意防止进一步损伤和污染。

（二）肌腱炎

肌腱炎和滑囊炎一样同属使用过度综合征，反复的过度负荷，造成伸膝肌腱的微损伤或肌腱骨化，或是髌骨与肌腱接合部处的微损伤，髌骨两极的微小碎块。肌腱炎也称"跳膝"，多发生在运动员，特别是跳远、跳高、跑步、篮球、排球等运动员身上。肌腱炎包括髌腱炎和股四头肌腱炎。有65%的肌腱炎发生在髌骨与髌腱交界处，25%的肌腱炎发生在股四头肌腱与髌骨接合处，10%发生在髌腱与胫骨结节交接处。

肌腱炎的局部表现为红肿痛。Blazina医生对髌腱炎的临床表现做了分期：第一期：只有活动后疼痛。第二期：活动前或活动后疼痛，活动中不疼痛。第三期：活动中或活动后疼痛，并影响到动作的完成。肌腱炎的治疗主要以保守治疗为主。处于第一、二期的患者，经过休息，症状基本都会消失，要避免进行加重症状的运动，如跑、跳等。肌肉力量练习应在无痛状态下进行，短弧肌肉力量练习对股内斜肌的恢复最有效。处于第三期的患者，治疗的重点要放在局部状况和伸膝力量方面。有症状时可以进行休息、冷敷及使用消炎药。对于症状难以控制的患者也不要使用激素在局部注射，因为激素可以引发肌腱断裂。如果有顽固性病变，可以手术切除病变，有医生报道手术效果良好。

（三）交感神经反射性髌骨营养失调

在创伤或手术后，有少数患者主诉伸膝有剧烈的疼痛，并且与创伤不成比例，这时应注意患者是否有交感神经反射性髌骨营养失调症。交感神经反射性髌骨营养失调症的特点是：广泛的不成比例的疼痛，膝关节僵直，皮肤变暗，皮温降低。患者面部表情表现为忧虑。一些检查如骨髓腔内压力，骨内静脉造影、活检、温度测量及交感神经节检查可以帮助明确诊断。

四、关节内疾患

（一）滑膜皱襞

滑膜皱襞来源于胚胎发育中的滑膜间隔。有20%～60%的人会长期遗留在膝关节内。滑膜皱襞的类型主要有三种：髌骨上滑膜皱襞、髌骨下滑膜皱襞和髌骨内侧滑膜皱襞。偶尔髌骨内侧滑膜皱襞有变异而出现在外侧（图5-10）。

髌骨下滑膜皱襞起自股骨髁间窝前交叉韧带前面，止于髌前脂肪垫。髌上皱襞横位于髌上滑囊处。髌内侧皱襞起自髌上皱襞内侧，斜向前下经股骨内髁止于髌前脂肪垫。滑膜皱襞的临床症状特征性不强。有症状的常常表现为膝前痛。髌内侧皱襞的患者可在股骨内髁上触及条索，约64%的有滑膜皱襞者会出现弹响症状，59%的患者会出现打软腿现象，45%会有假性膝关节绞锁。因此，有人把髌内滑膜皱襞综合征的诊断标准定为：①膝关节前疼痛史。②关节镜下发现皱襞的纤维缘在屈膝时碰击股骨内髁。对于滑膜皱襞综合征的治疗，首先行保守治疗，以消除炎症为目的。如果保守治疗无效，关节镜下切除滑膜皱襞可以取得良好结果。

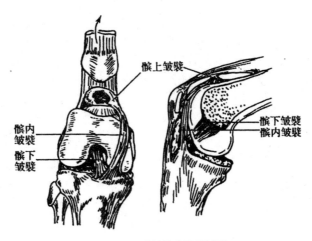

图 5-10 膝关节内滑膜皱襞

（二）脂肪垫损伤

髌下脂肪垫损伤通常是由于直接的外部打击或股骨髁与胫骨平台的直接撞击造成的局部炎症反应。局部疼痛、红肿，保守治疗可以使症状缓解。大多数患者不用手术清除。

五、髌骨发育异常

髌骨的发育异常可以造成髌骨疼痛。髌骨发育异常主要表现为髌骨的 X 线片上出现裂纹，有两裂型二分髌骨，三裂型三分髌骨和多裂型多分髌骨。这些裂的出现是由于髌骨附属继发骨化中心与髌骨主体没有融合而造成的。裂纹可以出现在髌骨的外上、外、内和下极。通常没有不适症状。二分髌骨的发生率在人群中占 0.05% ~ 1.9%，双侧存在的约占 50%。当遇到外力打击或创伤时，裂部就会出现症状。有症状的髌骨发育异常裂隙应与髌骨骨折相鉴别。髌骨骨折有明显的外伤史，皮下出血或肿胀，局部红肿痛，有不规则的骨折线分离。而髌骨发育异常裂隙，特别是有症状的两裂患者，往往骨裂隙是双膝关节对称存在，裂隙多在外上方，有圆形的规律外形边缘，裂隙有硬化边缘。对髌骨发育异常裂隙的治疗，如果有症状，可以选用融合或切除手术，手术效果一般不会影响到伸膝活动。

六、髌股关节半脱位和全脱位

髌骨半脱位和全脱位属于髌股关节排列顺序紊乱疾病的范围。半脱位的定义是髌股关节部分脱位，而全脱位是指髌股关节完全脱位。与半脱位和全脱位相联系的是随之而来的关节软骨损伤。

（一）X 线评估

X 线片对判断髌股关节半脱位和全脱位，以及髌股关节排列顺序紊乱很有意义。拍摄 X 线片主要有三个位置：①前后位：显示髌骨的完整性，髌骨的大小、形状、纵形裂纹骨折线，以及骨软骨的剥脱情况。②侧位：显示髌骨位置的高度。③轴位：轴位对判断髌骨排序是否正常有很重要的意义，通过伸膝轴位摄片方法发现，在膝关节伸直位，髌股关节并不是处于半脱位的状态。在 X 线评估髌股关节排列顺序时，髌骨的高低以及髌骨与股骨滑车适合情况是两个重要的问题。

1. 髌骨高低的判断常用的有三种方法：

（1）Blumensaat 线判断法：画线方法是拍摄屈膝 30° 位侧位 X 线片，以股骨髁间窝顶的影像为准画线，髌骨的下极位于线上表示髌骨位置正常（图 5-11）。如果髌骨下极位于线上较远位置，表示髌骨高位。不过，有医生测量了 44 例正常人在准确屈膝 30° 位上的髌骨位置，结果所有髌骨均不在 Blumen-saat 线上。这项调查降低了 Blumensaat 线判断法的应用价值。

（2）Insall 测量方法：拍摄屈膝 20° ~ 70° 位侧位 X 线片，髌骨上极至髌骨下极的长度定义为髌骨长度，髌骨下极至胫骨结节的长度定义为髌腱长度，如果髌骨位置正常，两者应大致相等。即髌腱长度与髌骨长度之比值等于 1.02 ± 0.13，如果髌腱长度多于髌骨长度的 20%，则表示髌骨高位（图 5-12）。

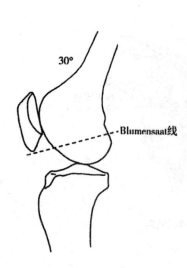

图 5-11 Blumensaat 线判断法

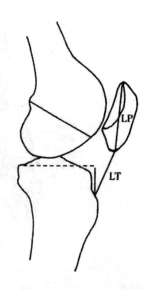

图 5-12 Insall 测量方法

（3）Blackburne 测量判断法：由于 Insall 测量方法在患者患有胫骨结节疾病或髌骨下极显示不清时不利于应用，因此产生了此法。拍摄屈膝 20°～70° 位侧位 X 线片，胫骨平台至髌骨下极的垂直长度（a）与髌骨关节面的长（b）之比，a∶b 等于 0.8，无性别间差异（图 5-13）。

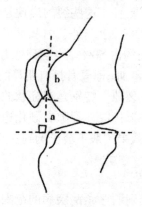

图 5-13 Blackburne 测量方法

2. 髌骨与股骨滑车适合情况　主要靠膝关节轴位片来判断。在拍摄膝关节轴位片时，应同时拍摄双侧膝关节以利于对比，屈膝在 20°～45°，屈膝过大可能掩盖髌股关节的不正常关系，双膝关节保持无旋转位，股四头肌腱放松以防止不正常的髌股关系因肌肉收缩而发生变化，X 线片应垂直 X 线管球以防止骨影变形。下面主要介绍几种髌骨轴位拍摄法。

（1）Hughston 方法：被摄者俯卧位，屈膝 55°，X 线胶片平放于膝下，X 线射线 45° 拍照双膝关节。此法的不足之处是屈膝过大，X 线胶片未放在垂直于 X 线射线的位置上，所得影像有变形。

（2）Merchant 方法：被摄者仰卧位，小腿垂于床尾外，屈膝 45°，X 线胶片垂直于 X 线射线置于膝远侧胫骨前方，X 线射线 45° 在膝关节近侧拍照双膝关节。

（3）Laurin 方法：被摄者坐位，屈膝 20°，X 线胶片垂直 X 线射线放于膝近侧股骨前方，X 线射线自双足间拍摄双膝关节。

3. 膝关节轴位片读片法

（1）沟角：股骨滑车沟底向两侧髁做直线所成的交角。Hughston 方法所测沟角的正常值为 118°，Merchant 方法所测沟角的正常值为 138° 或 137°，表示滑车沟的深浅度。角度大者易发生髌骨脱位。

（2）适合角：做沟角的分角线，再做滑车沟底至髌骨脊的连线，其交角为适合角。髌骨脊在角平分线内侧表示为负角，髌骨脊在角平分线外侧表示为正角，用 Merchant 方法所测适合角的正常值为 –8°，角度越小或为正角，表示髌骨容易外侧脱位。

（3）髌股外侧角：用 Lauriri 方法拍照。在股骨内外髁间做直线，再做髌骨外侧关节面线，两者交角为髌股外侧角。表示髌骨是否存在外侧倾斜。交角顶尖在外侧或平行，表示髌骨存在脱位倾向；交角顶尖在内侧，表示正常。

（4）髌股指数：用 Laurin 方法拍照。将髌骨脊至滑车沟的距离（A）比上髌骨外侧关节面至股骨外侧滑车的距离（B）等于髌股指数，正常值为 1.6。

（二）手术治疗

1. 急性髌骨脱位的内侧修复手术　急性髌骨脱位往往在患者就医过程中已经自行复位。医生应根据病史及体检去发现这一过程。至少应对其保持警惕。对尚未复位的髌骨急性脱位，应采取闭合复位。凡怀疑有髌骨脱位或已复位的髌骨脱位患者，均应拍摄膝关节轴位片。如有以下情况应行急诊手术治疗：①发现髌骨处于半脱位或倾斜状态。②关节内髌骨软骨骨折。③关节内股骨髁软骨骨折。手术方式可以选择关节切开术或关节镜下手术。手术的术式主要是内侧支持带修复、外侧支持带松解、骨软骨切除、髌骨近侧重建。关节镜下手术的发展，对关节内疾患的治疗效果起到了良好的促进作用。国外报道了一些关于急诊关节镜下内侧支持带修复、外侧支持带松解、髌骨近端重建的研究，结果有 92% 的患者主观上对手术满意。

急性髌骨脱位手术修复技术。做膝关节前方正中切口。经过内侧裂探察关节内部结构，检查骨软骨骨折碎片，如果有大碎片或是髌骨内侧单面大骨折片，应进行内固定，小的碎片可以切除。探查关节腔后，做髌骨外侧支持带松解，最后用不可吸收线间断缝合内侧撕裂的关节囊、髌骨内侧支持带，如果髌骨内侧边缘小碎片切除后，应将内侧支持带通过人造骨道缝合在髌骨内侧入造凹槽内（骨道凹槽法）。缝合时注意髌骨内外侧张力的平衡，内侧张力过紧，也会导致髌骨内侧半脱位。手术后第二天即可使用膝关节被动屈伸练习器进行功能练习。

2. 外侧支持带松解手术　1974 年，Merchant 医生首先发表了有关髌骨外侧支持带松解的论文。外侧支持带松解的适应证是：髌骨外侧压迫综合征，髌股关节疼痛伴髌骨外侧倾斜，髌骨外侧支持带疼痛伴外侧髌骨移位。外侧支持带松解的手术禁忌证是：内侧张力不足，高位髌骨，小型游走性髌骨，明显的髌股排列顺序紊乱。对于外侧支持带过于紧张的或非韧带松弛性髌骨内侧移动受限的患者，做外侧支持带松解术能收到较好的成功效果。而对于没有"松弛病"征象的患者，手术的结果也是可以接受的。所谓"松弛病"征象是指以下情况，如股四头肌角度过大（Q 角），全身韧带松弛症，游走性髌骨，严重的弓形腿（O 型腿、X 型腿、膝反张），过分的股骨反生理弧度的前倾，胫骨过分旋转或不正常的旋前。

外侧支持带松解术可以在关节镜下或切开关节进行。关节切开外侧支持带松解术采用髌骨旁外侧纵形切口，在髌骨外缘外侧 1 ~ 2cm 处开始松解，从髌骨上缘向远端至关节线下胫骨结节，尽可能保护支持带下滑膜。经过彻底止血后关闭切口，加压包扎。手术后可以进行膝关节活动以及理疗。关节镜下手术松解时，将关节镜放在髌骨前内侧，电烧放在关节内髌骨前外侧，自髌骨旁 5mm 开始松解，从髌骨上缘至关节线纵行切开滑膜，髌旁支持带，股外侧肌腱，深达皮下脂肪而结束，电烧止血后加压包扎。手术后处理与其他手术一样。

3. 髌骨近端重新排列手术　髌骨近端重新排列的作用在于加强髌骨内侧拉力，改进股四头肌牵拉髌骨的方向，使倾斜的或外侧偏移的髌骨恢复其正常位置。髌骨近端重新排列手术多在外侧支持带松解手术后实行，其适应证是：髌骨复发性半脱位保守治疗无效者；复发性髌骨脱位者；年轻运动员急性脱位者；髌骨脱位复位后并发髌骨内侧撕脱骨折、髌骨外侧倾斜、半脱位者。

手术切口选择髌前正中切口，起自髌骨上缘经髌骨至胫骨结节。首先做适度的髌骨外侧支持带松解，再切开髌骨内侧股内侧肌肌腱，内侧支持带，将其重叠 1 ~ 1.5cm 缝合于远端偏外侧，以加强髌骨内侧拉力。手术后放引流管，加压包扎。手术后尽可能早的开始被动膝关节屈伸练习，当屈膝至 90° 时即可开始股四头肌力量练习。

髌骨近端重新排列手术的结果经统计得出，其满意率达到 81% ~ 92%，髌骨脱位复发率较低，约 1.2%，手术可以改善患者症状、脱位体征，特别是对年轻男性患者有效。但是，对改善软骨软化没有明确的意义。

4. 髌骨远端重新排列手术　髌骨远端重新排列主要是针对胫骨结节的位置变化以及股四头肌腱角度过大（Q 角）所采取的措施。Q 角过大时会增加髌骨外侧拉力，使髌骨外侧倾斜，半脱位或脱位。胫骨结节的位置可以影响到 Q 角的大小，胫骨结节的高低则影响伸膝装置水平力臂的大小。髌骨远端重新排列手术的适应证是：因 Q 角增大而引起的髌骨倾斜，半脱位或脱位、高位髌骨并发髌骨脱位、低位髌骨。其禁忌证是：胫骨结节骨骺未闭合、Q 角正常、股四头肌发育不健全，当对股四头肌发育不全者施行此手术时，会引起膝反张、膝外翻、髌腱挛缩、髌骨软化以及低位髌骨。髌骨远端重新排列手术方法首先是由 Hauser 于 1938 年提出的。整个髌腱附丽连带骨块从胫骨结节游离下来，重新固定于胫骨结节的内侧偏后部位，同时进行髌骨近端重新排列。后来的研究者发现胫骨结节内侧移位时，由于胫骨是三角形，内移的同时会自动后移，而后移导致髌股关节间压力过大，并且由于高位髌骨矫正不彻底，Hauser 手术后骨性关节炎的发生率很高。Elmslie-Trillat 胫骨结节内移方法：膝关节前外侧髌旁纵形切口，髌骨外侧松解，游离髌腱并将胫骨结节截骨长 4 ~ 6cm，保留远端髌腱连续不断，将胫骨结节内侧骨膜剥离后，再将胫骨结节截骨向远内侧拉紧，用双皮质骨螺丝钉固定。如果还不能纠正髌骨外侧移位，增做髌骨近端重新排列（图 5-14）。有些医生用 Elmslie-Trillat 方法治疗患者并做了随访。对 52 例手术进行 2 年随访的结果是，77% 的结果属于良好，脱位复发率为 7%。另外对 116 例手术进行 7 年随访的结果是，93% 的患者无复发性髌骨半脱位或脱位，主观满意率较好为 73%，客观评价有 66% 的结果是优良。还有对 114 例手术进行 2 年随访的结果，满意率为 81%，脱位复发率是 1.7%，19% 的患者有外侧骨性关节炎膝关节痛。用 Merchant 放射学方法评估，70% 的髌骨位置良好，11% 有外侧移位，19% 有矫正过度的内侧半脱位。

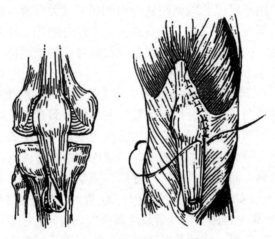

图 5-14　Elmslie-Trillat 胫骨结节内移法

5. Maquet 胫骨结节增高术　1976 年 Maquet 医生提出，将胫骨结节垫高 1 ~ 2cm 以增加伸膝装置的水平力臂，而减少髌股关节接触压力，以此来缓解髌股关节的压力（图 5-15）。从理论上讲这种手术并没有改变髌股关节的排列顺序，只是对髌股关节间的压力产生了影响。有人对这种影响进行了调查分析，当胫骨结节增高后，髌股关节间的压力传导部位将向近侧转移，但压力的大小没有改变。还有人认为，在膝关节屈曲 30° 以内时，髌骨外侧面压力减轻，屈曲大于 30° 以后，压力大小没有改变，但压力部位确实向近侧转移。因此，当髌股关节外上侧有关节炎时禁止实行该手术。

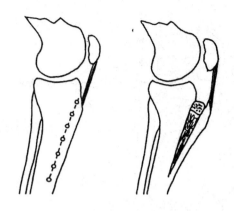

图 5-15 Maquet 胫骨结节增高术

对胫骨结节增高术的临床报道结果分析，近期 2 ~ 7 年随访的满意率多在 50% 以上，平均约为 83%（6份报道）。特别是对髌股关节炎患者减轻疼痛，此手术有较好的满意率，平均约为 93%（3 份报道）。但是，由于此手术有较高的并发症，如皮肤坏死、感染、缺损、截骨处骨折、骨不愈合等等，在外科技术上已被改进。

6. Fulkerson 胫骨结节内移增高术 1983 年，由 Fulkerson 医生提出了大块胫骨结节斜行截骨，胫骨结节内侧移位增高手术。关于该手术的适应证，他将患者分为三个治疗组：第一组是髌骨外侧半脱位者，以外侧支持带松解加胫骨结节内移手术治疗，有轻度髌内侧关节面变化者，结节内移可以解决问题，对于较重的退行性关节变化，常常需要结节增高前移以减少髌股关节的压力。第二组是髌骨外侧倾斜半脱位，采用胫骨结节前内移位法治疗，前移增高的角度视骨关节炎的程度而定，骨关节炎越严重前移的角度越大。第三组是髌骨外侧倾斜并发骨性关节炎者，轻度退行性变者以外侧支持带松解治疗，中重度者采用胫骨结节前内移位法治疗。

手术取髌前正中切口。首先松解髌骨外侧支持带。对髌股关节再次评估以决定胫骨结节内侧移位以及增高前移的角度。做胫骨近端前部骨膜下剥离，保护胫前动脉，在胫骨结节周围用骨钻钻孔以利于截骨，截骨的形状为倒楔形，短底边在髌腱远端宽 2 ~ 3mm，宽底边在近端髌腱深层，两侧斜边在髌腱旁，长5 ~ 8cm，截骨的深度是远端浅，近端深，其坡度也就是增高的角度将根据髌股关节骨性关节炎的程度来决定，重度关节炎者坡度大；反之，不需要前移增高者可以去除坡度。截骨完成后试行移位，检查髌股关节情况合适后用两枚皮质骨螺丝钉固定。手术后可以冷敷，第二天开始膝关节主动或很小心地被动活动练习。手术后 6 周有骨痂生长骨愈合后，开始全面膝关节练习。结果性研究显示有 26 例手术 2 年后的满意率是 89%，75% 的有严重髌股关节炎的患者结果良好。另外有 11 例手术 5 年随访者，其中 90% 的结果稳定没有加重疾病。

第三节 膝关节软骨损伤

一、关节软骨的组织学

（一）组成成分

由水、基质、软骨细胞组成。

1. 水 关节软骨中的 60% ~ 80% 为水。随着负荷的变化，部分水可以形成自由通透、营养软骨细胞、润滑关节。关节软骨发生退变后，水的含量减少。

2. 基质 主要由胶原及蛋白聚糖组成（图 5-16）。

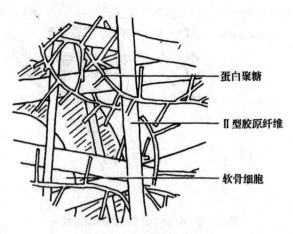

图 5-16 关节软骨的组成

3. 胶原 90% ~ 95% 为Ⅱ型胶原，Ⅴ型、Ⅵ型、Ⅸ型及Ⅺ型胶原的含量很少。Ⅰ型胶原主要存在于骨、角膜、皮肤、半月板、纤维环、肌腱中。Ⅱ型胶原存在于关节软骨、脊索及椎间盘的髓核中。

4. 蛋白聚糖 蛋白聚糖可以单体及聚合体的形式存在（图 5-17）。单体由蛋白核心及多个硫酸葡胺聚糖组成，聚合体由透明质酸形成的主链及单体形成的侧链构成。

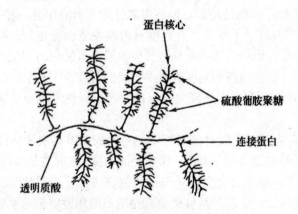

图 5-17 蛋白聚糖聚合体的组成

胶原纤维及蛋白聚糖形成品格样网架结构，使得软骨具有抗张强度及弹性。

5. 软骨细胞 源于间充质干细胞，主要功能为合成基质。软骨细胞与基质构成共生关系，软骨细胞合成基质，而基质通过液相机制维持软骨细胞营养。软骨细胞的功能活性与机体的年龄相关，幼年时，软骨细胞增生分化迅速，合成基质速度快；成年后，细胞数量减少，很少分化，功能降低。

（二）关节软骨的组织结构（图 5-18）

自表层至深层，存在典型的结构变化，可分为四区：即浅表切线区、中间区、深层区、钙化区。浅表区的胶原纤维与关节面平行，又称为切线区。软骨细胞变长，平行于关节面排列。中间区的纤维粗大，非平行排列，软骨细胞接近球形。深层区的纤维走向与关节面垂直，彼此平行排列，软骨细胞呈球形，柱状排列，垂直于关节面。钙化区的纤维附着于钙化的软骨，形成软骨 - 骨之间的固定。胶原纤维、蛋白聚糖及水同时还以软骨细胞为中心呈特征性分布，分为细胞周围区、近细胞区、远细胞区。细胞周围区内很少有胶原纤维而富含蛋白聚糖；近细胞区的胶原纤维呈网状，保护软骨细胞；远细胞区的胶原纤维含量大，排列方向如上所述。

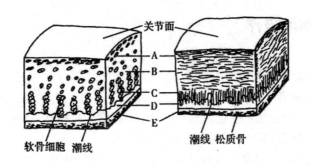

图 5-18 关节软骨的结构

A. 浅表切线区（10%～20%）；B. 中间区（40%～60%）；C. 深层区（30%～40%）；D. 钙化区；E. 软骨下骨

二、关节软骨的生物学特性

（一）关节软骨的营养

关节软骨的黏弹性特性，产生水分的弥散效应，使得营养成分携带入基质，代谢产物运出。因此，当软骨的机械特性出现异常变化时，软骨细胞的代谢会受到影响，进一步使软骨基质受损，软骨逐渐退变。

（二）关节软骨的双相特性

关节软骨具有液相及固相的特点。液相由水及电解质组成，固相由胶原及蛋白聚糖组成。当关节软骨受压时，水分透过网状结构的基质溢出，负荷解除后流回，而基质的低通透性防止水分流出过快。据研究，在负荷开始作用的数秒内，75%的应力由液相承担，缓冲负荷，保护固相结构，负荷持续作用时（数百秒至数千秒），由固相承担。

（三）关节软骨的功能

节软骨是一种黏弹性物质，最主要的功能为承担载荷，满足关节的全程活动及功能需要，这种功能依赖于其特殊的组成成分及结构特点。其他功能包括减小关节磨损，保护软骨下骨。

（四）关节软骨的愈合反应

组织愈合的过程：分为组织坏死期、炎性反应期、塑形期。

第一期：组织损伤时开始。根据损伤及缺血的程度，立即出现数量不等的细胞死亡，但随后还会有更多的细胞死亡。血肿及血凝块形成。血小板释放各种生长因子及细胞因子，多能干细胞迁移，血管长入。

第二期：血管扩张。血管壁通透性增加，液体、蛋白质、细胞渗出，致密纤维网架形成，炎性细胞及多能干细胞聚集。

第三期：新生血管长入纤维网架，形成肉芽组织，进一步成熟并收缩，形成瘢痕组织。也可以通过细胞化生，复制为原有的组织。组织愈合的两个要素：特定细胞及血运的存在。前者的作用为清除坏死组织、合成新生组织，这些特定细胞来源于细胞复制及细胞迁移。血运系统不仅是许多生物活性分子的来源，还可形成适当的生物化学环境。

关节软骨的愈合缺陷：关节软骨的损伤反应与上述典型的组织愈合过程有两方面根本的不同。首先是缺乏最为重要的血运系统，另外是软骨细胞被包埋在晶格网架样结构中，无法完成迁移。关节软骨的愈合反应：根据损伤是否穿透软骨下板，反应过程不同。

非全层损伤：损伤区边缘出现坏死区，出现短暂的软骨细胞有丝分裂及分泌基质期，表现为一些小的、增生的软骨细胞丛，但随即停止，没有明显的愈合过程。此种软骨损伤稳定，不会发展为骨关节炎。

全层损伤：由于穿透了软骨下板，血管系统得以介入。纤维凝块充填缺损区，源于血液及骨髓内的细胞聚集、细胞化生，6～12周时形成典型的纤维软骨，其弹性、刚度及耐磨性均较差，很容易出现退变，发展为骨关节炎。另外，修复软骨的胶原纤维束不能与周围纤维整合，存在间隙，在垂直剪切力作用下出现微动，也是导致退变的原因。影响关节软骨愈合的因素：缺损大小、持续被动活动、年龄。

三、关节软骨损伤的治疗

（一）手术修复方法

1. 截骨术　通过转移关节的负重面改善症状，疗效通常是部分及暂时的，大多为 3 ~ 12 年。适用于不适宜做关节置换的年轻患者。

2. 打磨刨削术/清理术　此方法不会促进软骨愈合，但去除了机械性刺激症状（如交锁、弹响、别卡感）、减轻了滑膜的炎症反应，可使症状得以暂时的缓解。

3. 间充质干细胞刺激法　通过穿透软骨下板的方法引出深层骨髓内的间充质干细胞、细胞因子、生长因子、纤维凝块，诱发纤维软骨愈合反应。具体的手术方法有很多种，如钻孔、微骨折、海绵化、软骨成形术等。

这类方法的疗效具有不可预测性，更主要的是：这种愈合反应只产生纤维软骨即 I 型胶原，而鲜有透明软骨所需要的 II、VI、IX 型胶原成分，耐磨性差，即使早期具有好的疗效，也会逐渐减退。

4. 组织移植　目前受到广泛关注的是软骨及软骨细胞移植。软骨移植的关键是移植物必须包含活的软骨细胞。软骨移植与骨移植的根本不同点在于软骨移植物必须靠自身活的软骨细胞不断产生基质来维持移植物的长期存活，而骨移植是提供组织支架，供宿主进行爬行替代。由于软骨没有愈合能力，无法与宿主软骨愈合，所以通常是植入骨 – 软骨块，形成供体骨与受体骨间的愈合。

1）异体骨软骨移植：优点是移植物来源充分，供体年龄可以选择，移植物可以精确匹配。缺点包括传播疾病（如 HIV）及免疫排斥问题。

软骨本身没有血运，与血液中的免疫系统隔绝；基质内的大分子仅有弱的免疫活性；软骨细胞含有表面抗原，但由于周围基质的遮蔽作用，不会激发免疫反应；骨组织含有免疫活性细胞，所以骨 – 软骨块移植会出现排斥反应，同时也影响骨 – 骨间的愈合。为降低免疫活性，通常采取冷冻的方法，但同时也会减弱软骨细胞的活性。虽然采取安全有效的冷冻方法（如两阶段降温及使用细胞保护剂），但软骨细胞的活性还是会受到影响，移植物远期的结局更容易出现退变。异体骨软骨移植成功的关键因素包括：①匹配精确（形态，高度），固定牢固。②供体年轻。③避免出现骨吸收。

2）自体骨软骨移植：自体软骨移植的优点是不存在免疫反应及传播疾病的危险，软骨细胞活性好，骨间愈合可靠；缺点是组织来源有限，存在供区并发症，年龄固定，匹配困难。目前流行的方法之一是镶嵌成形术和马赛克成形术（图 5-19），即在关节面的非重要区域，如股骨外髁的外侧边缘及髁间窝，取多个小的骨软骨栓植入缺损区，如此可以避免大块移植匹配不良的问题。

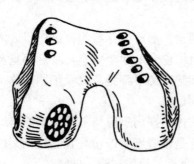

图 5-19　马赛克成形术

3）软骨膜移植：取肋软骨膜覆盖缺损区。Homminga 与 Okamura 分别报道了 30 例及 21 例临床应用，都发现了有透明软骨样组织充填缺损区。

（1）骨膜移植：此方法的理论基础为：受损区的生物学环境可以决定移植物的基因表达。低氧张力可以促使形成软骨，而高氧张力则促使成骨。因此，在血运不丰富的区域移植骨膜可以形成关节软骨。目前临床已有报道，Lorentzon 报道了 18 例。

（2）间充质干细胞移植：自骨膜及骨髓分离骨软骨祖细胞进行培养，生成大量间充质干细胞植入缺损区。此方法的优点为：间充质干细胞为分化细胞，软骨表达范围比成熟软骨细胞更广，能更准确复制局部区域的显微结构与生化环境。

4）人工合成基质移植：将体外培养自体或异体软骨细胞种植于通过组织工程学方法合成的人工基质上，同时携带生物活性分子及生长因子，使用关节镜技术植入体内，软骨细胞不断合成Ⅱ型胶原，形成新的关节软骨，人工基质被逐步吸收。作为软骨细胞的载体，许多材料用于人工合成基质，如聚葡萄糖酸（PGA）、聚乳酸（PLA）、碳纤维垫、纤维原材料、胶原凝胶。

5）药物学调控：目前有很多研究都在致力于生物活性分子对软骨合成及退变的影响，如生长因子、骨形态发生蛋白、细胞因子等。

6）软骨细胞移植：通过切开或关节镜技术，在股骨内髁非主要负重区取软骨片段，在实验室将其切碎，经酶消化，分离软骨细胞，培养增殖。2～3周后，在胫骨近端内侧取骨膜瓣并与关节软骨缺损区缝合，将培养增殖的软骨细胞注入到骨膜下方。术后持续被动活动，2～3月后负重。Brittberg在《New England joumal of Medicine》杂志发表了23例临床报道。Peterson发表了100例的临床报道。此后至今的5～6年间，在国际上已经完成了大量的这种手术并有专门的国际机构在监察认证。其疗效尚需严格的评估及长期的随访。

（二）关节软骨损伤的临床治疗对策

将软骨缺损分为以下四组：即小于$2cm^2$的股骨髁缺损、大于$2cm^2$的股骨髁缺损、髌骨缺损、胫骨缺损。

1. 小于$2cm^2$的股骨髁缺损　预后最好。如果包含性程度好，可以首先考虑行间充质干细胞刺激术，即清理、钻孔、微骨折法。治疗后3～5年内不会出现退行变及关节病。如果这种方法失效，可以考虑自体软骨细胞移植术，其成功率达到90%。另一种选择为马赛克成形术，可以进行关节镜下的微创操作，费用低。

2. 大于$2cm^2$的股骨髁缺损　包含性差，退形变发生率很高。对于低运动水平者，可首先考虑间充质干细胞刺激术；如果失效，可行自体软骨细胞移植；对于高运动水平者，自体软骨细胞移植为一期治疗手段，其成功率为90%；失效后可再次行此种手术或者行异体骨软骨移植；如果再次失效可以行人工关节置换术。

3. 髌骨缺损　重要的是同时纠正髌股关节的对线不良，可行联合手术。

4. 胫骨缺损　难于治疗。这种缺损虽然小，但自体软骨细胞移植及马赛克成形术的疗效均不好，间充质干细胞刺激术是唯一的选择。

对于股骨剥脱性骨软骨炎，首先考虑骨块的可吸收内固定术；如无法固定且缺损小于$2cm^2$，可行钻孔、微骨折或马赛克成形术；如大于$2cm^2$且深在、有囊性变，可首先考虑自体软骨细胞移植；如果缺损特别深，可以分阶段治疗，即一期植骨，二期于4～12个月后行自体软骨细胞移植。

四、关节软骨损伤的临床评估

治疗前首先要对软骨损伤进行综合评估。国际软骨修复学会（International Cartilage Repair Society）制订了一套综合评估系统，包括以下因素：

1. 病因　急性或慢性；是否有特殊的急性损伤机制或是慢性反复的损伤。

2. 缺损深度　使用Outerbridge分型（图5-20）。

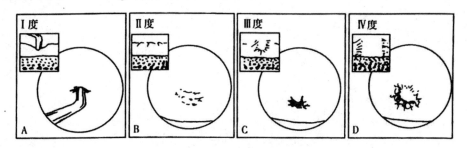

图5-20　Outerbridge分型

A. Ⅰ度：软化；B. Ⅱ度：纤维化；C. Ⅲ度：非全层裂伤；D. Ⅳ度：全层缺损

0度：正常。

Ⅰ度：软化。

Ⅱ度：纤维化。

Ⅲ度：撕裂。

Ⅳ度：软骨缺损、软骨下骨外露。

另一个重要点是判断潮线是否穿透。如深在的骨软骨损伤、钻孔术、软骨下囊性变都会破坏潮线。缺血、坏死、骨挫伤及梗死，也有助于判断。

3. 缺损大小　要用探针精确测量并记录以 cm^2 为单位。

小缺损：$<2cm^2$。

中缺损：$2 \sim 10cm^2$。

大缺损：$>10cm^2$。

4. 包含程度　需要观察矢状位 MRI，包含程度差的 X 线表现为关节间隙消失。需要判断其包含程度差的原因，如缺损过大、边缘软骨质量差等。

5. 缺损位置　单髁，双髁，多髁。

6. 韧带完整性　是否有部分或完全撕裂，关节是否稳定，是否做过重建术。

7. 半月板完整性　是否做过半月板部分、次全或完全切除术，是否做过半月板缝合、异体移植术。

8. 力线　是否存在内外翻，严重程度；是否做过截骨术，类型；髌骨的力线是否异常；是否做过矫形术。

9. 既往治疗　是否为初次治疗，以前的治疗方法，是否做过手术，清创术，钻孔术，微骨折术，移植术，马赛克成形术。

10. X 线表现　标准的投照方法为负重位正位 X 线片。记录关节间隙狭窄程度：轻、中、重度及骨赘、囊性变。

11. MRI 表现　缺损深度、骨挫伤、剥脱性骨软骨炎及缺血坏死是否存在。

12. 一般状况、系统病史、家族史　是否存在类风湿病史，检查红斑狼疮、类风湿关节炎、HLAB27 相关疾病。是否有内分泌疾病，如甲状腺疾患、糖尿病、肥胖；是否有骨关节病、结缔组织病，如 Ehlers-Danlos 或 Marfan 综合征的家族史。

微信扫码
◆ 临床科研
◆ 医学前沿
◆ 临床资讯
◆ 临床笔记

第六章

骨质疏松症

第一节 流行病学和临床评估

一、骨质疏松性骨折的流行病学

仅在美国就有 1 000 万以上的人患骨质疏松症（osteoporosis），340 万人骨密度（bone mineral density，BMD）低下，每年有 150 万骨质疏松相关骨折发生。2002 年美国用于骨质疏松性骨折的直接医疗费用超过 180 亿美元。

（一）常见骨质疏松性骨折的发生率、患病率和临床后果

骨质疏松性骨折大多累及股骨颈、椎体或者腕骨。90% 的髋部骨折和脊柱骨折与骨质疏松相关。50% ~ 70% 的肱骨、肋骨、骨盆、踝骨和锁骨骨折病例也可由骨质疏松引起。在 50 岁的个体中，关于髋部、脊椎或者前臂远端骨折的终身危险率，白种人女性约为 40%，白种人男性约为 13%。骨折的整体健康状况不仅取决于骨折的发生率，也取决于人口数量大小。骨折是主要的国际公共健康问题。尽管髋部骨折在亚洲人群中不如在白种人中常见，但 33% 的骨质疏松性骨折发生于亚洲。此外，在亚洲和许多发展中国家，骨折人数增长迅速。骨质疏松骨折的经济费用包括外科手术费和住院治疗、康复、长期护理、药品和劳动力的丧失。

1. 髋部骨折 1999 年，北美女性髋部骨折的估计数字是 340 000。到 2050 年，预计这一数字将超过 500 000。年龄在 65 ~ 69 岁之间的女性中，每年髋部骨折的发生率约为 2/1 000。然而，在 80 ~ 84 岁人群中，发生率增长了 13 倍，每年达 26/1 000。和非疗养院居民相比，疗养院居民的髋部骨折风险高 4 倍。在 300 000 因髋部骨折住院治疗的患者中，每年多达 20% 的患者 1 年内死于骨折，常死于并发症。除 1 年内死亡率增长外，20% 需要疗养院护理，50% 幸存者没有完全康复。髋部骨折的经济费用等同于脑卒中的费用。

2. 椎骨骨折 椎骨骨折发生率在 50 岁以前很低，但以后几乎呈指数增长。骨折高发部位为胸腰椎接合部（T_{12} 和 L_1）和胸椎中部。椎骨骨折是出现更多骨质疏松症相关问题的预兆：约 50% 椎骨骨折的患者以后会有其他骨折。椎骨骨折导致的身高降低不仅引起肺功能下降，而且因身体外观改变会导致忧郁症。除了急性椎骨骨折发生所致的 6 ~ 8 周的剧烈疼痛外，椎骨骨折的死亡率也高于一般人群。

3. 腕骨骨折 在美国，女性腕骨骨折的发生率在绝经期迅速增长，60 岁以后达高峰。这一高峰效应与老年人摔倒的模式有关：年迈老人易于髋部着地，因此比伸手去撑会经受更严重的骨折。相比于没有骨折的女性，发生桡骨骨折的女性很可能更瘦些，并且肱三头肌力量降低。

（二）骨质疏松症诊断的骨密度标准

骨质疏松症主要依赖脆性骨折来诊断。脆性骨折或非创伤骨折，指的是发生于从站立高度或更低处（如从椅子上滑落后）摔倒或其他低冲力创伤所致的骨折。在没有骨质疏松性髋部、椎骨或腕骨骨折时，骨密度标准可用于诊断骨质疏松症。两种分值用于定量骨密度。第一，T 值是患者骨密度测量值高于或低于正常年轻人的平均 BMD 的标准差偏离值。第二，Z 值是测量值高于或低于年龄相当人的平均 BMD 的标准差偏离值。

世界卫生组织（WHO）界定骨质疏松症为 T 值 ≤ -2.5。严重骨质疏松症界定为 T 值 ≤ -2.5 加上至少一处骨折。骨量减少为 BMD 在 -2.5 ~ -1。正常骨密度为 BMD 大于 -1。这些 WHO 标准基于白种人女性与 BMD 相关的骨折发生率的流行病学数据。这些 BMD 界值应用于其他种族和性别人群的准确性仍未明确。对于绝经前女性和小于 50 岁男性，Z 值包括相对年龄和性别基础参考标准的 BMD 可能比 T 值更适用。然而，T 值是 WHO 规定的预测骨折风险和疾病状态的标准。BMD 标准在预测相对骨折风险的同时并不能判定其低骨密度的原因（如甲状腺功能亢进症或糖皮质激素引起的骨质疏松症）。

单独使用 BMD 标准，60 ~ 70 岁的白种人女性中有 1/3 患有骨质疏松症。到了 80 岁，超过 2/3 白种人女性罹患骨质疏松症。基于股骨颈骨密度的第三次全国健康和营养状况调查显示，估计 18% 的白种人女性有骨质疏松症；大约 50% 白种人有骨量减少。将该 T 值应用于男性，有 1% ~ 4% 的白种人男性有骨质疏松症，多达 33% 的人有骨量减少。

二、骨质疏松症的临床评估

骨质疏松症的临床评价取决于确认引起骨折的生活方式和危险因素、适当的查体和了解继发性骨代谢疾病病史。除了骨量监测，如检测 BMD 外，对骨质疏松症患者的医学评估应当包括综合病史的采集和体格检查。评估的目的有两个方面：①确定骨质疏松症的后果和并发症（如疼痛和功能障碍）。②确认导致骨质疏松症的并存因素（如饮食中钙缺乏，糖皮质激素使用，低 25 - 羟维生素 D 水平的危险因素等）。

（一）病史

对个人伴随骨质疏松症风险的仔细评估包括代谢性骨病家族史、身高和体重的变化、负重锻炼的数量和频率、日晒程度、既往骨折、生育史（特别对有性腺机能减退迹象的）、内分泌紊乱、饮食因素（包括生活方式和目前钙、维生素 D、钠和咖啡因的摄入）、抽烟、喝酒、锻炼、肾衰竭或肝衰竭、过去和现在用药史和其他。此外，增加摔倒的风险，如神经肌肉疾病、步态不稳和不安全的生活条件，也应该考虑到。骨痛史可能有用，但在发生骨折前，骨质疏松症一般不痛。例如，约 2/3 的椎骨骨折发生时并没诊断出来。

（二）体格检查

使用一种称作测距仪准确测量身高，是骨质疏松症体格检查的重要部分。比较患者的目前身高和年轻时的最大身高（如通过患者的驾驶证做参考）对确定身高丢失是很有用的。身高丢失 2 英寸（约 5cm）能敏感提示椎骨压缩。脊椎的检查应包括椎体的对位和椎体或椎旁的压痛。如果目前驼背，应当考虑到肺部危害的可能性，并测量患者肋骨底到髂嵴距离（髂肋距）。水牛背、易瘀血和有擦痕暗示库欣综合征。蓝巩膜沟提示先天成骨不全。牙缺失的数目与 BMD 相关。关节评估可以提示风湿病引起的低 BMD。雄性激素检查可帮助确定性腺功能减退。神经系统检查重点放在肌肉萎缩或神经损伤而易于摔倒上。观察患者的步态是检查的一个重要部分。

（三）骨质疏松症骨骼成像

1. 常规放射学技术　X 线平片不能准确评估 BMD。骨质流失 30% ~ 40% 或以上才能在 X 线上显示。股骨颈骨小梁模式的评估（Singh 指数）与骨质疏松症相关。其他放射学测量，如髋轴长度，也与骨折风险相关。椎骨骨折有不同的模式，可以依据椎板变形、椎骨前部楔形和压缩性骨折半定量分级。

2. 双能 X 线吸收测定法　双能 X 线测定法（Dual-energy X-ray absorptiometry，DXA）是运用最广的骨量测量技术。DXA 提供了一种快速、可靠、准确的 BMD 测量法，且更少放射线暴露。DXA 是目前骨质疏松症患者诊治和临床研究的"金标准"。

骨密度测量有助于骨折风险分层，指导治疗选择，监测治疗反应。尽管骨量和骨转换率与骨强度相关，DXA 测量的 BMD 是髋部和椎骨骨折最强的预报器。BMD 每降低约 1 个标准差，骨折的风险增加 1.3 ~ 3 倍。尽管任何部位的骨折风险可用 DXA 准确评估，股骨颈的 BMD 比椎骨、桡骨、跟骨的 BMD 能更好预测髋部骨折。关于抗骨质疏松症治疗的反应，药物治疗后 BMD 的增加是引起骨折风险下降的主要因素。

双能 X 线测定法，作为一种 BMD 的二维测量，不是测量立体密度而是面积密度。BMD 报告为 g/cm^2 的绝对值；与年龄、种族、性别相匹配比较（Z 值）；与年轻成年正常个体的骨质比较 [T 值或年轻成年人 Z 值]。1 个标准差偏离的 T 值或 Z 值相当于约 $0.06g/cm^2$ 的改变，相当于 BMD 改变约 10%。DXA 也提供密度影像，用于说明扫描质量和确定明显的压缩性椎骨和各种各样的人工器具。有些更新的 DXA 设备可生成更高分辨率的侧位脊椎图，可以确定椎骨骨折。大多主要的 DXA 制造者使用国家健康与营养检查服务Ⅲ（National Health and Nutrition Examination Service Ⅲ，NHANES Ⅲ）数据库来决定正常年龄和性别匹配的 BMD 参数，特别是髋部。因为不同的 DXA 仪器所测的结果有所不同，除非使用转换公式，否则不同设备的结果不能相互比较。

双能 X 线吸收法可用于测量中心和外周部位的骨质。中心 DXA 部位（髋部和脊柱）是最佳的影像定位点，原因有两个：第一，这些部位的测量有较高的准确度；第二，这些部位骨小梁的数目与骨质疏松症负荷和骨折风险高度相关。多部位测量增加了骨质疏松症诊断敏感性。对于脊柱，DXA 报告个体椎骨测量值和 $L_1 \sim L_4$ 椎骨的总 BMD。在髋部，股骨颈、股骨转子和全髋 BMD 测量值提供该部位的骨折风险评估。相较而言，Ward 三角和腕部的一个测定区域，预测价值较低。与髋部和脊柱部位比较，它们的结果重复性较差。Ward 三角 BMD 测量的临床价值非常有限。总之，骨质疏松症治疗的确定应基于中心部位的 BMD 测量。

序列 DXA 检查的意义在于发现特定部位 BMD 改变的速度。需要 2.77% 的改变才能得出统计学上 95% 可信度的有意义差别。这个数值乘以测量设备的精度错误值（变量系数），以确定 BMD 改善或恶化是否有统计学意义。例如，如果设备有 2% 的精度错误值，约需要 5.6% BMD 改变值才能肯定确实有意义，而不是偏移或者精度错误值所致。序列 DXA 监测抗骨质疏松症治疗反应的价值仍有争论。骨质疏松症发生于整个身体中并非同质的，它取决于年龄和骨量流失的原因。这样，测量部位间高达 15% 的不一致性并非罕见，特别在老年人中。由于在 65 岁以上成年人椎板和椎弓跟骨关节炎的高发性，脊柱前后部 DXA 测量会产生一个 BMD 升高的错误评估。在老年人中，髋部和脊柱侧面像可以克服这一问题。人工物品（如肠道的钙片、衣物上的金属物体、口袋里的物体），位置错误（错误椎体的影像，髋部旋转不良）和解剖上变形或变异（严重脊柱侧凸、动脉硬化、椎骨压缩性骨折）可影响 DXA 的精度和准确性。

3. QCT 和超声　质量计算机断层扫描术（Quantitative Computed Tomography，QCT）和 DXA 一样，可定量测定骨流失和准确评估骨折风险，相较 DXA 而言，QCT 可测量准确的体积 BMD 和准确地区分骨小梁和骨皮质。QCT 可能高估了老年人和糖皮质激素使用者的骨流失，因为骨髓中脂肪在这两种临床背景下有所增加。除了稍高的放射线暴露外（尽管少于常规 CT 检查），依赖于其他临床用途的图像设备和 QCT 较高的价格限制了它的大范围应用。

超声是一种测量骨量和其他骨特性的补充手段。相比 DXA 或者 QCT，这种方法可取之处在于设备费用较低，轻便和没有电离辐射。尽管胫骨、髌骨、远端桡骨和近端指骨也能用超声检测，但超声检测通常应用于跟骨。骨质疏松症的超声诊断没有通用标准且不可能用超声测量方法预测 BMD。在诊断骨质疏松症上，相比 DXA 和 QCT，超声相对不敏感。因此，即使是很小的异常也要用中心 DXA 来复核。

（四）骨量测定的指征

骨量检查仅在测量结果将影响治疗决定时适用。人们一般在知道他们的 BMD 低于正常时才开始骨质疏松症治疗。美国预防服务专责小组推荐应对有骨质疏松骨折风险增加的 60 岁以上女性进行常规筛查。国际临床密度计量协会推荐骨密度检查用于所有 65 岁以上女性、70 岁以上男性、脆性骨折者、任何有与骨质疏松症有关的疾病或者服药者、预计要进行骨质疏松症治疗的人群和长期使用激素替代治疗的女性。

（五）骨转换的测量

骨转换生化标志物是细胞产生的一些分子，能在尿液或血液中测定。尽管骨形成和骨吸收通常是相偶联的，骨转换生化标志的测定可判断骨代谢的失衡。

1. 骨形成标志　骨形成标志反映了成骨细胞的新骨合成或前骨胶原的代谢后产物。骨特有的碱性磷酸酶和骨钙素增加代表成骨细胞活性。胶原前蛋白，特别是 T 型前胶原的血清羧基端和氨基端肽可以测量，作为胶原蛋白合成的标记。

2. 骨吸收标志　骨吸收标志反映了破骨细胞活性和胶原蛋白的降解。吡啶啉交链包括吡啶啉和脱氧吡啶啉。这些碎片，释放入血液循环中，最终由肾排泄。脱氧吡啶啉对骨胶原蛋白降解更特异。骨生物标志提供了骨骼代谢的动态表现，而 DXA 提供的是静态的评估。骨标志物的检测可区分患者是处于高骨转换还是低转换。骨折风险与更快的骨转换有关。抗骨吸收治疗引起的骨转换下降可减少骨折的发生，并不依赖 BMD 的改变。骨标志物也有助于监测抗骨吸收治疗的依从性。

（六）其他的实验评价

实验室评估可协助寻找低 BMD 的继发原因。然而，如果预检查概率（pretest probability）较低，这些检查可能导致大量的假阳性结果。因此，这些检查仅在患者的病史、体检和其他实验室结果提示非常必要时才使用。

目前，维生素 D 是一项引起众多关注的实验室评估。25-羟维生素 D 水平测量适用于骨质疏松症患者。低于 32ng/dl（80nmol/mL）需要补充。

第二节　病理和病生理

骨质疏松症的病理生理基础是多因素的，包括遗传决定的峰值骨量，由于全身或局部的激素变化和环境影响导致骨重塑中微妙的改变。从多种生物水平以及已知的危险因素考虑这些过程是非常有价值的，对骨质疏松症发病机制的任何理解都要求了解正常的骨结构和功能。

一、骨结构和功能

骨骼是一种十分致密的结缔组织，主要由纤维胶原蛋白、矿物质（如磷酸钙晶体）以及其他成分（如水）组成。虽然它们是体内最坚固的结构之一，但由于其结构和材料特性，骨骼保持着一定程度的弹性。

（一）骨的分型

成年后个人的骨量是胎儿期、儿童期和青春期累积的峰值骨量除去随后的骨丢失率的结果。在生长和发育期，骨产生有两个主要过程——膜内骨化，如发生在头盖骨；涉及生长板的软骨内骨化，如发生在肢骨。建模是完成骨骼形态特性和整体结构的过程。

从分子水平到整骨结构，骨有强烈的分层特点。在胶原纤维和其相关的矿物水平上，骨以两种常见的特殊存在形式，编织骨和板层骨。编织骨迅速形成，最典型的是在胎儿期以及骨折修复过程产生的骨痂中，编织骨胶原蛋白是可变的。板层骨形成速度更慢且更精确，其胶原纤维和它们相关的矿物被排列成薄板（薄片），板层骨在不规则的空间重叠排成的圆柱状单位称为哈弗系统（Haversian systems）。每个哈弗系统由中央的一条哈弗管周围被呈同心圆排列的板样骨组织围绕组成。哈弗系统是重塑过程的结果。重塑不同于上面提到的建模，在重塑中骨的粗糙形状通过骨膜或骨内膜表面的变化而被改变。骨内主要的细胞类型为破骨细胞、成骨细胞和骨细胞。破骨细胞负责骨吸收，其来源于造血干细胞。成骨细胞来源于局部间充质细胞，是关键的骨细胞，直接负责骨形成。成骨细胞通过旁分泌因子，也能调节破骨细胞骨吸收。骨细胞可能来源于重塑过程中被包埋的成骨细胞，重塑通过骨小管将成骨细胞相互连接且可能对适应机械负荷发挥作用。

在更高一级的结构序列，在（a）密质骨或皮质骨和（b）小梁骨或松质骨之间有机械性重大区别。皮质骨主要位于长骨骨干，骨皮质是实心的，唯一的空间有骨细胞、血管和腐蚀腔。小梁骨主要位于长骨的两端、椎体骨和扁骨。它有巨大的空间且由相互作用的骨小梁网组成。骨骼大约由 80% 的皮质骨（主要位于周围骨）和 20% 小梁骨组成，小梁骨主要位于中轴骨。这些成分会根据机械受力和部位的不同而变化。虽然小梁骨占骨组织总量的少数，但由于其更大的表面积使得它是更大的骨转换部位。

（二）骨重塑的细胞基础

骨骼的不断更新叫作重塑，在正常成人骨骼中，成骨细胞介导的骨形成与破骨细胞的骨吸收精确匹配，即骨形成和骨吸收紧密偶联。虽然骨骼中包含的小梁骨比皮质骨更少，然而小梁骨的骨转换比皮质骨更快，3 ~ 10 倍且对骨吸收和形成的变化更敏感。此外，解剖部位的不同，如接近滑膜关节或邻近骨髓中造血组织而不是脂肪组织的部位，其骨重塑率也不同。骨重塑是一个有序的过程，称为骨转换基本多细胞单位或骨重塑单位（bone remodeling unit，BMU）。在这个循环中，骨吸收由破骨细胞的募集启动，由来源于骨内衬细胞的蛋白酶类作用于骨基质，由破骨细胞形成一个吸收坑（称为 Howship 陷窝）。骨吸收阶段之后是骨形成阶段，此阶段中成骨细胞与类骨质（未矿化的骨基质）填充陷窝。这个周期中骨形成与吸收偶联对维持骨骼的完整性至关重要。重塑周期中解偶联，致使骨吸收或骨形成超过另一方会导致骨结构总体改变（骨生成或丢失）。破骨细胞骨吸收的主要调节器包括 RANK 配体（肿瘤坏死因子配体家族的成员）和它已知的两个受体：RANK 和骨保护素（osteoprotegerin，OPG），RANK 和 OPC 对骨吸收起相反作用。成骨细胞表面表达 RANK 配体（RANKL），RANKL 与其同源受体 RANK 相互作用，促进破骨细胞分化。RANKL 与成熟破骨细胞上的 RANK 相互作用导致破骨细胞活化和生存时间延长。OPG 出现在骨微环境中，主要由成骨细胞和间质细胞分泌。OPG 可阻断 RANKL 和 RANK 的相互作用，因此充当骨转换的生理学调节器。

在细胞水平，骨丢失的发生是破骨细胞和成骨细胞活化不平衡的结果。如果吸收和形成过程不平衡，就会导致重塑失调，这种失衡可能会被新骨重建周期启动率（激活频率）增加所扩大。绝经期后的雌激素缺乏可导致重塑失衡，伴骨转换增加，绝经后的第一年重塑几乎翻倍。这种失衡可导致小梁骨进行性丢失，部分原因是破骨细胞形成增加。功能性破骨细胞形成增强似乎是促炎性细胞因子增加的结果，如白介素 -1（IL-1）和肿瘤坏死因子，雌激素对此呈负向调节。

二、病理生理学

骨质疏松性骨折是骨强度下降和随年龄增加跌倒发生率增加共同作用的结果。骨丢失发生是绝经后妇女雌激素缺乏，并通过与激素无关的、与年龄相关的机制（如继发性甲状旁腺功能亢进和机械负荷下降）导致的结局。绝经可能是所有骨质疏松危险因素中最重要的，且绝经后骨量流失是骨质疏松症一个最重要的原因，刚绝经时骨量丢失最快。绝经越早，风险越大。男性和女性年龄相关的骨量丢失从 30 ~ 50 岁开始。不同部位的骨丢失其发生年龄和速率不同。虽然骨密度可预测骨强度，然而许多其他的骨特性也对骨强度有影响，这些包括骨的整体结构（形状和几何）、骨微结构（小梁和皮质）、矿化的程度和微损伤的累积以及骨转换率，均能影响骨的结构和材料特性，除骨密度外的这些特性被称为骨质量。骨重塑率的改变也能影响骨材料和结构特性。

（一）钙稳态和激素调节

除了作为支撑结构作用外，骨骼的另一个主要功能是维持钙稳态。体内超过 99.9% 的钙储存于骨骼内，维持正常的血钙依靠肠道钙吸收、肾的排泄和骨动员或钙摄取间的相互作用。虽然血钙水平代表小于 1% 的体内总供给，然而正常的血钙水平对维持正常的细胞功能是极其重要的。三种主要的激素参与血钙的平衡调节：甲状旁腺素（parathyroid hormone，PTH）、1，25-（OH）2D 和降钙素，PTH 和 1，25-（OH）2D 是钙和骨稳态的主要调节器。PTH 作用于肾增加钙的重吸收和磷的排泄以及 1，25-（OH）2D 的产生，也作用于骨骼，增加骨吸收。1，25-（OH）2D 是骨吸收有效的刺激器以及肠钙（和磷）吸收更有效的刺激器，对骨矿化也是必要的，肠钙吸收可能是最重要的钙稳态途径，虽然降钙素能直接抑制破骨细胞骨吸收，而它在正常成人钙稳态中发挥次要作用。许多反馈回路可调控血钙、PTH 和 1，25-（OH）2D 的水平，低血钙水平可直接通过刺激 PTH 释放（和合成）而刺激 1，25-（OH）2D 的合成。对 PTH 和 1，25-（OH）2D 水平增加的生理反应是逐步增加血钙水平。第二个反馈回路维持血钙在一个窄的生理范围内。扰乱这些调控机制，或者增加 / 减少 PTH、1.25-（OH）2D、降钙素的产生可在多种不同的疾病中出现，包括骨质疏松症。

（二）骨的机械特性

骨硬度和强度依赖两个因素：材料特性和三维结构。在简单的生物力学方面，如果承受的负荷超过它的强度骨将会骨折。骨强度受结构的改变、微损伤的累积、矿物质的改变和骨转换所影响。从工程学理论看，弹性模量，也被叫作杨氏模量（Yong's modulus），是应力（负荷）和应变（变形）的比值或曲线的斜率，代表材料的硬度。韧性（在不受破坏的影响下吸收能量的能力）是曲线下面积。屈服应变的增加导致骨更坚硬。当矿物含量增加，强度（杨氏弹性模量）也增加，而应力 / 应变曲线下面积不增加，这与韧性减少相平行。因此骨骼不可能存在一种矿物含量状态使得强度和韧性都非常好。

大部分形式的骨质疏松症，骨丢失不是均匀分布于整个骨骼，原因尚不清楚，部分小梁骨完全吸收，导致相邻骨板连接丢失，这导致骨强度的下降和增加骨折风险。因为骨小梁重塑面积 / 体积比值高，骨丢失更大程度上倾向于影响这种类型的骨骼，例如脊柱和髋部。微结构的变化似乎也很重要，相比于正常人，髋部骨折的患者小梁骨的特点是微结构孔隙增加且厚度减少。

三、危险因素

骨质疏松症的许多危险因素已被确定，这些被认为与其潜在的病理生理影响相关。

（一）遗传的影响

骨折的危险与骨密度（bone mineral density，BMD）直接相关。在任何年龄，BMD 是所达到的峰值骨量和随后的骨丢失（绝经后和年龄相关）的综合结果。虽然遗传因素是决定峰值骨量的主要因素，最近的研究证明在胎儿期、儿童期和青春期环境影响可调节遗传决定的骨生长模式。遗传因素对于骨骼大小和组成贡献较大。比较同卵和异卵双胎结果显示超过 50% 的骨峰值由遗传因素决定，50 岁后亲属反复骨折的家族史应高度怀疑遗传所致。遗传因素可调节骨骼发育和功能包括 CBFAI 基因和 RANK/RANKL 系统。

遗传因素成为骨质疏松症患病率种族差异的基础，髋部骨折更常发生于瘦弱的人而不是那些超重的人，低体重是髋部骨折的一个危险因素。一般来说，非裔美国人比同龄的白种人有更高的 BMD，且非裔美国人较少发生骨折。亚洲血统人比白种人有更低的骨密度和更高的骨折率。在骨质疏松症比较常见的形式中，遗传因素在调节骨骼的大小和几何形状、骨量、骨的超声特性和骨转换中发挥着重要的作用。这些表型可能受多个基因、环境因素和基因环境相互作用的综合影响。全基因组连锁研究已经发现染色体 1p36、1q21、2p21、5q33-35、6p11-12、和 11q12-13 位点显示明确的或可能的与 BMD 相联系。

一些研究中发现维生素 D 受体基因多态性与骨量相关。饮食中的钙和维生素 D 的摄入可能改变这种相关性。另一个重要的影响转录因子 Sp1 的功能基因多态性的基因被证实在 I 型胶原 α_1 基因上，这种多态性可不依赖 BMD 预测骨质疏松性骨折，可能通过其对胶原基因的调节和骨质量的影响。更罕见的是，骨质疏松症或高 BMD 可能是单一基因突变的结果，例如脂蛋白受体相关的蛋白 5 基因失活突变引起骨质疏松症 - 假神经胶质瘤综合征，是一个与低 BMD 相关的状态。相反，高骨量综合征被同样基因的激活突变引起。

（二）营养因素

在动物中限制钙可导致低骨量。在人类，儿童钙缺乏可导致佝偻病，尽管人们可能会预测低钙摄入将可能与骨质疏松症相关，但钙摄入与骨质疏松症的关系仍存在争议。钙平衡研究显示绝经前妇女每天钙摄入超过 800mg 能避免净骨丢失，绝经后妇女每天可能需要高达 1 500mg。

在生长过程中，饮食中钙摄入在形成和维持峰值 BMD 中发挥作用，不同的环境和生活因素，特别是体力活动，也能调节这种影响。在成长的儿童中，补充钙可小幅度增加 BMD，但并不是呈持续状态，可能只表现为现存骨单位矿化的增加而不是 BMD 的持续增加。在许多骨质疏松症患者相关研究中，补充钙仅导致轻度抑制骨转换和获得较少的骨量。

钙不是饮食中可影响骨的唯一成分，维生素 D 对饮食钙吸收和骨矿化作用非常重要。在许多国家，维生素 D 被添加到食物中，皮肤充分暴露于紫外光下对维持正常的血钙水平也是必要的。目前并没有充足的证据表明微量元素，像镁、锌、铜和硼对骨健康有重要影响。一些饮食，特别是那些富含大豆蛋白的饮食，是雌激素的重要来源。钠摄入对骨和钙代谢有重要影响，因为钠负荷导致肾钙排泄增加，低钠饮食可减少年龄相关的骨丢失。过多的蛋白质和咖啡因摄入与骨丢失相关，钠、食物蛋白和咖啡因的摄入对骨健康的影响与其他环境因素影响相比可能相对较小，酒精是另一个可能非常重要的饮食成分，摄入过量可致不利影响但适度摄入可能有利。

（三）体力活动

机械力对骨骼形状和造型有强有力的影响。在细胞水平，骨细胞被嵌入在个体矿化骨的陷窝里，适应机械变形和负荷。早期对机械负荷的生化反应可能包括诱导前列腺素的合成，增加氧化亚氮和胰岛素样生长因子的产生，改变氨基酸转运子，且最终增加新骨形成。骨能对物理应力产生反应，推测骨骼存在一个力学稳态感应器，能感应负荷并产生反应，例如严重损伤、疾病或空中飞行后的制动与迅速骨丢失相关，如果这些状况持续存在，像截瘫或偏瘫的患者，可能发生骨折，骨吸收的增加与急性制动相关。机械负荷对骨量的正面影响在运动员中可见，骨密度的增加通常是部位特异性的并且局限于承受负荷的肢体。流行病学研究发现缺少体力活动与低 BMD 和骨折相关。然而体育锻炼仅能对 BMD 产生有限的改变，甚至已证明对减少骨折的意义更小。

（四）性腺功能减退症

除了更年期骨丢失外，任何与性腺功能减退症（hypogonadism）相关的状态可能会导致骨质疏松症。在较年轻群体中，导致闭经的疾病是骨丢失的主要原因，常见的原因为神经性厌食和原发性卵巢功能衰竭相关的疾病例如 Turner 综合征和化疗，继发性卵巢功能衰竭是由于垂体功能紊乱和因长期使用 GnRh 激动药引起功能性性腺功能衰退（如子宫内膜异位症的治疗）也可能与骨质疏松症相关。

（五）药物和骨质疏松症

许多药物可导致 BMD 减少且因此增加了骨折的风险。在风湿性疾病中，糖皮质激素（GC）是其中最重要的，它们的影响是依赖于剂量和疗程的。GC 通过多种途径影响骨骼，可影响骨形成和骨吸收，但最重要的作用似乎是直接抑制骨形成。在大多数情况下，骨形成的减少是由于直接影响成骨细胞谱系的细胞。成骨细胞和骨细胞凋亡增加也被认为是糖皮质激素性骨质疏松症的一个重要机制。已证明 GC 能减少成骨细胞和破骨细胞的生成率，引起成骨细胞早期死亡和减少破骨细胞的生存率。性激素产生的变化可间接导致骨形成减少。GC 增加成骨细胞 RANKL 的表达和减少 OPG 的表达，导致破骨细胞凋亡延缓。GC 的另一个作用是减少肠道钙的吸收。一些患者继发性甲状旁腺机能亢进也可增加骨转换和扩大重塑空间，但这似乎是临时现象，随着长期使用 GC，骨转换实际上是减少的。抗惊厥药也可导致骨量改变和骨质疏松症的危险增加，口服的抗凝药也可以。因为雌激素和睾酮缺乏都可促使骨量丢失，减少性激素水平的药物也可引起骨量丢失，使用促性腺激素释放激素兴奋剂来抑制雄激素的方法现经常用来治疗复发和转移的前列腺癌，因为这能诱导医源性的雄性激素低下，使患者性功能减退，现已成为一个重要的医源性骨质疏松症的原因。同样，雌激素抑制剂（用于治疗乳腺癌）现在被认为与骨量丢失和骨折相关。相反，一些药物可能会增加骨量和减少骨折，噻嗪类利尿药可减少肾钙排泄且与 BMD 增加和髋骨骨折率减少相关。多种流行病学研究提示他汀类药使用者髋骨骨折率比不使用者低，但前瞻性的临床研究并没有证实对骨量和骨转换有更大的作用。

（六）骨转换

高骨转换率可独立于其他危险因素如 BMD 预测骨折，这些高转换者对治疗的反应可能更好。骨重塑率能通过测量血清骨钙素和特异的碱性磷酸酶（骨形成标志物）或 I 型胶原羧基末端肽（一种胶原分解产物被用作骨吸收标志物）来评估，尿吡啶也能用于评估骨吸收。

（七）跌倒的危险因素

老年人髋部骨折发生率高不仅由于他们较低的骨强度，而且也由于他们跌倒风险增加。已确定的跌倒乃至髋部骨折的危险因素包括：平衡差、肌无力、认知障碍和服用精神药物。

第三节 绝经后骨质疏松症的治疗

骨质疏松症是一种隐匿的，以骨量减少和骨微结构改变为特征，导致骨脆性增加和易发生骨折的代谢性骨病综合征。换言之，骨质疏松症是指骨质量和数量下降而在日常生活中易发生骨折的一种疾病。骨质疏松症可通过骨密度测定的结果和脆性骨折的发生进行诊断。治疗骨质疏松症的主要目标是预防骨折。对于骨量低下但还未发生骨折的患者，治疗的目标是防止初次骨折。对已有一次或多次骨折的患者，则急需干预以防止再次骨折。骨折的治疗同样重要但通常是骨科医生的工作。处理骨质疏松并发症（躯体残疾、社会心理问题）则是初级护理医生或骨质疏松专科医生。许多药物被批准用于治疗骨质疏松症，均是增加骨矿密度和减小骨折风险。然而，最近的研究表明增加骨密度只能部分解释观察到的骨折风险的减小。这表明这些药物有其他效应来提高骨质量以减小骨折风险。不过目前还不清楚骨质量的哪些方面有改善及如何测量这些改变。

一、生活方式

不论是否有骨质疏松，每个人都应有一个健康的生活方式。骨健康的重要方面包括足量摄取钙和维生素 D、积极的生活方式（如规律的承重锻炼）及避免吸烟等消极因素。对于超过 50 岁的男性和女性，钙的推荐摄入量为每天 1 200mg。绝经后女性大约每日从饮食中获得钙 500 ~ 600mg，故每日仍需补充钙500 ~ 700mg。碳酸钙是最便宜的补充剂。为了最有效地吸收碳酸钙，需分次并伴随食物服用，每次剂量不超过 500mg。柠檬酸钙价格较高但导致胃肠道问题较少。

维生素 D 是吸收和同化钙所必需的。维生素 D 同样对骨的重建有直接作用，同时对肌肉强度和平衡性有直接或间接的作用。维生素 D 可通过皮肤受紫外线照射产生，同时一些食物也富含维生素 D。尽管如此，维生素 D 缺乏却很常见。在接受治疗的骨质疏松女性中超过半数出现维生素 D 缺乏。每天补充 1 000 ~ 2 000IU 的维生素 D 通常是必要的，能确保血浆中足够的 25- 羟维生素 D 水平（30 ~ 60ng/mL）。常规的多种维生素补充剂含有 400IU 维生素 D，一些钙补充剂通常含有 100IU 或 200IU 维生素 D。维生素 D 补充疗法能减少跌倒风险，同时有骨外的一些其他益处。

钙和维生素 D 能减缓绝经初期女性的骨丢失，但不能阻止。但对已有骨质疏松的老年女性，钙和维生素 D 能防止骨丢失并减少椎体和非椎体骨折的风险。

承重锻炼，如散步或低强度的有氧运动对防治骨质疏松是非常适宜的。患者散步最好能一周 4 次，每次超过 40 分钟。散步时最好携带轻的物体（453 ~ 907g）。对抗锻炼也是有益的。因为大部分骨质疏松性骨折都有一些诱因，如外伤或跌倒，所以应劝告患者尽量减少跌倒的危险以及避免那些可能对骨骼有不良作用的活动（例如高强度的活动：推、拉、弯、举）。骨折的可能后果包括急性和慢性的疼痛、体态的改变（身高缩短、脊柱后凸或驼背）、抑郁、依赖及不适应。这些问题需要确认和处理。如果患者疼痛，那医生和患者都一定要清楚骨质疏松不是疼痛的根本原因，治疗潜在的骨质疏松不太可能缓解疼痛。

二、药物

许多药物可减少曾有过骨折（prevalent fractures）或（和）骨密度（T 值 ≤ -2.5）的女性发生骨质疏松性骨折的风险。药物能阻止刚绝经女性的骨丢失。

不同的研究小组做了很多关于"预防"和"治疗"的研究。预防方面研究了刚绝经的健康妇女。典型预防研究涉及的女性为 50 岁左右，即绝经后 3 ~ 5 年，其骨密度通常正常或在临界值。相反，关于治疗的研究纳入骨量低的老年女性，她们多数有过一次或多次骨折，因而发生再次骨折的风险很高。一项典型的关于治疗的研究纳入了接近 70 岁的女性，她们的椎体或髋部骨密度低下（通常两个都低），常伴有一次或多次脊椎压缩性骨折。关于预防和治疗的研究终点都是骨密度的变化。然而，骨质疏松治疗的最大益处是降低骨折风险，这只能在大型研究的治疗组中看到。所有药物均能减小椎骨骨折的风险，但并非所有药物均能降低髋部骨折和非椎骨骨折的风险。

（一）双磷酸盐

双磷酸盐类有一个共同的化学结构（P-C-P），它们和骨表面的羟基磷灰石高亲和力结合。它们能抵抗分解代谢并通过两大机制起效。第一，双磷酸盐抑制破骨细胞活性。第二，加速破骨细胞凋亡（程序性细胞死亡）。有三种双磷酸盐（阿伦磷酸盐、伊班磷酸盐、利塞磷酸盐）被批准用于预防和治疗绝经后骨质疏松症。双磷酸盐没有系统毒性。

1. 种类

（1）阿伦磷酸盐（福善美）：是第一个被 FDA 批准用于预防和治疗骨质疏松症的双磷酸盐。三期药物临床试验纳入 1 000 例近 70 岁的女性骨质疏松症患者，给予阿伦磷酸盐每天 10mg，三年后发现椎骨密度增加约 10%，而其他部位的骨密度也有增加。

骨折干预试验（Fracture Intervention Trial，FIT）纳入 2 000 名股骨颈骨密度低且先前有椎骨骨折的老年女性，发现阿伦磷酸盐降低椎骨、髋部和腕骨骨折率约 50%。福善美有 5mg/ 片、10mg/ 片、35mg/ 片、

40mg/ 片、70mg/ 片的片剂和单剂 70mg 的液体剂。70mg 片剂 + 2 800IU 维生素 D 的剂型可供每周服用一次。阿伦磷酸盐被批准用于预防骨丢失的剂量是 5mg/d 或 35mg/ 周，治疗骨质疏松症的剂量是 10mg/d 或 70mg/ 周。阿伦磷酸盐同时被批准用于治疗糖皮质激素诱导的骨质疏松症（5mg/d 用于男性和绝经前妇女，10mg/d 用于雌激素分泌不足的女性）。

（2）利塞磷酸盐（Actonel）：在 2000 年得到 FDA 的批准。两个重要的纳入超过 3 600 名先前有椎骨骨折伴骨密度低下女性的研究显示了它对降低椎骨骨折的功效。这些试验的主要终点是新发的放射学证实的椎骨骨折，两个研究分别降低 41% 和 49%。新发椎骨骨折率降低在治疗后一年就非常显著。非椎骨骨折是这些研究的第二终点，降低 33% ~ 39%（P=0.02）。利塞磷酸盐显著增加椎体骨密度和一定程度的髋部骨密度。

迄今为止最大型的骨质疏松试验纳入了 9 500 名女性，利塞磷酸盐显著降低骨量低下绝经后妇女的髋部骨折风险。但其中只有临床骨折危险因素（不一定有骨量低下）参与试验的部分老年女性并没有获益。利塞磷酸盐能防止刚绝经妇女的骨丢失。利塞磷酸盐在临床试验的 16 000 名受试者中显示了良好的耐受性。总体上，不良事件的发生率和安慰剂组相似。利塞磷酸盐有 5mg/ 片、35mg/ 片的片剂以及 35mg 片剂 + 碳酸钙的混合剂型，利塞磷酸盐被批准用于预防和治疗绝经后骨质疏松症和糖皮质激素诱导性骨质疏松症。这些指征服用利塞磷酸盐的剂量为 5mg/ 天或 35mg/ 周。

（3）伊班磷酸盐（Boniva）：口服 2.5mg/d 和间断服法（隔日口服 20mg，共 12 次，每 3 个月为 1 周期）均显示可降低新发椎骨骨折，此研究纳入约 3 000 名有椎骨骨折的女性。伊班磷酸盐被批准用于预防和治疗绝经后骨质疏松症，可口服（2.5mg/d 或 150mg/ 月）或静脉（每 3 个月一次，每次在 15 ~ 30s 内予以 3mg）给药。伊班磷酸盐没有显示对髋部骨折的效果。尽管总体上对非椎骨骨折无效，但上市后研究数据显示每日口服疗法（而非间断服法）显著降低股骨颈 T 值 ≤ –3.0 女性的非椎骨骨折。

（4）羟乙基磷酸盐、帕米磷酸盐和唑来磷酸盐等双磷酸盐：在美国可选用。尽管它们没有被 FDA 批准用于骨质疏松症，也时常会超适应证选用。在两个前瞻性随机对照试验显示羟乙基磷酸盐（依替膦酸钠）能增加绝经后骨质疏松女性骨密度。用于治疗骨质疏松症时，羟乙基磷酸盐为间断周期给药（400mg/ 天共 14 天，每 3 个月为 1 个周期）。如同所有的双磷酸盐，羟乙基磷酸盐需空腹服用才有效，但它可在两餐之间、睡前或夜间服用。帕米磷酸盐（阿可达）是另一双磷酸盐，没有被 FDA 批准用于骨质疏松症。它是静脉给药。典型的用法是初始剂量 90mg，至少 60min 输入，后面每隔 3 个月给予 30mg。静脉用帕米磷酸盐用于不能耐受口服双磷酸盐的患者。唑来磷酸（择泰）被批准用于治疗恶性肿瘤的骨并发症，用于骨质疏松症目前处于三期临床试验的后期。一个二期的研究认为静脉予 4mg/ 年的剂量引起的骨矿密度和骨转换指标的变化和其他双磷酸盐相似。

2. 双磷酸盐的剂量、耐受性和不良反应　双磷酸盐口服吸收率低。为保证吸收，须晨起空腹清水送服，服药后 30min 内不能进食和平卧（每月口服的伊班磷酸盐至少需 60min）。因为含氮双磷酸盐可刺激食管，需大杯清水送服（使药片冲下）且进食前不能平卧（避免反流）。口服双磷酸盐不能用于活动性上消化道疾病患者，出现上消化道不适或服药后不能保持直立的患者应停用。口服双磷酸盐最常见的不良反应是食管刺激（烧灼感、消化不良、吞咽痛）。这些可见于约 10% 的每日口服阿伦磷酸盐的患者，但少见于每周或每月给药的。阿伦磷酸盐液体剂对于口服片剂有副反应的患者可能较好。药物说明书提到小部分患者可有肌肉骨骼的不适，停药后可以缓解，但也有不能缓解的，机制不明。静脉给予双磷酸盐常可伴急性时相反应（发热和肌痛），如有发生，很可能仅发生在初次使用时。下颌骨坏死主要见于癌症患者高剂量静脉应用帕米磷酸盐或唑来磷酸，但也有少数是口服双磷酸盐，机制还不清楚。

3. 双磷酸盐用多久　双磷酸盐在骨中停留时间很长。理论上，药物蓄积到一定程度，此时停止治疗仍可保留一些抗骨折效果。长期的数据表明阿伦磷酸盐和利塞磷酸盐治疗达十年内是安全的，但治疗 3 ~ 5 年后，可暂停治疗 1 ~ 2 年，即"药物休假期"，这不会大大"牺牲"抗骨折的效能。

（二）降钙素

降钙素是肽类激素，由甲状腺的专门细胞分泌。鲑鱼降钙素用来治疗骨质疏松症是因为它比人降钙素更有效和持续时间更长。降钙素通过结合破骨细胞的特定受体直接降低骨的再吸收。皮下注射降钙素剂型于 1984 年上市（目前有降钙素、Miacalcin、Fortical），鲑鱼降钙素（50～100IU/d）可使椎骨骨密度轻度增加，略微少于其他药物。因为总体反应有限、短暂的效果、注射的不便与不适、相对高的费用、有限的耐受性（约 20% 皮下注射鲑鱼降钙素的患者发生恶心和面红），皮下注射降钙素未被广泛应用。

降钙素鼻喷剂（Miacalcin）于 1995 年上市。另一品牌 Fortical 在 2005 年由 FDA 批准。经鼻方式的耐受性优于皮下注射。降钙素鼻喷剂的推荐剂量是 200IU（1 次喷射）/d。它被批准用于治疗绝经后骨质疏松症，但未被批准用于预防骨质疏松及治疗糖皮质激素诱导性骨质疏松症。一个 5 年期纳入超过 1 000 名有椎骨骨折妇女的研究显示降钙素鼻喷剂对椎骨骨量只有适量影响，但对新发椎骨骨折的发生率有 33% 的降低。这项研究同时显示降钙素对非椎骨骨折或髋部骨折无效。降钙素鼻喷剂耐受性极好。长期应用的安全性无须担心。降钙素可能有镇痛作用，时常用于椎骨骨折急性疼痛的患者。

（三）雌激素

雌激素（口服和经皮制剂）单用或联合黄体酮被批准用于预防骨丢失，但不用于治疗骨质疏松症。妇女健康倡议研究中雌激素和结合雌激素可减少椎骨、非椎骨和髋部骨折，但由于风险利益比不佳，激素疗法不推荐用于治疗骨质疏松症。雌激素或绝经后激素疗法主要是为缓解绝经期症状，应使用最低必需剂量，最短时期使用。

（四）雷洛昔芬

雷洛昔芬（易维特）是选择性雌激素受体调节剂（SERM）。与雌激素受体结合后，选择性雌激素受体调节剂在不同组织引起雌激素调节基因的不同表达，发挥激活或抑制效应。雷洛昔芬（60mg/d）被 FDA 批准用于预防刚绝经妇女的骨丢失和治疗已有的骨质疏松症。在治疗绝经后骨质疏松症方面，MORE 试验评估了雷洛昔芬的效能，这项研究纳入超过 7 700 名女性。新发椎骨骨折风险下降 30%～50%。研究显示雷洛昔芬对髋部骨折或非椎骨骨折无影响。雷洛昔芬通常耐受性好，但伴有下肢痛性痉挛和潮热的增加。与雌激素相似，雷洛昔芬可使静脉血栓风险增加，每年发生率约为 3/1 000。虽然雷洛昔芬对血脂有好的作用 [减少低密度脂蛋白（low-density lipoprotein，LDL），对高密度脂蛋白（high-density lipoprotein，HDL）和三酰甘油起中性作用]，但对心血管疾病似乎仅是中性作用。有趣的是，在骨质疏松的试验中，雷洛昔芬可减少乳腺癌的发生率。一些大型试验也证实这效果，但到目前为止，雷洛昔芬并不是预防乳腺癌的适应证药物。

（五）特立帕肽（1-34 重组人甲状旁腺素）

尽管连续暴露甲状旁腺素或其活性片段可致骨再吸收增强，但每日皮下注射的特立帕肽（YhPTH1-34；Forteo）是促骨形成药物。它刺激骨形成，在增加椎骨骨密度方面 2～3 倍于抗骨吸收药物。在骨折预防试验中，超过 18～20 个月的特立帕肽治疗之后，椎骨和非椎骨骨折减少 55%～65%。用特立帕肽治疗应限定在两年内，因为缺乏长期的安全性和效果的数据。它比其他药贵得多（少于 20 美元 /d）。剂量是 20μg/d，皮下注射。副反应包括恶心、头晕和下肢痛性痉挛。可能发生高血钙症但少见。老鼠终生给予高剂量特立帕肽可致骨肉瘤。因此，Foteo 可能同样不适于发生恶性骨肿瘤危险性高的患者（儿童、先期放射治疗的患者、Paget 病或无法解释的血清碱性磷酸酶增加）。特立帕肽通常用于有高危骨折因素的患者或其他治疗失败的患者。

（六）联合治疗

联合两种抗骨吸收药物（例如双磷酸盐合并雌激素或雷洛昔芬）能使骨密度额外增加。然而，没有研究表明联合治疗比单药更能减少骨折风险。甲状旁腺素或特立帕肽和一个抗骨吸收药物的联合似乎可减少特立帕肽对骨密度的反应性。然而，周期性 1～34 重组人甲状旁腺素疗法（用 3 个月停 3 个月）与每日服用阿伦磷酸盐的患者相比，骨密度的收益相似。当甲状旁腺素治疗停止，骨密度开始下降，但在甲状旁腺素或特立帕肽治疗后用双磷酸盐能产生额外收益。

（七）研究进展

一项大型临床试验显示 1-84 甲状旁腺素能减少新发椎骨骨折，对非椎骨骨折和髋部骨折无影响。100 眦 /d，皮下注射时，高血钙症的发生率高于特立帕肽。在 2006 年 3 月，药厂收到 FDA 的"批准"信件，但关注高血钙症和其他一些问题，例如药物提供设备，需要更多的讨论或数据。雷尼酸锶在其他国家可选用，但美国没有。锶既抗再吸收又有促合成作用。一次29，2次/d的口服剂量能减少椎骨和非椎骨骨折的风险。上市后研究分析认为其对髋部骨折也有影响。尽管更多雷洛昔芬的骨外效应数据仍在被收集，新的选择性雌激素受体调节剂如屈洛昔芬和碘昔芬的临床试验因对子宫内膜的不利影响已经中断。Laxofoxifene在2005年被FDA拒绝。其他选择性雌激素受体调节剂，包括阿佐昔芬和bazedoxifene正在研究中。

地诺单抗（AMG-162）是一种针对核因子KB受体活化因子配体（RANKL）的单克隆抗体，是一种骨保护素类似物。RANKL是破骨细胞分化所必需的。地诺单抗通过拮抗RANKL，使破骨细胞形成减少而达到抗再吸收效果。在二期临床试验中，地诺单抗能增加椎体、髋部、前臂的骨密度，其增加骨密度以及减少骨转换的效能至少与阿伦磷酸盐相似。根据三期临床试验的进展，地诺单抗的剂量为60mg/月，皮下注射。相关的小样本试验显示本药的耐受性良好。

三、总结和结论

足量的钙、维生素D和承重锻炼对每个人都很重要，对于预防骨丢失和治疗骨质疏松症来说是最基本的。有效的药物可减少发生骨折的风险。药物干预的指征是T值≤-2.5的女性及T值≤-1.5且伴有危险因素的女性。阿伦磷酸盐和利塞磷酸盐对减少多种骨折有证据且耐受性好。特立帕肽机制与众不同，可能更适合有高风险的患者和用抗骨吸收药物治疗未能达到理想反应的患者。

第四节　跌倒与骨质疏松骨折

老年人跌倒的发生率高，后果严重，威胁老年人健康和生命，已成为备受关注的公共卫生问题。老年人跌倒是由内在因素和外在因素共同作用的结果，包含了生物学、心理学、社会学及环境条件等诸方面的因素。

对于存在骨质疏松症的老年人，跌倒往往意味着骨质疏松性骨折的发生。除了少数情况下脊椎可能由于自身躯体重力的作用而发生椎体压缩性骨折，四肢的骨折几乎均由外伤暴力造成，对于明显骨质疏松的患者，轻微的损伤乃至平地行进中的跌倒均可诱发骨折。此种由站立位的身体重心高度跌倒时产生的低能量导致的骨折又称为"脆性骨折"，是骨质疏松症患者特有的骨折。

一、跌倒的流行病学

据国外资料报道：约有30%65岁以上老人平均每年会跌倒一次。有40%~50%80岁以上的老人平均每年至少跌倒一次。而多次跌倒者占老年人群的4%左右。国内于普林等报告，对北京市社区1 152位60岁以上老人的整群、分层流行病学调查结果显示，跌倒的年发生率18.0%其中男性14.9%女性20.1%。8.7%的老人因跌倒而致伤，包括软组织损伤及骨折。

我国骨质疏松症患者约6 900万人，占总人口数6%的，50岁及50岁以上人群中髋部骨折的发生率为1.9%，脊椎骨折为13.3%。2000年全球统计学资料显示该年度髋部骨折达160万例，脊椎骨折140万例，前臂骨折170万例。84%发生于女性，16%为男性。一年内髋部骨折患者的死亡率达37.5%，预测2050年全球女性髋部骨折将有1/2发生在亚洲地区。

二、跌倒的后果

老年人跌倒常常导致损伤，轻者软组织损伤，重者发生骨折，严重的内脏损伤罕见。跌倒造成骨折的结局取决于三个方面：一方面是外力作用的方向、速度与作用力的大小；另一方面与患者本人中枢神经系统综合反应能力，平衡能力及肌肉-骨骼运动系统的协调反应能力相关；骨骼本身质量和力学强度也与是否发生骨折密切相关，如因骨质疏松，骨结构退化，机械强度明显减弱，即使在轻微外力作用下骨折发生往往也难以避免。

脆性骨折最常见的发生部位，如肱骨近端、桡骨远端、股骨近端、脊椎、踝部、第五跖骨基底部、肋骨以及髌骨。其中以髋部骨折的后果最严重，伤残率最高，甚至因系统性并发症而危及生命。老年人一旦发生骨折常常造成情绪低落、急躁、执拗、冷漠、忧虑、失去信心等消极情绪，使原有认知障碍者症状加重。骨折本身虽然并不致命，但老年人所具有的基础疾病与多系统并存症往往是造成高病死率的主要原因。据美国与新加坡分别进行大宗病例统计分析结果，髋部骨折老年患者一年内死于并发症者分别为20%和25%。骨折一年后能恢复到伤前生活活动能力者仅占25%和28%。脆性骨折被认为是骨骼功能衰竭的表现。老年人的跌倒和脆性骨折的结果又被认为是衰老的标志和后果。

三、跌倒的危险因素

跌倒发生的内在因素，与老年人的健康状况密切相关。老年期尤其是高龄老人，各系统生理功能自然衰退，如步态紊乱、行走不稳、平衡功能下降，均源于中枢神经系统及周围神经结构与功能的衰退。

视力、听力的减退，肌肉力量减弱，反应速度的迟缓使老年患者从感受刺激而做出反应的能力大大减弱，失去了自我保护能力，增加了损伤、跌倒的风险。下肢无力是跌倒的一个重要危险因素，下肢无力往往与神经系统疾病、椎管狭窄、骨关节炎等病变密切相关。

老年人存在多系统并存症，心血管疾病、脑血管疾病、糖尿病、精神方面的异常、白内障、老年性耳聋以及长期服用多种药物等。上述这些生理功能衰退与多系统并存症都可能是导致老年人跌倒的危险因素。

从统计学分析，女性、高龄、步态异常、静态平衡异常、独居、恐惧跌倒的心理、服用多种药物及患慢性疾病等都属于跌倒的危险因素。

从并存的慢性疾病分析，又以认知障碍和痴呆，抑郁症，帕金森病，高血压及位置性低血压，脑卒中后遗症，长期失眠，白内障，糖尿病，骨关节炎，脊椎病变，跌倒恐惧症等属较常见的跌倒危险因素。

维生素D的缺乏（<30ng/mL或<75nmol/L），男性的低睾酮水平以及长期的低盐状态都会增加跌倒的风险。老年人营养状况，体能与总体健康状况都与跌倒的发生与否有密切的相关性。一些药物的长期应用如镇静、安眠药，抗惊厥药，降压药，利尿剂，降糖药等也会增加跌倒风险。而且跌倒的风险与这些药物应用的剂量成正相关性。有些对骨代谢或骨质量带来的不良影响的药物会降低骨强度，跌倒时发生骨折风险会明显增加。

例如胰岛素增敏剂罗格列酮，抗乙肝病毒药物等应用；皮质激素应用3个月以上，质子泵（PPI）制剂应用达五年以上将增加髋部骨折风险。

四、跌倒风险的预测

预测跌倒与脆性骨折风险有助于识别并保护骨折的危险人群。对高危个体危险因素的分析及监护可以达到降低发生骨质疏松骨折的目的。

对老年人跌倒及骨折风险的研究很多，预测方法包括量化指标和非量化指标，在应用时应结合老年人具体情况及各种风险因素进行具体分析与评估。

老年人在跌倒发生前往往表现出五方面迹象：①肌肉无力。②行走功能障碍。③每秒行走距离少于0.6m。④体能与生活活动能明显降低。⑤非刻意的体重丢失。这些征象对跌倒的可能发生有强烈的提示作用。独居老人，健康状况差，生活不能自理或已发生过跌倒更是再次或多次跌倒的重要危险因素。世界卫生组织（WHO）推荐的骨折风险预测工具（FRAX）：可用于测算未来10年发生髋部骨折及任何重要的骨质疏松骨折发生率。FRAX确定的骨折危险因素几乎涵盖了跌倒与骨折两方面的风险：①个体与遗传特点方面：年龄、性别、低骨密度、低体质指数、（BMI ≤ 19）既往脆性骨折史、父母髋部骨折史、抽烟、过量饮酒等。②造成易跌倒的环境因素：环境、光线黯淡、路障、地毯的松动、卫生间无扶手、路面滑等。③健康状况：导致继发性骨质疏松症的疾病，类风湿关节炎、营养不良、心律失常、严重驼背、视力差、应激性尿失禁、直立性低血压、使用糖皮质激素3个月以上、久坐缺乏运动、行动障碍、健康状况差、以往跌倒史、维生素D不足（<30mg/mL或75nmol/L）等。④精神、神经方面障碍：焦虑或易冲动，抑郁症，精神与认知障碍，药物长期应用，神经，肌肉因素，肌无力，平衡功能失调，感觉迟钝及恐惧跌倒的心理等。

应用分值测算评估骨折风险的 FRAX 方法是量化测评方法，这种来自多种族群体的数据在个体应用时还应结合患者具体情况进行评估，以利做出正确决策。

五、跌倒与脆性骨折的预防

预测高危人群，加以监护与干预是预防跌倒及骨折最重要的方法。许多研究资料已经证明预防干预是降低跌倒和骨折风险最有效的措施。2009 年美国矫形外科医生学会（AAOS）实施的"骨质疏松风险患者的筛选与治疗"项目，5 年间使髋部骨折风险降低达 82%。对干预后随访人群标化，跌倒率由干预前的 36.0% 下降到干预后 17.8%，而且人群对于跌倒的知、行状况得到改善。由此可见预防干预对于老年人跌倒、骨折的重要意义。跌倒的预防：

（1）及时治疗可能引起跌倒的各种急慢性疾病：如影响视力的白内障，骨关节炎，位置性低血压，反复发作的眩晕，帕金森综合征等。

（2）避免不适当使用药物：凡能引起跌倒的药物应不用或慎用，必须尽可能减少使用剂量。多种药物联合应用应请药师做出利弊权衡与正确取舍，或用其他治疗方法替代药物治疗，如心理治疗、身体锻炼等。

（3）生活方式中的防护：上下楼梯要扶扶手；转身与头部转动动作宜慢不宜快；使用坐式便器而不用蹲式便器；睡前少饮水，夜间利用床旁便器；清醒后不宜马上起床，站起前先坐位半分钟；避免过度饮酒；行走不稳的老人应当使用行走辅助器，如手杖、助行器、轮椅等。其他生活辅助器如加长的鞋拔，淋浴室的扶手，淋浴用椅，防滑垫，防滑鞋，无绳电话，取物器，滑行车等。

（4）营养：老年人应保持均衡饮食，摄取足够的钙及维生素 D。绝经后妇女和老年人每日钙摄入的推荐量为 1 000mg，平均每日从食物中摄入钙约 400mg，故平均每日尚宜额外补充 600mg 钙剂。但应避免超剂量补充钙，造成增加泌尿结石与心血管疾病的风险。老年人因缺乏户外日照及维生素 D 的摄入和吸收障碍，常致维生素 D 缺乏，建议每日摄取 800 ～ 1 200IU 维生素 D，如使血清 25（OH）D 水平达到 30ng/mL（75nmol/L），有助于降低跌倒和骨折风险。维生素 D 不仅关系到钙的吸收、骨基质矿化，而且与肌肉力量及神经肌肉间信号传递相关。血清 25（OH）D 水平与站立及行走速度相关。维生素 D 能使肌肉 II 型纤维增粗，体积扩大，肌力增强，据报道可降低约 22% 的跌倒风险。

（5）老年人的运动：老年人参加运动前应进行健康和体质评估，应以体能和健康状况为基础，有规律的持之以恒的体育锻炼对老年人跌倒预防起重要作用。运动的五大要素：力量、耐力、灵活性、平衡性、协调性，老年人不可能达到兼顾，应依据安全性和可行性确立自己的运动内容与目标。每周 5 ～ 7d，抗阻运动和耗氧运动，每天达到消耗 418 ～ 873kj 的运动量是有效的锻炼方法。心率一般应达到安静状态心率再增加 20 ～ 30 次 /min。运动开始前充分的准备运动是防止运动损伤的重要步骤。

（6）建立更安全的适合老人的生活环境：包括家居的设置、光线、照明、家具高矮、防滑地表、防冲撞装置等；公共设施如扶手、栏杆、灯光照明亮度、斜坡、台阶、阶梯处的标志、路面的防滑、防积水等基本要求。

（7）开展对老年人预防跌倒的健康教育：对跌倒危险人群的健康教育尤为重要，使他们了解跌倒的后果，导致跌倒的各种危险因素及预防跌倒的方法。乃至进行一对一的危险分析并设计个体化跌倒预防措施。

上述诸方面如均能切实做到，老年人跌倒的风险将明显降低，骨折发生率也必定随之下降。

六、小结

（1）老年人跌倒是衰老的一个标志，跌倒是脆性骨折发生的主要原因。低能量导致的脆性骨折意味着骨结构的严重退化和骨功能的衰竭。

（2）老年人的健康状况、多种慢性疾病、精神与心理性因素、药物的应用、生活环境条件等都是老年人跌倒的危险因素。

（3）通过危险因素的分析可以发现跌倒与骨折的高危人群，对高危人群的监护与预防干预对降低跌倒及骨折发生风险将是有效的途径。

（4）高危老年人的危险因素进行具体分析并制订个体化的干预措施将能达到保护高危老人预防跌倒，降低骨折发生的目的。

第五节　中国骨质疏松症指南要点解读

一、对骨质疏松症的认识

骨骼是一类具有生命活动的器官，既有生长发育，也有衰败死亡。从这种角度讲，骨质疏松症是一种反映骨骼衰败状况的慢性疾病，其性质与临床熟知的慢性肾衰、心衰、肝衰等疾病有相似之处。参照与这些疾病类似的认识思路，骨质疏松症可做如下描述或分类：①按严重程度不同，可以是骨量减少、骨质疏松症和严重骨质疏松症（骨质疏松症伴发骨折）。②反映在疾病进展速度不同上，则有高转换型骨质疏松、低转换型骨质疏松、骨转换速度基本正常的骨质疏松。③按病因不同可大致分为原发性骨质疏松症、继发性骨质疏松症或不能完全区分原因的骨质疏松症等。

然而，临床研究更集中于关注骨质疏松症引起的骨骼材料学特性的变化。那些已经呈现骨质疏松的骨骼，内部有形材料少（骨量低）、内部结构紊乱（微结构毁损）；骨骼整体质量下降，不再具备健康骨骼所具备的特性：良好的韧性（可弯曲、相对变形）和刚性（抗压、相对不变形）。骨骼的这些材料学特性，我们可以笼统称之为骨质量。骨质量改变，就是发生骨折的基础。因此，骨质疏松症是一种导致骨折易于发生的疾病，即在相同外力作用下，骨质疏松症患者更容易发生骨折。其实，从材料学性状改变来研究疾病，已经有许多非常成熟的例子。比如，动脉粥样硬化与血管病变事件，动脉血管硬化是全身性的，病变的血管壁比未发生粥样硬化的血管更加脆弱，也更容易发生血管破裂或闭塞，但哪一根血管或哪一个部位的血管先破裂或闭塞却不能肯定，临床上就可以表现为脑出血、脑梗死、心肌梗死、肺梗死等，从而出现不同的临床表现。骨质疏松症与骨质疏松性骨折恰如血管硬化与血管事件，前者是后者的基础，后者是前者的结果。也就是说，对于骨质疏松症患者而言，骨折并不是一种孤立的偶然事件（而是骨质疏松的必然结果），但哪个部位的骨骼先发生骨折、在什么时候发生骨折才具有偶然性，这与骨折当时骨骼所承受的外力有关。骨质疏松症患者的骨折是在承受较低外力情况下发生的，对于无骨质疏松症者，相同的外力并不会导致骨折。因此，临床上可简单地将骨折分为骨质疏松性骨折（低暴力骨折）和非骨质疏松性骨折（暴力性骨折）。很显然，骨质疏松症与骨质疏松性骨折之间具有相对确定的规律性，应运而生的以研究骨骼在抗骨折特性等方面变化规律的学科，就是现代医学中的骨质疏松学。

在临床上，有近10%的直接医疗支出用于对骨质疏松性骨折的治疗，即使这样，骨质疏松性骨折的治疗效果仍不令人满意。在医疗技术较为先进的国家和地区，骨质疏松性髋部骨折才仅有25%的痊愈率，这也显示出骨质疏松症研究、骨质疏松性骨折干预研究具有广阔的发展空间和重要的医学意义、经济意义及社会意义。

二、骨质疏松症与骨质疏松性骨折发生的规律性

（一）骨质疏松症风险评估

研究骨质疏松症的发生发展规律十分重要。原因在于：①在骨质疏松症发生发展过程中，患者基本没有明显的临床表现，包括临床症状、体征、一般生化检查等多个方面。如果明确了骨质疏松症的发病规律，就可以判定一个特定的个体是否易于患病，这十分有利于早期预防疾病、发现疾病和治疗疾病。②有利于帮助临床判定某个个体是否需要进行骨质疏松症的相关（或特异性）检测。③可为骨质疏松症防治提供多方位的思路。虽然目前并没有完全阐明骨质疏松症的发生发展规律，但对于导致本病发生的一些相关临床因素却逐渐明了，这些因素被称为骨质疏松症的危险因素。骨质疏松症的危险因素可简单分类为两大类：临床可控制因素和临床不可控制因素。可控制因素在疾病发生、发展、转归等多个环节的医学价值不言而喻，那些不可控制因素对于骨质疏松症的临床治疗虽然没有帮助，但却可以提醒临床医生对具备这些因素的个体进行骨质疏松症的筛查和骨质疏松性骨折的预防，同样值得重视。

临床研究结果显示，骨质疏松症的不可控制因素主要包括性别、种族、年龄、绝经期、母系家族史等；而可控制因素较多，包括低体重、性激素水平低下、过度吸烟、过度饮酒与饮咖啡、体力活动少、蛋白质过多或不足、高钠饮食、钙摄入不足、维生素 D 不足、存在影响骨代谢的疾病、应用影响骨代谢的药物等。目前，既没有对绝大多数危险因素进行量化，也没有明确这些危险因素的权重，故临床上没有确定的公式来计算单个个体在特定条件下骨质疏松症的患病风险。由于多个危险因素可同时对一个个体产生影响，相对来说，危险因素越多、存在时间越久、致病因素越强，患病可能性越大。评估骨质疏松症患病风险的方法较多，这些方法的敏感性较高（少数方法的敏感性甚至可高达 90%）但特异性较低（差的仅达 40%），因此，这些方法仅可用于骨质疏松症的初步筛查，提供诊断线索，对治疗指导作用十分有限。比如，IOF（国际骨质疏松基金会）关于骨质疏松症—分钟测试（相当于问卷）、亚洲人骨质疏松风险测试（OSTA）等，都是如此。

（二）骨质疏松性骨折的风险评估

如前面所述，骨折的发生存在两大方面的因素：一是骨骼自身的抗骨折因素，另一是作用于骨骼的致骨折外力因素。通过对两者的综合分析，方可较全面的评估骨折风险。目前较为公认的骨质疏松性骨折风险评估方法是 FRAX。该方法根据各个国家或地区流行病学数据，总结了各地计算骨折风险的公式。临床医生或研究者只需要根据患者自身条件，就可推算出患者十年内发生全身主要骨折（椎体、髋部、腕部和肱骨骨折）风险和髋部骨折风险。当前世界各地公布的许多骨质疏松症诊治指南均推荐 FRAX 用于判断对个体是否启动抗骨质疏松药物的治疗。FRAX 是根据每一个个体的以下条件进行计算的：年龄、性别、股骨颈骨密度、体重指数、既往脆性骨折史、父母髋骨骨折史、糖皮质激素使用情况、吸烟、饮酒、合并其他引起继发性骨质疏松的疾病、类风湿性关节炎等。很显然，它并没有对每一风险因素进行准确的量化分析（如糖皮质激素的剂量、骨折次数、饮酒量等），也没有考虑导致骨折发生的外在暴力因素。此外，各地提供的流行病学资料也可能存在偏差，因此，不能单纯依靠 FRAX 来判定骨质疏松性骨折风险。不过，对于无骨密度检查设备的地区或医院，FRAX 仍不失为一种较为有用的治疗指导方法。对于骨质疏松性骨折来说，其低创伤或低暴力产生的根源往往源自生活中的各种动作，如跌倒、翻身、咳嗽、负重、行走等。因此，有必要对骨质疏松症或易于发生骨折的患者进行运动指导，并纠正其维生素 D 激素低下状况，增强其平衡能力，降低跌倒风险，从而减少骨折发生。已有临床研究表明，跌倒是导致骨折发生的一个最重要的环节，减少跌倒的发生对骨质疏松性骨折的防治将起到非常重要的作用。

根据对跌倒的影响因素研究可发现，除大家都熟悉的神经–肌肉系统功能外，患者意识状态、颅内疾病、镇静药物、视力、环境等都是非常重要的影响因素，它们对预防跌倒的作用值得重视。

三、骨质疏松症的临床特征

（一）症状

骨质疏松症患者在疾病早期常常没有特异性症状，患者甚至不会认为已经患病。临床上有一些非特异性的不适感，如乏力、活动能力下降、腰背部酸痛不适、抽筋、怕冷等，可能是骨质疏松症较早期的提示性线索。另外，如果患者已经存在慢性疾病，如慢性阻塞性肺疾病、慢性消化系统疾病、慢性肾脏疾病等，这些疾病一方面可能加速骨量的丢失，另一方面还可能掩盖由于骨量丢失带来的症状，更可能由于医生和患者将诊治重点放在其他脏器疾病上而忽略了骨量丢失带来的危害。因此，骨质疏松症的早期诊断十分困难，往往需要临床医生根据骨质疏松症的危险因素存在与否、有多少个危险因素等来大致评估，提醒患者可能存在骨质疏松症的情况。

如果发生骨折，则可以出现突发剧烈疼痛、体位变换等日常活动受限、骨与关节畸形伴疼痛等一系列症状，这往往是促使患者就诊的直接原因。

临床上，骨折的诊断不难，但要将一次骨折界定为骨质疏松性骨折，则需要满足一些特点，包括：发生在经典部位，如脊柱下段胸椎、腰椎、股骨近端、桡骨远端；属于低暴力骨折，往往发生在正常体位的跌倒、日常活动、轻微外力作用等情况下；严重骨质疏松症往往还存在既往骨折史、多发骨折、骨折家族史等。当然，对于初次骨折则更需要仔细分析、判定其是否为骨质疏松性骨折，有部分指南将女性绝经后发生的骨折、男性在 50 岁以后发生的骨折直接归类为骨质疏松性骨折，这是不够严谨的，因为有极少数患者可能由肿瘤等疾病对骨破坏引起。胸腰椎骨折后，患者还可以出现一些相关不适，如胸痛、呼吸动度受限、说话音量较低且语速慢、腹胀、腹痛甚至麻痹性肠梗阻等。

（二）体征

与临床症状一样，骨质疏松症本身也很少有特殊的体征。它的体征也往往是发生骨折以后的表现，如身高降低、骨骼与关节畸形、强迫体位等。在国内外的一些指南中，也有一些类似的提示，如身高下降 3cm 以上、驼背等，往往意味着骨质疏松症的存在。

（三）辅助检查

骨质疏松症的辅助检查分为影像学检查和生化检查两大类。

影像学检查包括一些常规方法，如 X 线平片、CT、MRI，但最重要的还是骨质疏松症的特异性影像学检查——骨密度的测定。常规方法较利于骨骼结构和基本形状的判定，特异性方法则量化了骨骼的"密度"这一物理学性状。两者在骨质疏松症与骨质疏松性骨折的诊断中相辅相成，不可偏废。骨骼的"密度"这一物理学概念因检测技术方式的差异，其检测结果被表述为线密度、面积密度和体积密度三种方式。面积密度是由双能量 X 线吸收法（DXA）测定得到的结果，其测定值可重复性较好，加之检测方法较为简便易行，故 WHO 推荐在骨质疏松症的诊治过程中，将面积密度作为骨质疏松症的诊断与疗效随访的指标。这一推荐基本得到了全球各个骨质疏松学术组织的认可。骨质疏松症的生化检查包括常规的钙磷代谢指标、骨代谢调节激素指标、骨组织代谢指标三类。这些指标对骨组织细胞功能、骨组织代谢过程有各自的代表性，正是它们的变化造成了骨密度、骨结构或者说骨骼性状等改变。特别是骨组织代谢指标，可能与骨密度变化、骨质疏松症的发生与治疗转归等关系更为密切，被认为是疗效监测的一个重要方面。当然，对于区分各种不同机制所导致的骨代谢疾病、钙磷代谢指标、钙磷代谢调节激素、骨组织代谢指标将发生不同的变化，对相关疾病的诊断与鉴别诊断有十分重要的临床价值。对于骨质疏松症的诊治而言，血清钙磷、尿钙磷、PTH 与维生素 D、骨形成指标（如 ALP、PINP、BALP、BCP、PICP）、骨吸收指标（如 CTX、NTX、TRAP5b）水平往往是指导正确诊治的基本条件，需尽可能完善相关检查。骨质疏松症患者往往会因为处于疾病发生发展的不同阶段，这些指标的变化也不尽相同，但是，对于绝大多数骨质疏松症患者，上述生化指标基本维持在正常参考范围内。

四、骨质疏松症的诊断流程

骨质疏松症的临床诊断方法有两种：一是基于 DXA 骨密度检测结果，另一是基于骨质疏松性骨折事件。前者在临床上具有更好的可操作性，特别是它具有较为客观和准确量化的特点，因此也是最值得推荐的方法；后者则基本不具备可操作性，只是反映了骨质疏松症的一种结果，加之往往存在主观判定的因素，故不推荐其作为最佳的临床诊断方法。基于骨密度检测结果的诊断，也是需要进行仔细鉴别诊断的。切忌一旦发现 DXA 骨密度 T 值≤ - 2.5，就立即判定为骨质疏松症。骨质疏松症的基本诊断步骤推荐如下：①骨密度降低是否达到规定的骨质疏松症诊断标准。②骨密度降低是否是骨质疏松症所致。③是否存在导致骨质疏松症的继发因素。④如果是原发性骨质疏松症，分类如何。通过完成这几个步骤，骨质疏松症的诊断即可基本明确。

1. **诊断标准**　是大家统一遵守的基本规则，关键是如何解读每一个患者的骨密度检测结果。也就是说，骨密度检测的基本原理、可能存在的导致检测误差的影响因素、如何影响检查结果等多个方面都需要研究与推敲，做出较为客观的判断。DXA 骨密度值是 X 线被阻挡的比例的直接反映，任何可能造成 X 线被阻挡的因素都可能影响骨密度值，从而引起骨密度的测定值比实际值升高。比如，检测体位、骨密度本身、骨骼大小、骨骼变形、与骨骼投影重叠的结构（骨质增生、大血管钙化、肌肉与脂肪、肠道内容物等）都是非常重要的因素，它们将导致骨密度值升高，使骨质疏松症的诊断率下降，即假阴性突出。如果同时进行 X 线平片检查，将有助于临床做出正确的判断。

2. **有许多骨骼疾病都可引起骨密度降低**　换句话说，骨密度降低不一定是骨质疏松症。骨软化、骨肿瘤或肿瘤骨转移、甲旁亢、成骨不全症等都可导致骨密度低下，但它们导致骨密度降低的原理却各不相同。骨质疏松症患者骨密度降低表现为骨组织内骨基质与骨矿物质等比例降低；骨软化患者骨密度降低则是骨基质含量相对过多、骨矿物质沉着（骨矿化）不足；骨肿瘤或肿瘤骨转移时的骨密度降低则是骨组织不均一分布或局部骨吸收的结果。骨骼的这些变化，可以通过骨组织计量学、X线平片、骨活检等方法进行鉴别。

3. 分析大致原因，在明确骨密度降低是骨质疏松症的结果后，还需要对导致骨质疏松症的大致原因进行分析。继发性骨质疏松症首要的治疗措施是消除继发因素，这与原发性骨质疏松症的治疗原则大不相同，故这一诊断环节的临床价值十分突出。常见的导致骨质疏松症的继发因素包括：①影响骨代谢的内分泌疾病（性腺、肾上腺、甲状旁腺及甲状腺疾病等）。②影响骨代谢的免疫性疾病（如类风湿性关节炎）。③影响钙和维生素 D 吸收与利用的肠道和肾脏疾病。④骨肿瘤（如多发性骨髓瘤）或肿瘤骨转移等。⑤影响骨代谢的药物（如糖皮质激素、胰岛素增敏剂、质子泵抑制剂、华法林、抗惊厥药物等）。⑥其他，如各种先天和获得性骨代谢异常的疾病。

但是，原发性骨质疏松症患者以老年人居多，在这一人群中，往往合并存在多种慢性疾病或者使用多种药物，对于长期没有进行骨骼健康检查的个体，当其新诊断为骨质疏松症时，则骨质疏松症的病因很可能不能明确是否为疾病或药物所致。此时，建议按 WHO 推荐的骨质疏松症诊断标准进行分类即可，即分为骨量减少、骨质疏松症或严重骨质疏松症，不必再对病因进行过多的纠缠。一方面因为指南仅按此种分类方式进行治疗指导，另一方面是由于这些可能的继发因素不能消除。

4. 分类 对于诊断为原发性骨质疏松症的患者，还可进一步分类为特发性、绝经后和老年性骨质疏松症三类。这种分类既有利于统计与科学研究，也将有利于抗骨质疏松药物的选择。

目前，并不推荐采用骨折事件作为诊断骨质疏松症的最佳方法，其主要原因有以下几点：①不能用于患者个体诊疗随访。即患者在接受抗骨质疏松药物治疗过程中，发生骨折不代表诊疗失败，未发生骨折也不代表诊疗成功。②不能准确量化。即有无骨折存在、是否为骨质疏松性骨折、骨折轻重程度等的临床判断具有一定主观性。③对于骨质疏松性骨折的诊断而言，一处骨折与多处骨折并无本质性差别，对治疗方案的选择帮助不大。④骨折已经是骨质疏松症的不良后果，用骨折来诊断骨质疏松症可能已经延误了最佳的诊疗时机。

但是，骨质疏松性骨折的发生常被认为是骨质疏松症疾病较为严重的标志性事件，WHO、ISCD（国际骨密度测量学会）、IBMS（国际骨矿研究会）等均认可这一判断方式，各组织均推荐其作为骨质疏松症的诊断标准。此时，需要采取更为积极的临床诊疗方案：包括更全面的诊断评估、更积极和有效的治疗方案、更密切的随访管理、更长期的药物治疗疗程等。这里有一个问题，什么样的骨折才算是（恰恰是主观性的体现）骨质疏松性骨折？非暴力骨折、低暴力骨折、低创伤骨折、脆性骨折都是骨质疏松性骨折的表述形式，它们都该怎么界定呢？目前并没有标准的定义，我国指南也没有明确规定。有五种方法可以推荐给大家参考，用于判断骨质疏松性骨折：①发生在绝经后或 50 岁以后的骨折。②按常规推理不该发生而发生了的骨折。③用 X 片检查，发现患者骨骼已经存在骨质疏松表现。④从人体重心及以下高度跌落后发生的骨折。⑤出现在经典骨质疏松性骨折部位的骨折，即胸腰交界处椎体骨折、髋部骨折、桡骨骨折。不过，我们从中都可以看出诊断骨质疏松性骨折具有一定主观性，是人为规定、推荐的结果。

五、骨质疏松症的治疗

在国内外指南中，骨质疏松症的治疗常常分为基础措施与抗骨质疏松药物治疗两个部分，我国现行骨质疏松症指南也不例外。其实，这样的治疗分类指导意见意味着两者具备完全不同的临床价值，不能相互替代，但同时又是相辅相成两个部分，组成一个完整的有机统一体（即治疗方案）。

（一）基础措施

就像高血压患者需要低盐饮食、糖尿病患者需要糖尿病饮食及运动治疗等基础措施一样，骨质疏松症的基础措施也被认为是防治本病发生发展及在治疗本病过程中不可或缺的基本条件。这些条件主要包括影响骨骼健康的生活方式、骨骼发育与维护骨代谢平衡的物质需求。

1. 健康的生活方式 既强调保持利于骨骼发育、骨代谢维护的生活方式，比如饮食中摄入充足的元素钙、低盐饮食、适量蛋白质摄入（避免过多或不足）、户外负重运动、足够日光照射等；也强调避免或减少骨骼损害的生活方式，比如限制咖啡摄入、戒烟限酒、避免跌倒等。其中，充足的钙、负重运动、日光照射、跌倒的防护是骨质疏松症及骨折防治过程中尤为重要的几个部分。但是，这些生活方式究竟如何影响骨骼、影响程度如何、量化评估标准、对不同年龄或性别的重要性、相互之间可能的交叉影响等问题，几乎都没有完全明确，指南也没有相应的推荐意见，有必要加以关注。

2. 满足钙与维生素 D 需求　钙在体内无法合成，但人体每日均从尿中排除钙元素 100～300mg，而血液中钙离子浓度却必须维持在正常范围方可发挥其多种重要的生理作用，故必须有足够的血钙来源对其进行补充。其补充的来源之一是从肠道吸收，另一来源则是人体钙库中的钙释放，还有少部分源于尿钙的重吸收。这一系列过程即是所谓的钙平衡。骨骼中钙盐含量约占人体元素钙的 99%，骨骼即是人体最重要的钙库。在骨骼生长发育过程中，骨骼体积不断增加，钙盐也一直不断以相对恒定的比例沉积于骨骼内。钙盐是骨骼最主要的无机盐，是维持骨骼刚性的重要基础。人在进入中老年以后，由于多种钙调节激素（特别是维生素 D）变化以及胃肠道功能改变，胃肠道来源的钙则相对不足或利用不足，产生负钙平衡，这将加速骨钙释出，骨骼钙盐总量（骨矿含量）逐渐减少，此即骨量丢失的基础。因此，从胃肠道补充足够的钙、加强钙的吸收利用、抑制骨钙的释出都是阻止骨钙丢失的重要环节。骨质疏松症的治疗要达到增加骨矿含量的目的，就需要有足够的钙沉着于骨基质，此时，增加胃肠道元素钙的摄入与吸收、增加肾小管钙重吸收都十分必要，这一系列过程都有一个最重要的激素——维生素 D 的作用。维生素 D 不足或其作用不足在中老年人群较为普遍，它与维生素 D 的摄入不足、体内合成能力下降及活化能力下降都存在一定关系。故补充足够的维生素 D 与补充足够的钙都同等重要。

目前，我国尚缺乏维生素 D 不足、钙摄入不足的大型流行病学资料，指南仅结合有限的国内材料与国外资料并针对我国骨质疏松症防治的需求进行了一般性推荐，如每日元素钙摄入不低于 800mg、维生素 D 需求达 800U 以上。显然，具体每一个患者在不同的时期或不同病情情况下其补充剂量并不完全一样，需要医生进行个体化的推荐。

（二）抗骨质疏松药物治疗

如前所述，抗骨质疏松药物治疗与骨质疏松症的基础治疗是相对独立的两个部分，它们一起构成了骨质疏松症的治疗方案。这一点，国内外的指南具有共性，同时也从另外一个方面表明，抗骨质疏松药物是独立于钙剂、维生素 D 而存在的特殊药物。对于抗骨质疏松药物，可以参考对其他疾病治疗药物的方式进行理解，如降压药，限盐是高血压病的基础治疗措施，不是降压治疗，降压药的使用才是降压治疗的关键。类似抗骨质疏松药物的使用才是骨质疏松症治疗的关键所在，这也是此类药物的临床价值所决定的。抗骨质疏松药物的临床价值主要体现在能够提高骨密度，降低骨折风险两个方面。当然，降低骨转换指标、改善骨痛等有时也可供参考；对于抗骨质疏松药物，需要关注其适应证、分类方式、疗程以及联合用药等几个方面。指南规定的抗骨质疏松药物治疗适应证包括：①存在骨折危险因素的骨量低下患者。②骨质疏松症者。③无骨密度测定条件时，以下患者均需考虑药物治疗：发生过脆性骨折或 OSTA 筛查存在骨质疏松症高风险、FRAX 计算的十年髋部骨折概率 ≥ 3% 或重要的骨质疏松性骨折发生概率 ≥ 20%。对于前两者，在临床上较容易明确，也容易理解。而第三点所建议的却值得商榷，原因如下：脆性骨折的判断本身具有主观性；OSTA 是亚洲部分国家学会组织认可的，虽然我国骨质疏松组织也认同，但没有充分的临床数据予以支持；推荐的 FRAX 计算结果更多是源于欧美数据分析的结果，我国是否也适合采用还不得而知。

抗骨质疏松药物通常按照作用机制进行分类，主要包括以抑制骨吸收作用为主的抗骨吸收药物，或以促进骨形成作用为主的促骨形成药物。我国指南还专门提出了一些多重作用或机制不明的药物，如活性维生素 D、中药等，这是与国际公认的分类方式明显的区别。其中，抗骨吸收药物临床应用最为广泛，其所得到的研究也最为深入，特别是二磷酸盐类药物，近二十年的研究充分证明其可靠的有效性与安全性，几乎适合绝大部分骨质疏松症患者。

抗骨质疏松药物治疗的疗程一直是大家关注的一个热点，但如同国外指南一样，我国现行的指南也并未给出相关的建议。究其原因，可能有以下几点：①骨质疏松症本身发生、发展、转归的规律还未完全阐明，其治疗到什么程度为止，没有定论。②抗骨质疏松药物在提高骨密度和降低骨折风险方面不完全一致，临床上以哪一个为准存在争议。③长期使用抗骨质疏松药物的一般安全性与骨骼安全性未完全明确，特别是骨骼安全性，往往不是短时间内可以证明的。比如二磷酸盐，其在骨骼内可存在数年或数十年，停止药物治疗以后，它们的作用如何尚未明确。④不同抗骨质疏松药物的有效性、安全性甚至经济性等多方面均存在明显差异，不适合统一规定疗程。

制订一个合理的骨质疏松症治疗方案，至少需要钙剂、维生素 D、抗骨质疏松药物三者同时应用，但是，这并不是抗骨质疏松药物的联合应用。联合用药是指两种或两种以上抗骨质疏松药物同时用于一个患者的骨质疏松治疗。国内外的指南并不主张抗骨质疏松药物之间的联用，主要是联合用药的疗效并不能达到两种药物效果叠加的效应，甚至还可能存在作用的相互抵消，即联合用药提高骨密度和降低骨折发生率的效果可能还不如单一抗骨质疏松药物。至于抗骨质疏松药物可否序贯使用、有无必要序贯使用、如何序贯使用等，虽有一些临床试验数据，但并没有强有力的临床证据支持，尚无定论。

总之，有关骨质疏松症的治疗、抗骨质疏松药物的使用等尚处于发展过程中，许多问题还没有绝对的循证医学的证据，值得进一步研究。

（三）骨质疏松症治疗过程中的其他问题

1. 关于康复治疗　指南提出了骨质疏松症需要康复治疗的概念，其内容包括采取何种治疗方式、达到何种目的等。但是，目前绝大多数的康复治疗研究是针对骨质疏松性骨折后骨骼、关节、肌力等功能恢复进行的，对骨质疏松症本身而言，康复治疗的作用究竟如何，需要更多的临床证据方可阐明。

2. 关于骨质疏松性骨折治疗　骨折是骨质疏松症的直接后果，人群中十分普遍。在 20 世纪 90 年代，美国的年骨质疏松性骨折数量已达 150 万例次，我国尚缺乏较准确的数据。本次的指南未做出关于骨质疏松性骨折的建议，是一大明显的缺陷。不过，需要强调的是，骨质疏松性骨折患者需要给予全面的处理，除骨折的及时处理外，长期的患者管理包括骨质疏松症教育、骨质疏松症的相关检测、骨质疏松症的基础措施、抗骨质疏松药物治疗与随访，都值得进一步规范。

3. 关于骨质疏松症患者的长期管理　骨质疏松症是中老年人最常见的一种骨骼疾病，其发生发展隐匿，不容易引起注意和重视。全面预防、治疗和管理骨质疏松症患者是一个尚未明确提上议事日程的艰巨任务，我国指南也还未做出相应的具体建议。其管理的内容至少应该包括骨质疏松症防治教育、骨质疏松症高危人群的筛查与干预、骨质疏松症患者骨代谢指标及骨密度检测、骨质疏松症的基础措施与抗骨质疏松药物的规范使用、骨折干预等。

第六节　骨质疏松的康复

一、概述

（一）分类

骨质疏松系骨代谢障碍的一种全身性骨骼疾病，依据病因可分为原发性骨质疏松（primary osteoporosis）、继发性骨质疏松（secondary osteoporosis）和特发性骨质疏松（idiopathic osteoporosis）。

1. 原发性骨质疏松　又分为：①妇女绝经后骨质疏松症（postmenopausal osteoporosis，I 型骨质疏松）：一般发生在妇女绝经后 5 ~ 10 年内。②老年性骨质疏松症（senile osteoporosis，II 型骨质疏松）：指 70 岁后的老人发生的骨质疏松；女性的发病率为男性的 2 倍以上。前者主要与绝经后雌激素不足有关，后者主要与衰老改变有关。

2. 继发性骨质疏松　它是由某些疾病或药物病理性损害骨代谢所诱发的骨质疏松，如代谢性疾病、内分泌疾病、结缔组织疾病和影响骨代谢的药物等引起的骨质疏松，可由一种致病因素或多种致病因素引起。继发性骨质疏松的常见原因有内分泌性代谢疾病、骨髓疾病、结缔组织疾病、营养因素、药物因素、失用性因素等。

3. 特发性骨质疏松症　主要见于 8 ~ 14 岁青少年，无明确的原因，与遗传关系密切。此外，妇女在妊娠期和授乳期钙常摄取不足，骨钙可流失 8% ~ 10%，因而易发生骨质疏松。

（二）诊断要点

骨强度反映了骨骼的两个主要方面，即骨矿密度和骨质量，目前尚缺乏直接测量骨强度的手段。用于评估骨质疏松症的指标是：发生了脆性骨折和（或）骨密度低下。

1. **脆性骨折** 是骨强度下降的最终体现，有过脆性骨折即可诊断为骨质疏松症。

2. **骨密度测定（BMD）** 仅能反映大约 70% 的骨强度。BMD 是目前诊断骨质疏松症、预测骨质疏松性骨折风险、监测自然病程以及评价药物干预疗效的最佳定量指标。

（1）双能 X 线吸收法（DXA）：WHO 推荐的诊断骨质疏松的标准：①骨密度值低于同性别、同种族健康成人骨峰值不足 1 个标准差属正常。②降低 1.0 ~ 2.5 个标准差之间为骨量低下（骨量减少）。③降低程度等于或大于 2.5 个标准差为骨质疏松。④骨密度降低程度符合骨质疏松症诊断标准同时伴有一处或多处骨折时为严重骨质疏松。用 T–score（T 值）表示，即 T 值 >–1.0 为正常；–2.5 ≤ T 值 <–1.0 为骨量减少；T 值 ≤ –2.5 为骨质疏松。常用的测量部位是腰椎 1 ~ 4（L_1 ~ L_4）和股骨颈，DXA 测定骨密度要严格按照质量控制要求。

（2）定量超声测定法（QUS）：QUS 经济、方便，适用于筛查，尤其适用于妇女和儿童，在诊断骨质疏松症及预测骨折风险时有参考价值。

（3）X 线摄片法：X 线摄片法是对骨质疏松症所致骨折进行定性和定位诊断的一种比较好的方法。常用的摄片部位包括椎体、髋部、腕部、掌根、跟骨和管状骨。由于该法诊断骨质疏松症的敏感性和准确性较低，只有当骨量下降 30% 才可以在 X 线摄片中显现出来，故对早期诊断的意义不大。

（4）实验室检查：包括血、尿常规，肝、肾功能，血糖、钙、磷、碱性磷酸酶、性激素和甲状旁腺激素等。此外，还有股转化指标：①骨形成指标：血清碱性磷酸酶（ALP）、骨钙素（OC）、骨源性碱性磷酸酶（BALP）、I 型前胶原 C 端肽（PICP）、N 端肽。②骨吸收指标：空腹 2 小时尿钙 / 肌酐比值，或血浆抗酒石酸酸性磷酸酶（TPACP）及 I 型胶原 C 端肽（S–CTX），尿吡啶啉（Pyr）和脱氧吡啶啉（d–Pyr），尿 I 型胶原 C 端肽（U–CTX）和 N 端肽（U –NTX）。

二、主要功能障碍

1. **疼痛** 患者可有腰背酸痛或周身疼痛，负荷增加时疼痛加重或活动受限，严重时翻身、起立、坐及行走都有困难，腰背痛是骨质疏松症最常见的症状。初起时的腰部疼痛只在活动时出现，稍微休息即可缓解。随着时间的推移，骨质疏松程度加重，将出现持续的腰背部疼痛，虽经休息也容易缓解，有时还伴有多处骨关节痛、软组织抽搐痛或神经放射状痛。在腰背部疼痛的情况下，如果再长时间地保持某一种姿态不变如久站、久坐等都可促使疼痛加重，在用力或持拿重物时可以诱发疼痛加重。若伴有骨折（无论有明显外伤或不明显外伤史），原有的持续疼痛症状会有所加重。

2. **骨折** 脆性骨折是指轻度外伤或日常活动后发生的骨折。发生脆性骨折的常见部位为肋骨、腰椎、髋部、桡、尺骨远端和股骨的近端。①髋部骨折以老年性骨质疏松症患者多见，通常于摔倒或挤压后发生。②腰和胸椎压缩性骨折常导致胸廓畸形。后者可出现胸闷、气短、呼吸困难，甚至发绀等表现，易并发肺部感染。③脊柱压缩性骨折多见于绝经后骨质疏松症患者。

3. **脊柱变形** 骨质疏松严重者，可有身高缩短和驼背。这是骨质疏松症的又一主要症状，人体的脊椎椎体本来是松质骨。很容易因骨质疏松而改变，当骨质疏松患者的内分泌紊乱，骨代谢异常，钙的大量丢失，骨小梁萎缩，骨量减少，导致骨结构松散，骨强度减弱等种种因素，使脊椎的承重能力减退的情况下，即使承受本身体重的重力，也可使椎体逐渐变形，若在椎体前方压缩，即呈楔形变形。特别在胸 11 到腰 3。由于这些节活动度大，其承受重力也相应地多于别的椎体，多个椎体变形后，脊柱随之前倾，腰椎生理前凸消失，出现了驼背畸形，若驼背畸形继续发展则腰背疼痛症状会日益加重。

由于年龄增加和活动量少等因素，身体各组织、器官会出现退行性变性，椎体间软组织的退行性变性使椎体间的间隙变窄，因骨质疏松引起骨结构松散，强度减弱，原有呈立柱状的椎体，每个约高 2cm，受压变扁后，每个椎体可以减少 1 ~ 3mm，24 节椎体的缩减和椎体间隙变窄，使人体的身高可以缩短约几个厘米，甚至更多。随着年龄的增长，骨质疏松程度加重，驼背曲度加大，增加了下肢各关节的负重，出现了多关节的疼痛，尤其是膝关节的周围软组织紧张、痉挛，膝关节不能完全伸展，疼痛更加严重。

三、评估

（一）危险因素

1. 年龄、性别、遗传　据研究表明，女性绝经期后多见，男性则65岁以后发病较多。遗传因素也是本病的重要危险因素。遗传因素决定个人的峰值骨量和骨骼大小，峰值骨量越高，骨骼越重，到老年发生骨质疏松的危险性就越小。一般认为，体型瘦小的人峰值骨量也低于正常人，发生骨质疏松症的危险性明显高于其他体型的人；不同人种的发病率也不相同，骨质疏松症多见白种人，其次为黄种人，黑人较少；家族中患本病较多者，本人患此病的危险性明显增高。

2. 内分泌影响　老年人由于性功能下降，抑制骨吸收和促进骨形成的性激素水平明显降低，尤其是绝经后的女性。

3. 营养　老年人由于牙齿脱落及消化功能降低，进食少，多有营养缺乏，使蛋白质、钙、磷、维生素及微量元素摄入不足。

4. 活动　老年人户外运动减少，缺少阳光照射，尤其是长期卧床的老年人，骨骼缺乏负重及肌活动等刺激，使成骨细胞缺乏足够机械应力刺激，活性降低，而破骨细胞的活性增高，导致骨质脱钙，造成废用性骨质疏松。

5. 药物　因素长期使用类固醇激素、甲状腺素、肝素等，均可影响钙的吸收，尿钙排泄增加，促进骨量丢失。

（二）健康史

询问老年人日常饮食结构；运动及体力活动；有无腰痛及疼痛的性质；有无骨折，既往有无长期服用某些药物的情况。

四、康复原则与目标

1. 康复原则　减轻或消除患者的焦虑，减轻疼痛，做好疾病的预防工作，积极对症处理临床症状，降低骨折的发生率。

2. 康复目标　①短期目标：防治骨折，减少并发症，降低病死率。②长期目标：提高疾病的康复水平，改善生存质量。

五、康复措施

（一）预防骨折的发生

骨折是骨质疏松症最严重的并发症。降低骨折发生率是康复护理最重要和最终的目的。

1. 药物预防对具高危的人群，包括轻微或无暴力的骨折，尤其亦存在骨质疏松的其他危险因素时，应给予药物防治。

（1）钙剂与维生素D：①维生素D，维生素D_2或D_3：400 ~ 800IU（25 ~ 40μg）/d。②骨化三醇[1,25（OH）2D_3]，0.25 ~ 0.5μg/d。

（2）降钙素（calcitonin，CT）：抑制骨吸收，减慢骨量丢失，增强骨强度，降低骨折发生率，具有镇痛作用。①密盖息注射剂（Miacalcic. 鲑鱼降钙素SCT）：50 ~ 100IU，肌内注射或皮下注射，每日或隔日1次，或每周注2次。②密盖息鼻吸剂：200IU/滴，每日或隔日1次，或使用3个月停3个月，依从性好，不良反应小，可连续使用数年。③益钙宁注射剂（Elcitonin，ECT，鳗鱼降钙素）：20IU/次，肌内注射，每周1次，疗效较密盖息差。

（3）二磷酸盐：抑制破骨细胞。①阿仑磷酸盐（alendronate，福善美）：10mg/d或70mg/周，空腹晨服，立位或坐位，半小时内不进食。②利塞磷酸钠：5mg/d，同上。

（4）选择性雌激素受体调节剂（SERM）：雷诺昔芬（raloxifene）：60mg/d。

（5）促进骨形成药物：骨转换低者用。①依普黄酮：600mg/d。②氟化钙类如特乐定、氟钙定。

（6）性激素替代疗法（HRT）：可延缓或防止骨量丢失。①尼尔雌醇（nilestriol，戊炔雌三醇）：1～2mg，每2周1次。②联合用甲羟孕酮：6～10mg/d，每3～6个月用7～10天。③替勃龙（tibolone，甲异炔诺酮）：1.25～2.5mg/d。

2. 有骨折者　应给予牵引、固定、复位或手术治疗骨折患者要尽量避免卧床、多活动，及时给予被动活动，以减少制动或失用所致的骨质疏松。

3. 锻炼要适当　任何过量、不适当活动或轻微损伤均可引起骨折。

（二）运动治疗

运动是防治骨疏松症最有效和最基本的方法。1989年WHO明确提出防治骨质疏松症的三大原则是补钙、运动疗法和饮食调节。运动要量力而行，循序渐进，持之以恒。应设计个人的运动处方。如患者正处于疼痛期，应先止痛及向有关医务人员查询，方可做运动。

1. 增加肌力和耐力的方法　①握力锻炼或上肢外展等长收缩，用于防治肱、桡骨的骨质疏松。②下肢后伸等长运动，用于防治股骨近端的骨质疏松。③防治胸腰椎的骨质疏松，可采用躯干伸肌等长运动训练，即在站位或俯卧位下进行躯干伸肌群、臀大肌与腰部伸肌群的肌力增强运动，每次10～30min，每周3次。

2. 有氧运动　以慢跑和步行为主要方法，每日慢跑或步行2 000～5 000m，防治下肢及脊柱的骨质疏松。

3. 改善平衡能力增加平衡，预防摔倒。

（1）下肢肌力训练：①坐位：足踝屈伸。②坐位：轮流伸膝。③扶持立位：轮流向前提腿45°（膝保持伸直）。④从坐位立起。⑤立位：原地高提腿踏步。

（2）平衡能力训练：①立位：摆臂运动。②立位：侧体运动。③立位：转体运动。

（3）步行训练：在平地上步行，每日多次，每次50～100m，逐渐增加距离，重点在锻炼步行稳定性和耐力，适当矫正步态，不要求走得快。

（4）练习太极拳：临床观察及研究已证实练习太极拳有助于改善平衡功能，减少摔倒。根据体能情况练习全套，或只练习几节基本动作。

（5）健足按摩：①按摩足底涌泉穴，早晚各做一次，以擦热为度。②按摩小腿足三里穴，每天2～3次，每次5～10min（自我按摩或由他人按摩）。

（三）物理因子治疗

1. 消炎止痛功效的物理因子　如低频及中频电疗法、电磁波及磁疗法、按摩疗法等。

2. 促进骨折愈合类的物理因子　可采用温热疗法、光疗法、超声波疗法、离子导入疗法及磁疗法。

（四）继发骨折的康复

1. 脊柱压缩性骨折　静卧期间可进行床上维持和强化肌力训练，主要进行腰背肌、臀肌、腹肌的等长运动训练，3～4周后逐渐进行坐位、站立位的上述肌肉肌力和耐力训练。应坚持早期和以躯干肌等长训练为主的原则，禁止屈曲运动以免引起椎体压缩性骨折，卧位坐起时应保持躯干在伸直位，经侧卧位坐起，或戴腰围后坐起，以防屈曲躯干而加重疼痛或加重椎体压缩。

2. 全髋关节置换术后的康复　分为术前（下肢程序训练，术前一周停止吸烟，深呼吸及腹式呼吸运动等）、术后（急性治疗期训练、早期柔韧性及肌力强化训练、后期恢复训练等）。

六、康复指导

（一）用药指导

补钙及维生素D时，注意复查血钙和尿钙，以免产生高钙血症和高尿钙症，以致发生尿路结石，若尿钙>300mg/d和尿钙/尿肌酐比值>0.3时，应暂停服用。长期雌激素替代治疗，要密切衡量其利弊，因可能增加乳癌及子宫内膜癌的发生率，应定期妇科及乳腺检查，并应注意防止血栓栓塞症发生的危险，由于有如此的危险性，现已较少应用此疗法。二磷酸盐治疗期间注意服药方法，防止药物对上消化道损伤。

（二）饮食调理

骨质疏松症患者的饮食需均衡，适量进食蛋白质及含钙丰富的食物、蔬菜和含有丰富维生素 C 的水果，如牛奶、鱼、豆制品；橙、柑、奇异果为佳，减少钠盐摄入及少吃腌制食物，如榨菜、腊味食品、罐头食品等，可减少钙质流失。

（三）保持正确姿势

保持良好的姿势，如正确的卧位和坐位姿势：卧位时用硬床垫和较低的枕头尽量使背部肌肉保持挺直，站立时肩膀要向后伸展，挺直腰部并收腹；坐位时应双足触地，挺腰收颈，椅高及膝；站立时有意识地把脊背挺直，收缩腹肌增加腹压，使臀大肌收缩，做吸气的动作，使胸廓扩展，伸展背部肌肉；其次是面向前方，收回下腭，双肩落下。尽量做到读书或工作时不向前弯腰，尽可能地避免持重物走路。

（四）安全措施

跌倒是患者骨折及软组织创伤的主要因素，因此要注意家居安全。家里有充足的光线，地面要保持干燥，无障碍物，地毯要固定。患者的鞋需防滑，鞋底有坑纹、平而富于弹性，对站立不稳的患者，应配置合适的步行器。

（五）强调三级预防

1. 一级预防 从青少年开始，注意合理的饮食，适当的体育锻炼，养成健康的生活方式，如注意合理营养应多食蛋白质及含钙丰富的食物，如牛奶、豆制品、蔬菜及水果。钙是提高骨峰值和防治骨质疏松症的重要营养素，WHO 指出钙剂是骨质疏松症的膳食补充剂，补钙是预防骨质疏松症的基本措施。

我国营养学会制定：成人每日元素钙摄入推荐量是 800mg。避免嗜烟和酗酒，少喝咖啡和碳酸饮料。对骨质疏松症的高危人群，要重点随访。防治影响骨代谢疾病，限制影响骨代谢药物的应用等。

2. 二级预防 对绝经后的妇女，应及早地采取对策，积极防治与骨质疏松症有关的疾病，如糖尿病、甲状腺功能亢进症、慢性肾炎、甲状旁腺功能亢进症等。

3. 三级预防 对已患有骨质疏松症的患者，应预防不恰当的用力和跌倒，对骨折者要及时进行处理。

微信扫码
◆ 临床科研
◆ 医学前沿
◆ 临床资讯
◆ 临床笔记

参考文献

［1］唐佩福，王岩.解放军总医院创伤骨科手术学——创（战）伤救治理论与手术技术.北京：人民军医出版社，2014.

［2］马奎云，孙孝先.新编颈椎病学.郑州：郑州大学出版社，2014.

［3］敖英芳.关节镜外科学.北京：北京大学出版社，2012.

［4］Terry Canale.坎贝尔骨科手术学第12版：关节外科、儿童骨科、脊柱外科、手外科、足踝外科.北京：人民军医出版社，2015.

［5］邱贵兴，戴尅戎.骨科手术学（第4版）.北京：人民卫生出版社，2016.

［6］刘沂，史立强，刘云鹏.髋关节骨折脱位临床指南.北京：人民军医出版社，2010.

［7］泽口毅.钢板固定骨折手术技巧.沈阳：辽宁科学技术出版社，2015.

［8］燕铁斌.骨科康复评定与治疗技术.北京：人民军医出版社，2015.

［9］潘海乐，刘玉杰.膝关节镜基础.北京：人民卫生出版社，2011.

［10］姜保国，王满宜.关节周围骨折.北京：人民卫生出版社，2013.

［11］陶海鹰，陈家禄，任岳.脊柱外科手术入路与技巧.北京：人民军医出版社，2013.

［12］任高宏.临床骨科诊断与治疗.北京：化学工业出版社，2015.

［13］陈建庭，朱青安，罗卓荆.脊柱手术指南.北京：北京大学医学出版社，2013.

［14］孙捷，刘又文，何建军，等.实用微创骨科学.北京：北京科学技术出版社，2012.

［15］荣国威，田伟，王满宜.骨折（第2版）.北京：人民卫生出版社，2013.

［16］田慧中.小儿骨科手术学.北京：人民卫生出版社，2014.

［17］叶伟胜.骨科急症学.北京：人民卫生出版社，2015.

［18］范启中，周祥吉，刘玉杰.骨科显微与微创手术学.北京：人民军医出版社，2011.

［19］Andreas B. Imhoff, Matthias J. Feucht, Mohamed Aboalata.骨科运动医学与运动创伤手术学图谱.北京：北京大学医学出版社有限公司，2016.

［20］Sam W. Wiesel, Mark E. Easley.Wiesel骨科手术技巧：足踝外科.上海：上海科学技术出版社.2015.

［21］陈仲强，刘忠军，党耕町.脊柱外科学.北京：人民卫生出版社，2013.

［22］杨扬震，林允雄.骨与关节创伤.上海：上海科学技术出版社，2013.

［23］蔡斌，蔡永裕.骨科术后康复（翻译版）.北京：人民卫生出版社，2017.

［24］于长隆.骨科康复学.北京：人民卫生出版社，2010.